A. Caraceni ❖ A. Sghirlanzoni ❖ F. Simonetti

Le complicazioni neurologiche in oncologia

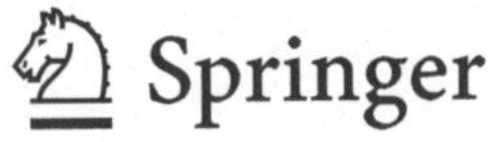

Augusto Caraceni
Responsabile "Hospice Virgilio Floriani"
e Unità Funzionale di Neurologia
S.C. di Cure Palliative
Istituto Nazionale Tumori
Milano

Fabio Simonetti
Unità Funzionale di Neurologia
S.C. di Cure Palliative
Istituto Nazionale Tumori
Milano

Angelo Sghirlanzoni
Istituto Neurologico Carlo Besta
Milano

Springer fa parte di Springer Science+Business Media
springer.com

ISBN 978-88-470-0439-9

Progetto grafico della copertina: Simona Colombo, Milano
Progetto grafico e impaginazione: Graficando snc, Milano

Prefazione*

Quando Augusto Caraceni mi ha chiesto di scrivere una prefazione per questo volume sulle complicazioni neurologiche in oncologia, ho accettato con piacere, nonostante io non legga l'italiano. Lo conosco bene (ha infatti lavorato al Memorial Sloan-Kettering come fellow del *Pain and Palliative Care Service* del Dipartimento di Neurologia), e ammiro il suo lavoro; leggendo il suo libro, (in inglese) sul delirium (*Delirium: Acute confusional states in palliative medicine, 2003*) ho appreso molto.

È stato piuttosto semplice comprendere l'indice dei contenuti e cogliere l'essenza di questo libro, grazie al gran numero di ottime tabelle e illustrazioni, in ogni caso, questa prefazione non vuole essere una panoramica sul libro nel dettaglio, ma piuttosto riferirsi al razionale di un libro su questo argomento, disponibile per la comunità medica italiana nella lingua madre.

Negli Stati Uniti, il numero di morti causate dal cancro è in rapida diminuzione. Il minore tasso di mortalità è conseguenza in parte di un cambiamento nello stile di vita, di una diagnosi più tempestiva e di terapie più moderne ed efficaci. Queste sono le buone notizie. Le cattive notizie invece consistono nell'emergenza di effetti collaterali disabilitanti in pazienti "curati" con queste terapie efficaci. La maggior parte di questi effetti collaterali sono di natura neurologica.

Non solo le morti derivanti da cancro sono in diminuzione, ma in generale i pazienti affetti da cancro, anche se non guariti, spesso vivono più a lungo (e meglio). In ogni caso, un miglior controllo del cancro sistemico spesso corrisponde a successive ricadute a livello del sistema nervoso, ricadute che spesso si verificano esclusivamente in questa sede. Distinguere fra effetti collaterali provocati dal cancro e ricadute tardive al sistema nervoso è talvolta facile, ma può anche presentare delle difficoltà, perchè richiede una dettagliata conoscenza delle modalità con cui il cancro coinvolge il sistema nervoso, sia direttamente che indirettamente.

Nei pazienti colpiti da cancro può verificarsi una sorprendente varietà di segni e sintomi neurologici, talvolta prima che il cancro sia diagnosticato (sindromi paraneoplastiche), talvolta nel corso del trattamento della malattia (effetti collaterali delle radiazioni e della chemioterapia) e talvolta anche anni dopo che il paziente è stato definito "curato" (ricadute metastatiche tardive). La capacità di stabilire efficacemente una diagnosi e di applicare il trattamento corretto richiede una conoscenza che comprenda entrambi i campi dell'oncologia e della neurologia. E tale è lo scopo di questo volume.

In poco più di 200 pagine, Caraceni, Sghirlanzoni, Simonetti e i loro colleghi descrivono dettagliatamente i sintomi, i segni, i test diagnostici e il trattamento di ogni possibile implicazione neurologica del cancro sistemico. La loro opera si propone di offrire un aiuto a oncologi e neurologi nel riconoscimento e nella gestione di tutti questi fin troppo comuni, talvolta devastanti, problemi clinici. Sono stato particolarmente colpito dalle sezioni cinque e sei di questo libro, riguardanti le implicazioni emotive e cognitive del cancro e il problema estremamente logorante (tanto per il paziente quanto per la sua famiglia e per chi si prende cura di lui) del dolore nel paziente colpito dal cancro. Queste complicazioni, che compromettono in maniera significativa il livello della qualità di vita, necessitano di particolare attenzione da parte di ogni medico che si occupi di questi pazienti.

Oggi, il campo della neuro-oncologia è ormai riconosciuto come una specialità clinica indipendente: associazioni di neuro-oncologi sono state costituite sia in Europa che negli Stati Uniti; vi sono due riviste (Neuro-Oncology e The Journal of Neuro-Oncology) dedicate a questo argomento; vengono presentate sempre più pubblicazioni cliniche e sperimentali riguardanti argomenti connessi alla neuro-oncologia, non solo nel corso di congressi delle società di neuro-oncologia ma anche di neurologia, neurochirurgia e oncologia. Questo volume può quindi fungere da guida per tutti quei medici che si occupano di pazienti colpiti da cancro, aggiornandoli sui più recenti progressi nel campo.

Giugno 2006

Jerome B. Posner, M.D.
Memorial Sloan-Kettering Cancer Center

*Traduzione dal testo originale di J.B. Posner

Introduzione

Augusto Caraceni, Angelo Sghirlanzoni, Fabio Simonetti

Le complicazioni neurologiche nel paziente oncologico sono, frequenti, gravi, spesso difficili da diagnosticare, e di significato determinante per la qualità della vita del paziente

Questa sintesi si ritrova nella prefazione al testo alla quale Jerome Posner ha affidato ormai più di 10 anni or sono [1] la propria esperienza di pioniere della moderna consulenza neuro-oncologica.

Il nostro volume è opera di diversi autori, ma si fonda sullo stesso sodalizio concettuale tra la competenza neurologica e quella di altri specialisti, con la straordinaria ricchezza clinica e assistenziale offerta da due grandi centri clinici e di ricerca milanesi come l'Istituto Nazionale Tumori di Milano e l'Istituto Neurologico Carlo Besta. Questa sintesi di mondi clinici diversi, a causa della tendenza attuale alla super-settorializzazione del sapere medico, raramente è caratteristica della formazione del medico specialista, che si trova in pratica a confronto con la richiesta di un parere. Questo elemento percorre tacito il nostro testo, indipendentemente dai contenuti informativi dei singoli capitoli.

La funzione della consulenza neurologica non si esaurisce infatti nell'esecuzione di un accurato esame del paziente e nel formulare correttamente le ipotesi che portano all'esecuzione di esami adatti alla ricerca della diagnosi e all'indicazione della terapia. Infatti, l'incontro intorno al problema del paziente tra diverse esperienze e capacità deve tener conto della patologia neoplastica e del contesto delle cure, fattibili, opportune e proponibili, non solo dal punto di vista "medico" ma anche tenendo conto della dimensione soggettiva del malato che fronteggia diversi scenari di malattia. Il consulente non deve semplicemente rispondere alla domanda se ci sia una lesione neurologica [2] e dove si trovi, ma dovrà considerare la sua responsabilità, ponendosi quesiti come:

- è probabile che questo sintomo sia segno di ripresa della malattia neoplastica ovvero un esito di una terapia o non è invece del tutto indipendente da questi fattori?
- che significato può avere la diagnosi neurologica rispetto all'evoluzione della malattia neoplastica?
- che significato può avere la diagnosi rispetto alle cure antineoplastiche in corso o prevedibili per questo paziente?
- che significato può avere la diagnosi rispetto alla qualità di vita attesa per il paziente?
- le terapie adatte per il problema neurologico sono compatibili con le terapie antineoplastiche?

Questi e altri interrogativi via via più complessi devono modificare il nostro modo di operare per esempio nella priorità o urgenza da dare alle decisioni diagnostiche e terapeutiche

Una conoscenza non occasionale dell'oncologia è d'obbligo: un sintomo neurologico isolato non iscritto adeguatamente nel contesto della malattia può portare a pericolose sottovalutazioni e comunque sempre a conclusioni incomplete, se non errate.

La condivisione di esperienze diverse a beneficio della gestione comune del paziente è comunque un percorso, anche quando si conclude con una sola visita, mentre, spesso, occorre continuità temporale e grande disponibilità a integrarsi in modo efficace, prima di giungere a dare una risposta utile per il paziente.

Il contenuto del testo si rivolge primariamente a neurologi e oncologi, ma è di interesse per tutti coloro che vengono chiamati a dare un contributo professionale alla diagnosi e alla terapia di questi malati, come dimostrato dalla collaborazione di infettivologi, psichiatri, psicologi, e palliativisti alla sua stesura.

Non è stato sinora disponibile un manuale dedicato alle complicazioni neurologiche in oncologia nella nostra lingua [1, 3-6]. Abbiamo quindi tentato di riempire questo vuoto nella speranza di incontrare un bisogno di formazione e di consultazione, in un formato eminentemente pratico che si prefigge di trovare riscontro nelle esperienze personali di molti colleghi neurologi e oncologi.

Un ringraziamento particolare va a tutti i pazienti e ai colleghi delle unità cliniche, chirurgiche, e diagnostiche dell'Istituto Nazionale dei Tumori e dell'Istituto Carlo Besta senza la cui continua fiducia nel nostro lavoro non avremmo potuto capire e crescere.

Dal lavoro di consulenza, non sempre ufficialmente rivestito della considerazione che merita, e della sua assoluta specificità vorremmo anche ricordare a noi stessi e a tutti i lettori la lezione di umiltà e la crescita professionale, che derivano dal riconoscersi reciprocamente capacità e limiti.

BIBLIOGRAFIA

1. Posner JB (1995) Neurologic complications of cancer. F.A. Davis, Philadelphia
2. Caraceni A, Simonetti F (2003) Il dolore e la consulenza neurologica in oncologia. Neurol Sci 24:S541-S542
3. Henson RA, Urich H (1982) Cancer and the nervous system. Blackwell Scientific Publications, Boston, pp 100-119, 368-405
4. Wiley RG (1995) Neurological complications of cancer. Marcel Dekker, New York
5. Hildebrand J, Brada M (2001) Differential diagnosis in neurooncology. Oxford University Press, Oxford
6. Schiff D, Wen PY (2003) Cancer neurology in clinical practice. Humana Press, Totowa

Indice

Parte 3 ❖ Condizioni patologiche legate indirettamente al cancro

Parte 5 ❖ Sindromi neurologiche e psichiatriche frequenti nel paziente oncologico

Elenco degli autori

Marco Bosisio
Unità di Psicologia
Istituto Nazionale Tumori
Milano

Augusto Caraceni
Unità Funzionale di Neurologia
Istituto Nazionale Tumori
Milano

Alessandra Erbetta
Istituto Neurologico Carlo Besta
Milano

Cecilia Gavazzi
Unità di Supporto Nutrizionale
Istituto Nazionale Tumori
Milano

Giovanna Gorni
U.O. Riabilitazione e Cure Palliative
Istituto Nazionale Tumori
Milano

Giuseppe Lauria
Istituto Neurologico Carlo Besta
Milano

Cinzia Martini
U.O. Riabilitazione e Cure Palliative
Istituto Nazionale Tumori
Milano

Maurizio Riva
U.O. Neurologia
Ospedale Niguarda Ca'Granda
Milano

Marco Rizzi
U.O. Malattie Infettive
Ospedali Riuniti di Bergamo
Bergamo

Andrea Salmaggi
Istituto Neurologico Carlo Besta
Milano

Angelo Sghirlanzoni
Istituto Neurologico Carlo Besta
Milano

Antonio Silvani
Istituto Neurologico Carlo Besta
Milano

Fabio Simonetti
Unità Funzionale di Neurologia
Istituto Nazionale Tumori
Milano

Fredy Suter
U.O. Malattie Infettive
Ospedali Riuniti di Bergamo
Bergamo

Alessandra Tebaldi
U.O. Malattie Infettive
Ospedali Riuniti di Bergamo
Bergamo

Ernesto Zecca
U.O. Riabilitazione e Cure Palliative
Istituto Nazionale Tumori
Milano

Sergio Zupo
Servizio Psichiatrico Diagnosi e Cura
Alzano Lombardo
Dipartimento di Salute Mentale
Azienda Ospedaliera "Bolognini"
Seriate (BG)

PARTE 1

La diffusione dei tumori al sistema nervoso e l'ipertensione endocranica

Capitolo 1

La metastatizzazione al sistema nervoso e la barriera ematoencefalica

Andrea Salmaggi

1.1 LA DIFFUSIONE DEI TUMORI AL SISTEMA NERVOSO CENTRALE

1.1.1 Meccanismo fisiopatologico macroscopico

La diffusione dei tumori al sistema nervoso centrale (SNC) avviene principalmente tramite disseminazione per via ematogena; le cellule neoplastiche circolanti vengono portate attraverso le arterie del collo (carotidi interne e vertebrali, queste ultime confluenti nell'arteria basilare) fino al circolo precapillare e capillare. Le condizioni emoreologiche spiegano la propensione delle metastasi a svilupparsi a partire da *foci* in questo settore del circolo.

Per quanto riguarda il midollo spinale, esso è sede di metastasi intraparenchimali assai più raramente; la sua vascolarizzazione è fornita principalmente dalla arteria spinale anteriore (che origina dalle arterie vertebrali), dalla arteria di Adamkiewicz (solitamente originante dalla aorta toracica a livello di D11) e dai rami radicolo-midollari delle arterie segmentarie a origine dall'aorta toracica. Il flusso ematico rende conto della maggiore frequenza in assoluto delle metastasi a livello cerebrale, nonché della maggiore frequenza delle metastasi sovra-tentoriali rispetto a quelle sotto-tentoriali.

Una volta superata la barriera ematoencefalica, le cellule neoplastiche devono proliferare nel nuovo microambiente; la proliferazione oltre una certa distanza dal vaso richiede un rimodellamento finalizzato a favorire l'apporto di nutrienti alle cellule tumorali.

Un secondo meccanismo di diffusione metastatica al SNC è rappresentato dalla diffusione attraverso i vasi linfatici perinervosi che circondano i nervi cranici e che possono favorire il passaggio di cellule tumorali attraverso i forami della base cranica. In questi casi vi è più spesso un interessamento della dura madre, che viene infiltrata dalle cellule tumorali, piuttosto che la formazione di metastasi intraparenchimali cerebrali.

Ancora diversa è la modalità di disseminazione con coinvolgimento degli spazi subaracnoidei ("carcinomatosi meningea"); in questo caso le cellule possono diffondere al *liquor* attraversando la barriera emato-liquorale a livello dei plessi corioidei; in alternativa, la disseminazione leptomeningea può avvenire per "rottura" di metastasi spinali/cerebrali, attraverso i nervi spinali e cranici, o, infine, attraverso i vasi aracnoidei.

Il meccanismo ematogeno postulato per la maggior parte delle metastasi cerebrali presume che cellule neoplastiche siano passate attraverso il filtro polmonare; il mancato riscontro di metastasi a tale livello in un discreto numero di casi (soprattutto di neoplasie pelviche, utero, prostata, colon) viene spiegato da un lato con la possibile presenza di una pervietà del forame ovale, dall'altro con la presenza di micrometastasi polmonari non evidenziabili neppure all'autopsia. Infine, una terza possibilità (non dimostrata formalmente) prevede il passaggio retrogrado attraverso il sistema venoso vertebrale (plesso di Batson) dal plesso venoso sacrale ai seni venosi cerebrali.

Le problematiche cliniche relative alle metastasi cerebrali sono di grande rilevanza; in assoluto, il numero maggiore di metastasi cerebrali origina dai tumori polmonari, seguiti dal carcinoma mammario; meno numerose sono le metastasi da carcinoma renale, melanoma, neoplasie del tratto digerente. Questo dato riflette la epidemiologia delle neoplasie, mentre assai diversa è la propensione dei vari tumori a produrre metastasi cerebrali (in ordine decrescente melanomi, corioncarcinomi, tumori polmonari e carcinoma mammario).

L'*imaging* delle lesioni tumorali secondarie a livello del sistema nervoso centrale si basa oggi sulla TAC senza e con mezzo di contrasto iodato e sulla risonanza magnetica nucleare prima e dopo introduzione per via venosa di gadolinio (quest'ultima più sensibile nell'evidenziare metastasi in fossa posteriore e metastasi multiple di piccole dimensioni).

Il *pattern* radiologico delle varie metastasi viene sviluppato a livello della trattazione sistematica; in linea generale va sottolineato che il "danno di barriera" evidenziabile con potenziamento dopo contrasto, è frequentemente ad orletto periferico di una lesione ipodensa alla TAC (ma nel 40% dei casi lievemente iperdensa) e iso-ipointensa nelle sequenze pesate in T2 alla RMN.

Nel caso di micrometastasi multiple (è il caso a volte dei secondarismi da tumori della mammella) non è raro che le lesioni siano visibili solo dopo introduzione di mezzo di contrasto.

La presenza di potenziamento dopo introduzione di mezzo di contrasto viene spesso considerata indice di "danno di barriera", e questa approssimazione è in buona misura accettabile purché si tenga presente il diverso peso molecolare, la modalità di passaggio dal compartimento intravascolare a quello interstiziale e da questo nuovamente a quello intravascolare o a quello intracellulare dei vari mezzi di contrasto utilizzati.

Infine, l'*imaging* delle diffusioni leptomeningee a volte evidenzia unicamente alla RMN una minore evidenza dei solchi associata ad aumento di segnale nelle sequenze pesate in T2; altre volte sono presenti noduli leptomeningei iperintensi in T2 con *enhancement* dopo contrasto.

1.1.2 Meccanismo fisiopatologico a livello biochimico e molecolare

La distribuzione disomogenea delle metastasi cerebrali a seconda del tumore primitivo è nota da più di un secolo, fin dalle osservazioni di Paget nel 1889 (teoria "*seed and soil*") [1].

Nonostante tale osservazione sia stata formulata nel XIX secolo, solo recentemente si sta iniziando a chiarire parzialmente le basi biologiche del processo di metastatizzazione a livello cerebrale, anche grazie allo sviluppo delle conoscenze di immunologia e biologia molecolare.

Il processo di metastatizzazione è complesso e comporta una sequenza di eventi o fasi: la prima fase è costituita dal distacco della cellula dalla massa tumorale di origine, seguito dal passaggio all'interno dei vasi. Successivamente le cellule tumorali devono sopravvivere - all'interno del torrente circolatorio - alle difese immunitarie, per poi aderire all'endotelio dell'organo-bersaglio, attraversarlo, sopravvivere nel nuovo microambiente, proliferare e progressivamente invadere il tessuto ospite, fornendosi di adeguato apporto sanguigno.

Ognuna di queste fasi è presupposto necessario, ma non sufficiente allo sviluppo di metastasi clinicamente rilevanti. Il microambiente dell'organo-bersaglio acquisisce in questo contesto una notevole rilevanza, interagendo dinamicamente con le caratteristiche biologiche intrinseche delle cellule metastatiche (che a loro volta non necessariamente riflettono in modo completo quelle del tumore primitivo).

Le prime fasi del processo di metastatizzazione (distacco dalla massa tumorale originaria, passaggio all'interno dei vasi, sopravvivenza all'attacco del sistema immunitario a livello del circolo) non risentono della specificità dell'organo-bersaglio; nella prima fase è coinvolta l'espressione della caderina E (una ridotta espressione di questa glicoproteina a livello della membrana cellulare predispone al distacco della cellula dal tumore di origine), mentre il passaggio all'interno del torrente circolatorio è mediato da interazioni tra integrine e sequenze sialyl-Lewis in grado di riconoscere contro-recettori sulla superficie dell'endotelio (selectine e VCAM-1) [2].

La difesa dall'attacco del sistema immunitario a livello del circolo si attua mediante meccanismi generali che comportano: a) ridotta espressione di molecole del complesso maggiore di istocompatibilità di classe I (con conseguente riduzione della potenziale reazione immunitaria mediata da linfociti CD8 citotossici); b) ridotta espressione di molecole di superficie quali ICAM-1, in grado di stabilizzare l'eventuale legame tra linfociti T citotossici e la cellula tumorale; c) rilascio di molecole quali ICAM-1 solubile, con la conseguenza di saturare il contro-recettore presente sui linfociti prima che questi entrino in contatto con ICAM-1 presente sulla membrana della cellula tumorale.

Le potenziali specificità del meccanismo di metastatizzazione all'encefalo entrano in gioco a partire dalla fase di adesione delle cellule tumorali all'endotelio del microcircolo cerebrale, che è seguita dal passaggio attraverso la parete vasale e il complesso costituente la barriera ematoencefalica (cellula endoteliale, membrana basale, pedicelli astrocitari), nonché dalla successiva migrazione nel contesto del parenchima cerebrale, proliferazione cellulare e - oltre una certa dimensione - adeguamento della vascolarizzazione alle esigenze della metastasi con rimaneggiamento del circolo locale.

Una elevata espressione dell'integrina alfa3beta1 è stata riscontrata in un sottoclone con particolare capacità di metastatizzare all'encefalo di una linea di neoplasia polmonare non a piccole cellule [3]. D'altro canto, una ridotta espressione di caderina E (implicata nella reciproca adesione tra le cellule costituenti la neoplasia di origine) è stata implicata nella propensione metastatica: questo meccanismo agisce in modo non organo-specifico.

Nelle cellule di melanoma metastatizzanti al cervello, le neurotrofine possono promuovere la degradazione di componenti della matrice extracellulare, incrementando la produzione di enzimi proteolitici (eparinasi) e, in accordo con questa ipotesi, sono state riscontrate aumentate concentrazioni di neurotrofine a livello dell'interfaccia tumore-cervello in metastasi di melanoma umano [4].

Nelle metastasi cerebrali provenienti da vari tumori primitivi sono fortemente espressi gli enzimi proteolitici MMP-2 e MMP-9 (metalloproteasi della matrice); un inibitore tessutale delle MMP (TIMP-1) può ridurre la capacità di infiltrazione delle cellule tumorali nel parenchima cerebrale.

La molecola CD44 regola l'adesione di cellule neoplastiche circolanti all'endotelio dell'organo bersaglio; l'espressione di CD44 è stata riscontrata aumentata nel 48% delle metastasi cerebrali, in particolare in quelle provenienti da tumori della tiroide, cute e mammella [5].

Per quanto riguarda la vascolarizzazione della metastasi, la produzione di VEGF *in situ* nel parenchima cerebrale da parte delle cellule tumorali è necessaria ancorché non sufficiente al pieno sviluppo delle metastasi. È importante a questo proposito ricordare che studi recenti sottolineano che la densità dei microvasi non necessariamente riflette *in toto* i meccanismi di rimaneggiamento vascolare locale nelle metastasi cerebrali; in effetti, un aumento della densità dei microvasi è il risultato di una angioneogenesi derivante da "*sprouting*" di capillari preesistenti; tuttavia nelle metastasi cerebrali il meccanismo preponderante è probabilmente quello della angioectasia, e cioè della dilatazione di vasi conseguente a proliferazione intraluminale delle cellule endoteliali [1].

Infine, sono stati identificati numerosi geni definiti soppressori delle metastasi (*metastasi suppressor genes*, MSGs), distinti dagli oncogeni. Tra questi, il gene Nm23 è stato posto in relazione allo sviluppo di metastasi cerebrale da melanoma (una ridotta espressione del gene sarebbe correlata a maggiore frequenza di metastatizzazione) [6]. Anche il gene MKK4 (che codifica per la protein-chinasi MAPK) è un soppressore della metastatizzazione nel tumore della prostata e nel cancro ovarico. Alcuni dei geni soppressori della metastatizzazione vanno incontro a fenomeni di "*gene silencing*" piuttosto che di mutazione; questa osservazione pone in risalto il possibile ruolo della metilazione e/o della acetilazione degli istoni nella modulazione della espressione e funzione di questi geni.

1.1.3 La barriera ematoencefalica come filtro attivo

Dal punto di vista della anatomia funzionale della barriera ematoencefalica (BEE) (Fig. 1), va sottolineato che la sua composizione (monostrato di cellule endoteliali prive di fenestrature e collegate da *tight junctions*, con scarsa attività pinocitotica,

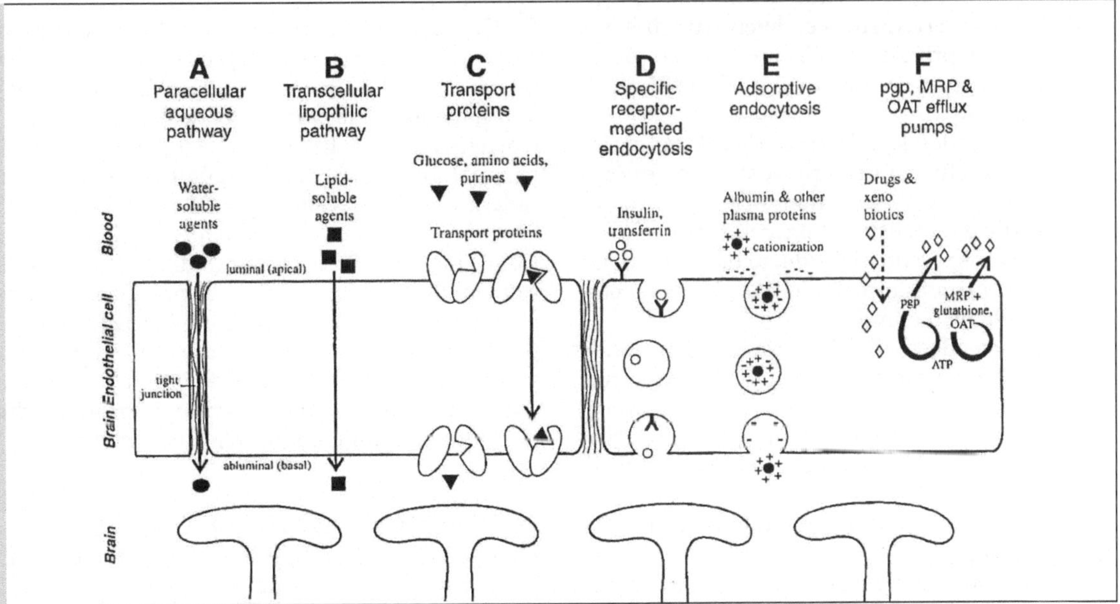

Fig. 1. Rappresentazione schematica dei diversi meccanismi che regolano il passaggio di diversi tipi di sostanze e soluti attraverso la barriera ematoencefalica (riprodotta da [7])

membrana basale, periciti e pedicelli astrocitari) non è omogenea in ogni parte del SNC: in particolare, è noto da decenni che la BEE è permissiva al passaggio di coloranti (quindi più permeabile) in alcune sedi (in particolare organi periventricolari quali la ghiandola pineale, l'ipofisi, l'eminenza mediana, l'area postrema, l'organo subfornicale, l'organo subcommissurale e l'organo vascolare della lamina terminale) [7]. Il correlato morfologico di questa diversità funzionale è rappresentato dalla mancanza di *tight junctions*; tuttavia, l'esperienza clinica e radiologica dimostra che non vi è una maggiore facilità a metastatizzare in queste sedi. La assenza di *tight junctions* non sembra quindi di particolare rilevanza nel favorire il processo selettivo di metastatizzazione a livello del distretto encefalico.

Anche a livello dei plessi corioidei (le strutture vascolo-connettivali deputate alla produzione del liquido cefalorachidiano), le cellule endoteliali dei capillari non sono provviste di *tight junctions*; tuttavia, le *tight junctions* sono presenti tra le cellule cuboidali dell'epitelio corioideo, all'interfaccia con il *liquor*.

La considerevole mole di lavori che negli ultimi 20 anni hanno affrontato la specificità dell'endotelio del microcircolo cerebrale ha evidenziato alcune caratteristiche:

1. le cellule endoteliali del microcircolo cerebrale esprimono l'enzima gamma-glutamil-transpeptidasi a differenza di altre cellule endoteliali;
2. sono in grado di effettuare l'*uptake* di lipoproteine a bassa densità (diacetil-LDL);
3. esprimono più basse concentrazioni di alcune molecole di adesione sulla membrana in condizioni basali (rispetto a endotelio di grossi vasi), ma ne esprimono di più dopo stimolo con citochine pro-infiammatorie quali TNF-alfa e IFN-gamma;
4. le cellule endoteliali del microcircolo cerebrale non sono efficaci nella presentazione di (auto)antigeni a cellule immunitarie;
5. le cellule endoteliali del microcircolo endoteliale sono in grado di produrre una serie di citochine proinfiammatorie (IL6, IL1beta, etc) dopo adeguati stimoli;
6. le cellule endoteliali del microcircolo cerebrale esprimono e producono chemochine e recettori per chemochine (ad esempio, sono in grado di produrre CXCL12 e di esprimere il suo recettore, CXCR4, nonché di produrre MIG e I-TAC).

In particolare quest'ultimo ambito della ricerca immunologica è in rapido sviluppo.

È stato infatti dimostrato che le cellule tumorali esprimono in modo differenziato recettori per le chemochine; ad esempio, i recettori CXCR4 e CXCR2 sono altamente espressi da linee di carcinoma mammario, mentre linee di melanoma esprimono CXCR4, ma anche CCR7 e CCR10.

Questi dati hanno fatto ipotizzare che diversità organo-specifiche nel *pattern* di espressione di chemochine possano essere in parte alla base della differente propensione di diversi tumori a metastatizzare nei vari organi.

Esperimenti condotti in modelli sperimentali hanno dato forte sostegno a questa ipotesi; in particolare, cellule di melanoma murino esprimenti CCR7 hanno prodotto metastasi linfonodali dopo iniezione nella pianta del piede con efficienza 700 volte superiore a quanto ottenuto con cellule di melanoma CCR7-negative. È noto che le cellule endoteliali linfatiche e gli organi linfatici secondari sono ricchi di CCL21 (la chemochina il cui recettore è CCR7). D'altro canto, le cellule endoteliali polmonari esprimono CXCL12 (il cui recettore è CXCR4); esperimenti condotti su topi SCID iniettati con cellule di carcinoma mammario umano hanno evidenziato che il trattamento con anticorpi anti-CXCR4 era in grado di ridurre significativamente le lesioni tumorali a livello del polmone. Inoltre, l'aumento di espressione di CXCR4 era in grado di aumentare l'entità dell'accumulo di cellule tumorali nell'organo-bersaglio.

Infine, l'interazione tra il recettore CCR10 e la chemochina CCL27 ha un ruolo favorente la disseminazione cutanea nei melanomi [8].

L'interesse che questi studi hanno destato non deve tuttavia fare trascurare la rilevanza di tutti gli altri fattori coinvolti nel processo di metastatizzazione: in effetti, le potenziali applicazioni cliniche delle conoscenze in questo ambito sono di assoluta importanza.

L'utilizzo di *markers* molecolari nella stadiazione delle neoplasie polmonari non a piccole cellule di stadio I è stato ad esempio dimostrato potenzialmente di interesse in modelli prognostici retrospettivi; in particolare, la valutazione immunoistochimica di p53, erbB2, fattore VIII, EphA2, caderina E, UPA, recettore per UPA, e PAI è risultata in grado di predire il rischio di metastasi polmonari isolate [9]. È evidente che studi di questo tipo - da validare nell'ambito di *follow-up* prospettici in ampie popolazioni di pazienti - sono fondamentali nel processo di selezione di sottogruppi di pazienti stratificati per il rischio specifico di metastasi cerebrali, e quindi candidati a terapie profilattiche e/o *follow-up* clinicoradiologico più intenso.

1.2 IMPLICAZIONI PER EFFICACIA E TOSSICITÀ DELLE TERAPIE ONCOLOGICHE

La barriera ematoencefalica costituisce una rilevante limitazione al raggiungimento di adeguate concentrazioni citotossiche di farmaci antitumorali somministrati per via sistemica all'interno di tumori primitivi o secondari del sistema nervoso centrale.

In linea generale, i tradizionali farmaci chemioterapici utilizzati nella terapia dei tumori presentano un passaggio attraverso la BEE molto modesto, con un certo vantaggio per i farmaci più liposolubili quali le nitrosuree. Tuttavia, come bene analizzato nel fondamentale contributo di Groothuis [10], la permeabilità della barriera nel contesto dei tumori cerebrali è assai variabile.

La estrapolazione di dati ottenuti in condizioni di BEE intatta può quindi portare a sottostimare il potenziale impatto di terapie farmacologiche somministrate per via sistemica.

D'altro canto, si può verificare anche il caso opposto, in quei tumori nei quali le caratteristiche della vascolarizzazione e della barriera ematotumorale sono "restrittive" come per il tessuto normale.

1.2.1 Barriera sangue-tumore-sistema nervoso centrale

La maggior parte dei lavori su questi aspetti è stata condotta sui gliomi maligni, le cui caratteristiche non necessariamente riflettono quelle delle metastasi cerebrali; tuttavia, alcuni concetti generali possono essere utilmente ricordati: il primo è che - nel contesto dei tumori cerebrali - la popolazione dei microvasi è spesso eterogenea; Schlageter *et al.* [11] hanno dimostrato elegantemente la presenza di 3 distinte popolazioni di microvasi in gliomi sperimentali, la prima caratterizzata da capillari continui e non fenestrati come riscontrato nel cervello normale, la seconda caratterizzata da capillari continui e fenestrati, la terza da capillari con ampi intervalli tra le singole cellule endoteliali. Gli autori di questo lavoro hanno dimostrato la presenza di un *pattern* del primo o secondo o terzo tipo nei gliomi sperimentali, sottolineando anche la correlazione tra la permeabilità e la presenza di *enhancement* dopo somministrazione di mezzi di contrasto utilizzati per l'*imaging* dei tumori nell'uomo.

Nelle metastasi cerebrali, la *review* di Fidler [1] illustra in dettaglio la relazione tra la permeabilità della barriera e le dimensioni della metastasi; le metastasi con diametro superiore a 0,25 mm presentano alterazione della barriera, diversamente da quelle di dimensioni inferiori. Gli studi patologici hanno inoltre mostrato che nel contesto delle metastasi cerebrali la densità di microvasi è ridotta rispetto al tessuto cerebrale sano, essendo l'apporto sanguigno assicurato da vasi di maggiori dimensioni che presentano fenomeni di proliferazione endoteliale intravascolare e di angioectasia (ovvero "*non-sprouting angiogenesis*"), in buona misura dipendenti dall'azione di VEGF.

1.2.2 Terapie antineoplastiche e manipolazioni della BEE

Negli ultimi anni si sono sviluppati approcci terapeutici diversi dai convenzionali chemioterapici; le sostanze utilizzate sono diverse, da anticorpi monoclonali diretti contro recettori specifici delle cellule tumorali (coniugati o meno a sostanze con potenziale effetto citotossico sul *target*), a immunoterapie con citochine, a inibitori di molecole di adesione-integrine, fino all'utilizzo di sequenze di genoma "*anti-sense*" per fattori di crescita o all'utilizzo di approcci complessi di immunoterapia cellulare-umorale. È evidente che questi approcci comportano ognuno uno specifico studio delle modalità ottimali di somministrazione della/e sostanza/e utilizzate, tenendo presente l'impatto della barriera emato-tumorale sul raggiungimento del bersaglio da parte delle terapie. Per alcuni di questi trattamenti si giunge a delineare come ottimale la somministrazione loco-regionale, che permette di superare la barriera emato-tumorale raggiungendo il bersaglio con metodiche quali la "*convection-enhanced delivery*".

Un altro punto di fondamentale rilievo per quanto riguarda l'efficacia della chemioterapia sistemica nei tumori (comprese le metastasi) del sistema nervoso centrale è rappresentato dalle molecole di chemioresistenza espresse a livello dell'endotelio e/o delle cellule tumorali.

La presenza infatti di meccanismi attivi di estrusione di farmaci dall'endotelio e/o dalla cellula neoplastica costituisce un fattore di fondamentale importanza nel raggiungimento dell'effetto terapeutico desiderato, che si somma a quelle che sono le barriere anatomo-funzionali aspecifiche all'ingresso di farmaci nel SNC.

A livello dell'endotelio cerebrale umano vari studi hanno dimostrato la espressione della glicoproteina P (Pgp); questa molecola riconosce farmaci a struttura molecolare diversa, quali vincristina, etoposide, doxorubicina e altri [12,13]; la Pgp appartiene alla famiglia delle proteine ABC (ATP-*binding cassette*), che comprende la famiglia di proteine associate a MDR. Tra queste ultime, MRP1, MRP3 e MRP5 sono state dimostrate a livello della barriera emato-encefalica dove svolgono un ruolo nel mantenimento dell'omeostasi e nella difesa nei confronti di agenti tossici.

Studi *in vitro* hanno dimostrato l'attività funzionale e il possibile ruolo nella resistenza a doxorubicina, etoposide, cisplatino e vincristina di MRP1 [14-16] e quello di Pgp nella resistenza a ACNU, cisplatino e vincristina [17].

L'espressione di MRP1 e MRP5 è stata riscontrata mediante immunoistochimica a livello dell'endotelio cerebrale umano, con minore espressione di Pgp e MRP3 [18].

Il riscontro di queste molecole pone il problema di come inibire la loro funzione al fine di ottenere concentrazioni locali citotossiche del/dei farmaco/i desiderati.

Questa "manipolazione" è stata oggetto di un recente incontro internazionale [19]; in questa sede sono emersi dati rilevanti con l'utilizzo di inibitori della pompa Pgp (Valspodar - PSC 833) e somministrazione di Paclitaxel in un modello sperimentale di glioblastoma. Va tuttavia ricordato che i sistemi di estrusione mediati da Pgp e dalle molecole MRP sono importanti nel proteggere il sistema nervoso sano da tossicità esogena; è quindi importante cercare se possibile di limitare la manipolazione ai settori di interesse.

Analoghe considerazioni possono applicarsi alla manipolazione della BEE al fine di favorire il passaggio di chemioterapici; l'infusione di sostanze a tale scopo può avvenire per via venosa (in questo caso con selettività distrettuale nulla) oppure per via intra-arteriosa.

In generale tali metodiche non hanno trovato applicazione clinica su larga scala; la manipolazione con infusione per via intra-arteriosa per ovvie considerazioni di rapporto costi-rischi/benefici (ancor meno favorevole nel caso di pazienti con metastasi cerebrali che presentano una prognosi di sopravvivenza tale da mettere in primo piano la qualità di vita), quella per via venosa per mancanza di dati di efficacia convincenti.

La barriera può essere manipolata con infusione intra-arteriosa di una soluzione iper-osmolare quale il mannitolo, seguita dalla somministrazione anch'essa per via arteriosa di un farmaco; tuttavia, studi recenti dimostrano che l'effetto di alterazione funzionale della barriera è più marcato e protratto nel parenchima cerebrale sano che nel tessuto tumorale. Diversamente da quanto accade per il mannitolo, l'infusione intra-arteriosa di RMP-7 (una bradichinina già utilizzata in vari *trials* clinici) parrebbe indurre una transitoria alterazione della funzionalità della barriera a livello del tumore e non del tessuto sano circostante.

1.2.3 Somministrazioni intratecali

Un caso del tutto particolare è quello della veicolazione di farmaci al bersaglio nel contesto di disseminazioni leptomeningee di tumori sistemici; teoricamente, il trattamento con farmaci per via intratecale (metotressate, citarabina, tiotepa) permette il raggiungimento di concentrazioni locali più elevate con minori effetti collaterali sistemici; tuttavia [20] anche i farmaci somministrati per via intratecale possono con difficoltà raggiungere la profondità dei solchi cerebrali, gli spazi di Virchow-Robin, le guaine delle radici nervose; inoltre, il flusso liquorale - in particolare a livello ventricolare - porta a una rapida *clearance* del farmaco dal *liquor*.

Il metotressate intratecale ha un'emivita di 4,5 ore e mantiene concentrazioni citotossiche per circa 4 giorni.

La citarabina ha un'emivita nel *liquor* di 3,5 ore ed è eliminata in 1-2 giorni; è disponibile un preparato Depot (Depocyt, Chiron, Ca) che grazie al legame con liposomi con rilascio protratto del farmaco permette di ottenere livelli terapeutici fino a 28 giorni.

Infine il tiotepa è il farmaco con più breve emivita e viene eliminato del tutto entro 4 ore.

Si veda il capitolo 4 per il caso del trattamento della disseminazione metastatica meningea e della sua strategia di trattamento.

1.2.4 Protezione dalla tossicità cerebrale di farmaci chemioterapici

Speculare al problema della veicolazione delle massime concentrazioni possibili del farmaco desiderato nella sede-bersaglio è il problema della chemo-protezione, particolarmente avvertito nel caso dei tumori pediatrici e per quanto riguarda la prevenzione della ototossicità. Le interessanti premesse sul possibile ruolo protettivo da parte di amifostina non hanno trovato conferma in un recente protocollo oncologico infantile, forse a causa del ridotto passaggio di amifostina attraverso una BEE e una barriera sangue-orecchio interno intatte.

Sono stati proposti quindi un *trial* di fase I che prevede la protezione del cervello normale di bambini dalla radioterapia con l'utilizzo dell'amifostina intratecale, ed un trial di fase III in cui la somministrazione ritardata di tiosolfato di sodio dopo cis-platino ha lo scopo di ottenere una otoprotezione in bambini con neoplasie maligne.

BIBLIOGRAFIA

1. Fidler I, Yano S, Zhang R et al (2002) The seed and soil hypothesis: vascularization and brain metastases. Lancet Oncol 3:53-57
2. Nathoo N, Chahlavi A, Barnett GH, Toms SA (2005) Pathobiology of brain metastases. J Clin Pathol 58:237-242
3. Yoshimasu T, Sakurai T, Oura S et al (2004) Increased expression of integrin alfa3beta1 in highly brain metastatic subclone of a human non-small cell lung cancer line. Cancer Sci 95:142-148
4. Denkins Y, Reiland J, Roy M et al (2004) Brain me-

tastases in melanoma: roles of neurotrophins. Neuro-oncol 6:154-165
5. Harabin-Slowinska M, Slowinski J, Konecki J, Mrowka R (1998) Expression of adhesion molecule CD44 in metastatic brain tumors. Folia Neuropathol 36:179-184
6. Sarris M, Scolyer RA, Konopka M et al (2004) Cytoplasmic expression of nm23 predicts the potential for cerebral metastasis in patients with primary cutaneous melanoma. Melanoma Res 14:23-27
7. Neuwelt EA (2004) Mechanisms of disease: the blood-brain barrier. Neurosurgery 54:131-142
8. Murakami T, Cardones AR, Hwang ST (2004) Chemokine receptors and melanoma metastasis. J Dermatol Sci 36:71-78
9. D'Amico T, Aloia TA, Moore M-BH et al (2001) Predicting the sites of metastases from lung cancer using molecular biologic markers. Ann Thorac Surg 72:1144-1148
10. Groothuis DR (2000) The blood-brain and blood-tumor barriers: a review of strategies for increasing drug delivery. Neuro-oncol 2:45-59
11. Schlageter KE, Molnar P, Lapin GD, Groothuis DR (1999) Microvessel organization and structure in experimental brain tumors: microvessel populations with distinctive structural and functional properties. Microvasc Res 58:312-328
12. Cordon-Cardo C, O'Brien JP, Casals D et al (1989) Multidrug-resistance gene (P-glycoprotein) is expressed by endothelial cells at blood-brain-barrier sites. Proc Natl Acad Sci U S A 86:695-698
13. Sun H, Dai H, Shaik N, Elmqvist WF (2003) Drug efflux transporters in the CNS. Adv Drug Deliv Rev 55:83-105
14. Mohri M, Nitta H, Yamashita J (2000) Expression of multidrug resistance-associated protein (MRP) in human gliomas. J Neurooncol 49:105-115
15. Benyahia B, Huguet S, Decleves X et al (2004) Multidrug resistanca-associated protein MRP1 expression in human gliomas: chemosensitization to vincristine and etoposide by indomethacin in human glioma cell lines overexpressing MRP1. J Neurooncol 66:65-70
16. Abe T, Hasegawa S, Taniguchi K et al (1994) Possible involvement of multidrug-resistance-associated protein (MRP) gene expression in spontaneous drug resistance to vincristine, etoposide and adriamycin in human glioma cells. Int J Cancer 58:860-864
17. Kiwit JC, Hertle A, Matuschek AE (1994) Reversal of chemoresistance in malignant gliomas by calcium antagonists: correlation with the expression of multidrug-resistant p-glycoprotein. J Neurosurg 81:587-594
18. Calatozzolo C, Gelati M, Ciusani E et al (2005) Expression of drug resistance proteins Pgp, MRP1, MRP3, MRP5 and GST-p in human glioma. J Neurooncol 74:113-121
19. Doolittle ND, Abrey LE, Bleyer WA et al (2005) New frontiers in translational research in Neuro-oncology and the blood-brain barrier: report of the tenth annual blood-brain-barrier disruption consortium meeting. Clin Cancer Res 11:421-428
20. Demopoulos A (2004) Leptomeningeal metastases. Curr Neurol Neurosci Rep 4:196-204

Capitolo 2

L'ipertensione endocranica

Fabio Simonetti

"Nella scienza non vi è nulla di così semplice come le scoperte di ieri, nè nulla così difficile come quelle di domani."

C. Biot

2.1 CENNI STORICI

Le conseguenze nocive dell'aumento di pressione endocranica sono note da tempo.

Hermann Boerhaave (Leida, 1668-1738) scrisse di un uomo, a Parigi, che chiedeva l'elemosina usando, come recipiente, un frammento della propria teca cranica. Avendo parte dell'encefalo ricoperto solo da dura permetteva, per una modesta somma, che gli comprimessero il cervello, manovra che gli provocava dapprima scotomi scintillanti, quindi, man mano che la pressione esercitata aumentava, amaurosi e perdita di coscienza [1].

Antoine Charles Lorry (1725-1783, Francia) nel 1760 provocò perdita di coscienza nell'animale comprimendone il cervelletto contro il tronco cerebrale, attraverso la membrana otturatoria; Albrecht von Haller (Berna 1708-1777) nel 1766 riferì di aver causato perdita di coscienza nel cane comprimendone l'encefalo; Astley Paston Cooper (Londra 1768-1841) nel 1824 applicando una pressione sulla dura madre del cane causava torpore, coma, bradicardia, come la pressione era rilasciata il cane riprendeva coscienza [2]; Francois Magendie (Bordelais, 1783-1855) nel 1842 osservò che la compressione del meningocele di un bambino con spina bifida causava pulsazione della fontanella e perdita di coscienza.

Henry Duret (Francia, 1849-1921), nella sua tesi sui traumi cranici del 1878, descrisse gli effetti della compressione cerebrale, con una serie di esperimenti sul cane e sul cavallo. Iniettando acqua e cera misurò la pressione arteriosa, la frequenza respiratoria, cardiaca e la temperatura: se l'iniezione era rapida si verificava perdita di coscienza, convulsioni, alterazioni della PA, FC, FR e emorragie attorno al III, IV ventricolo e all'acquedotto del Silvio. Se l'iniezione era lenta, vi era un primo stadio senza conseguenze cliniche, anche se la pressione intracranica aumentava, grazie all'incremento del riassorbimento del liquido cefalorachidiano, all'estensibilità dei legamenti vertebrali e al collabimento dei seni venosi. In seguito la perfusione ematica dell'encefalo diminuiva, comparivano sonnolenza, astenia, aumento della pressione sistemica, bradicardia, iperventilazione; se in questa fase la membrana atlo-occipitale veniva incisa, con fuoriuscita di liquor, il quadro clinico regrediva. Quando la pressione endocranica superava quella sistemica, non vi era circolazione encefalica e tutte le funzioni cerebrali cessavano. Duret osservò che questa evoluzione era ritardata dall' aumento della pressione sistemica [3].

Walter Spencer e Victor Horsley (1857-1916), dopo aver eseguito una serie di esperimenti nel cane e nella scimmia, descrissero gli effetti dell'aumento della pressione intracranica sulla frequenza cardiaca, pressione arteriosa, respirazione [2].

Harvey Cushing (1869-1939) nel 1901 in seguito agli esperimenti compiuti presso l'Istituto di Fisiologia di Berna con il professor Theodor Kocker (1841-1917), e a Torino nel laboratorio del professor Angelo Mosso (1846-1910), descrisse con precisione, sulla rivista Archivi Italiani di Biologia, i fenomeni cardiocircolatori che conseguono la compressione cerebrale, ipotizzando l'esistenza di un centro vasomotorio che, con grande accuratezza, fa sì che la pressione arteriosa si mantenga ad un livello tale da prevenire l'ipossia bulbare.

Cushing concluse che l'ipertensione sistemica non era la semplice conseguenza di una irritazione dei centri bulbari bensì un fenomeno di compenso [4-6].

La fisiopatologia dell'aumento di pressione endocranica inizia con gli studi di Alexander Monro secundus (Edinburgo,1733-1817) che scrisse [7]:

> *the less compressible we suppose the substance of the brain to be, the more readily we understand how the whole of it may be affected by a pletora, or increased momentum of blood in it.*

E ancora nel 1783 affermava che [8]:

For being enclosed in a case of bone, the blood must be continually flowing out of the veins that room may be given to the blood which is entering by the arteries. For as the substance of the brain, like that of other solids of our body is nearly incompressibile, the quantity of blood within the head must be the same, or nearly the same at all times whether in health or disease.

Teoria confermata nel 1824 dagli esperimenti di Georges Kellie (Leith), pupillo di Monro, il quale dimostrò che il cervello di animali, deceduti per emorragia, conteneva ancora sangue [8].

L'effetto "cuscinetto" del liquido cefalo-rachidiano fu descritto da Sir Georges Burrows (1801-1881, Londra) che, nel 1846, scrisse [7]:

Its quantity is in the inverse proportion to the quantity of this nervous matter. Thus, in hypertrophy of the brain there is a most remarkable deficiency of serum within the cranium; the brain, its ventricles, and membranes, are so devoid of this fluid that they are almost dry: on the contrary in atrophy of the organ, the ventricles and membranes are distended with fluid.

Harvey Cushing sostenne la teoria di Monro-Kellie affermando che in una scatola cranica intatta la somma del volume dell'encefalo più il volume ematico, più il volume del LCR è costante. L'aumento di uno dei tre costituenti avviene a scapito degli altri.

2.2 Considerazioni generali

La pressione intracranica non è costante, essa dipende dalla pressione arteriosa, dalla pressione venosa e da quella intratoracica. Nell'adulto in decubito orizzontale è di 8 mmHg, pari a 110 mmH_2O (1 mmHg=1,36 cmH_20; 1 cmH_2O= 0,735 mmHg).

Pazienti con lesioni espansive tollerano bene valori compresi tra i 15 e i 22,5 mmHg; a 30 mmHg c'è una diminuzione dell'attività elettrica cerebrale e compaiono segni di ischemia; valori attorno a 60 mmHg possono provocare il decesso. L'eccezione a questo è rappresentata dall'ipertensione endocranica benigna e dall'idrocefalo comunicante, situazioni in cui valori di pressione elevati non causano distorsione dell'encefalo e sono relativamente ben tollerati.

Il contenuto intracranico è così costituito: 80% encefalo, pari nell'adulto a 1400 gr, 10% da sangue, pari a 32-58 ml, 10% da liquido cefalo rachidiano, la cui quantità nell'adulto è 140 ml, di cui 23 contenuti nei ventricoli, 37 negli spazi subaracnoidei intracranici e 80 ml in quelli rachidei; nel bambino la quantità varia tra 65 e 140 ml.

Le lesioni espansive aumentano il contenuto intracranico, se questo processo è lento assistiamo a distorsione ed erniazione del cervello non accompagnate, almeno per qualche tempo, da aumento della pressione intracranica, per l'intervento dei sistemi di compenso, il più importante dei quali è la riduzione della quantità di *liquor**, per aumento del riassorbimento per via linfatica, attraverso i forami dei nervi cranici, dei nervi spinali, delle arterie e vene, che hanno un effetto cuscinetto particolarmente nella regione atlanto-occipitale, tra le lamine vertebrali nelle regioni cervicali e lombari. Quando i meccanismi di compenso diventano insufficienti o il processo è acuto, vi è aumento della pressione intracranica tale da provocare la morte del paziente, nei casi acuti anche in assenza di distorsione o erniazione del parenchima cerebrale (Tabella 1).

***Liquido cefalorachidiano o *liquor*.** Il liquido cefalorachidiano viene prodotto per il 50-80% dai plessi coroidei intraventricolari in quantità costante di 0,35 ml/min; si tratta di un processo di trasporto attivo, sotto controllo enzimatico dell'anidrasi carbonica. Altre sedi di produzione sono il parenchima dell'encefalo e del midollo spinale, come processo passivo. Esso viene riassorbito dai villi (erniazioni della membrana aracnoidea nel lume dei seni venosi) e dalle granulazioni aracnoidee (ammassi di villi), a una velocità che dipende dalla pressione intracranica. Ci sono altre sedi di riassorbimento del *liquor*, i vasi linfatici paracervicali e i seni paranasali, che hanno un ruolo modesto in condizioni fisiologiche mentre possono diventare importanti quando la pressione intracranica è maggiore della norma. Non vi è riassorbimento del *liquor* quando la pressione intracranica è minore di 70 mmH_20 (circa 5 mmHg). Oltre tale valore la velocità di riassorbimento aumenta parallelamente all'incremento della pressione intracranica. fino a essere in equilibrio con la produzione.
È stato dimostrato, inoltre, che in soggetti normali la pressione intracranica rimane nei limiti della norma anche durante una infusione di soluzione fisiologica intrarachidea di 1,0 ml/min. Quindi in caso di ipersecrezione di LCR (es papilloma plessi coroidei) è necessario un aumento della velocità di produzione superiore a tre volte (circa 1440 ml/die) per causare ipertensione endocranica. La quantità di *liquor* prodotto normalmente non è alterata dall'aumento di pressione intracranica né dalla presenza di idrocefalo. La velocità di riassorbimento dipende dal drenaggio venoso e dalla funzione dei villi aracnoidei. La pressione dei seni durali normalmente è inferiore a quella intracranica, aumenta invece in caso di trombosi dei seni durali causata da infezioni, traumi, tumori, disidratazione, o per cause idiopatiche (ipertensione endocranica benigna, meningite sierosa - Quincke, 1897-, *pseudotumor cerebri* - Nonne, 1904 -, idrocefalo otitico - Symmonds, 1931 -, idrope ipertensiva meningea - Davidoff e Dyke, 1937 -, idrocefalo tossico - McAlpine, 1937 -).

Tabella 1. Cause di ipertensione endocranica

Lesioni intracraniche occupanti spazio
• ematoma subdurale • ematoma epidurale • neoplasia cerebrale • ascesso cerebrale • emorragia intraparenchimale
Aumento del volume cerebrale (edema citotossico)
• infarto cerebrale • ipossia-ischemia globale • sindrome di Reye • iponatriemia acuta • crisi epilettiche • encefalopatia epatica • trauma cranico • meningite • encefalite • encefalopatia ipertensiva • eclampsia • emorragia subaracnoidea • trombosi dei seni venosi • edema cerebrale da altitudine
Aumento del CSF
• idrocefalo comunicante • idrocefalo non comunicante • papilloma dei plessi coroidei • tumori spinali

2.3 QUADRO CLINICO

Il quadro clinico dell'ipertensione endocranica è caratterizzato da alterazione dello stato di coscienza, cefalea, nausea, vomito, vi possono essere papilledema e segni focali.

2.3.1 Segni e sintomi classici

L'alterazione dello stato di coscienza è senza alcun dubbio il segno più frequente, si manifesta inizialmente come rallentamento psicomotorio, con latenza nelle risposte motorie e verbali, peggiora poi fino allo stupor e al coma.

La cefalea è diffusa, più intensa nelle prime ore del mattino, tale da risvegliare il paziente dal sonno notturno, probabilmente anche per un minor riassorbimento di *liquor* durante la notte; aumenta con i movimenti del capo, la tosse, il premito addominale.

La nausea e il vomito sono frequenti e hanno caratteristiche normali, il cosiddetto "vomito a getto" è proprio delle neoplasie della fossa posteriore, soprattutto del quarto ventricolo, poiché il centro del vomito è sollecitato direttamente dal tumore.

L'edema della papilla ottica è sicuramente un segno indicativo di ipertensione endocranica, la sua assenza al contrario, soprattutto nel paziente anziano, non la esclude. Un segno difficile da valutare, ma quando rilevato utile, è la cessazione delle pulsazioni venose spontanee, variazioni di calibro delle vene retiniche nel passaggio sul disco ottico, infatti possono essere osservate solo se la pressione intracranica è nei limiti della norma [9].

Altri segni frequenti sono paralisi dell'abducente, *deficit* focali di forza ,vertigine, atassia, anisocoria pupillare, crisi epilettiche.

Segni di ipertensione endocranica comuni nel lattante e nel bambino sono sonnolenza, apatia, vomito ripetuto, midriasi, strabismo torcicollo, ipertensione arteriosa, bradicardia, e inoltre tensione della fontanella, diastasi delle suture, aumento della circonferenza cranica, segno degli occhi al tramonto (segno di Collier: retrazione delle palpebre e globi oculari deviati verso il basso, a causa di un deficit dei movimenti oculari verticali verso l'alto; esso esprime una sofferenza del tetto del mesencefalo per compressione diretta o per tensione trasmessa da una ipertensione liquorale nell'acquedotto del Silvio).

È utile ricordare due situazioni cliniche che possono accompagnare l'ipertensione endocranica, la prima, la presenza di "*acute pressure symptoms*" può essere indicativa di una imminente catastrofe, la seconda, l'erniazione cerebrale acuta, indica uno scompenso ormai avviato (Tabella 2).

2.3.2 *Acute pressure symptoms*

L'aumento spontaneo accessionale della pressione intraventricolare in pazienti neurochirurgici è un fenomeno frequente, responsabile dei cosidetti "*acute pressure symptoms*". La ridotta *compliance* intracranica è alla base di questi fenomeni.

Lundberg nel 1960 [10] ha dimostrato l'esistenza di tre tipi di onde di pressione intracranica:

- onde A, onde *a plateu*, ricorrenti, 50-100 mmHg, durata 5-20 min, peggiorano il quadro clinico o fanno comparire sintomi e segni, indicano una riduzione significativa della *intracranial compliance*;
- onde B, più brevi, oscillazioni ritmiche, della durata di 2 min, di ampiezza variabile fino a 50mmHg, sono in relazione a fluttuazioni della respirazione, sebbene non siano direttamente dannose indicano anch'esse una ridotta *compliance*;
- onde C, piccole oscillazioni ritmiche, circa 6 min, di ampiezza da appena rilevabili a 20 mmHg, in relazione alla trasmissione intracranica della pulsazione arteriosa; sono pertanto fisiologiche.

Sia le onde A sia quelle B terminano con un aumento della pressione sistemica, denominato da Rosner "*termination spike*" [11]. L'ipotesi di questo autore, che introduce il concetto di *cerebral perfusion pres-*

sure (CPP), definita come la pressione arteriosa media (MAP) meno la pressione intracranica (ICP), come determinante critico del flusso ematico cerebrale (CBF), può spiegare la patogenesi di questi fenomeni.

Il processo inizia con una riduzione della CPP causata dalla caduta della MAP o da un aumento della ICP. Per mantenere il CBF i vasi cerebrali si dilatano e il volume ematico cerebrale (CBV) aumenta, con incremento del volume del compartimento intracranico e conseguente aumento della ICP, cui segue una ulteriore riduzione della CPP. Si instaura così un circolo vizioso in cui la vasodilatazione cerebrale procede fino ad un punto massimo quando è raggiunto un "*plateu*" con un nuovo livello di CBV e ICP e una diminuzione della CPP e del CBF. Il *plateu* termina una volta che il CBF non è in grado di mantenere l'ossigenazione tissutale, ciò causa ischemia del tronco encefalico, che produce una risposta pressoria sistemica (*Cushing's response*), mediata da un aumento della resistenza sistemica vascolare. La MAP aumenta e la CPP è ripristinata, il che permette ai vasi cerebrali di ritornare al normale calibro riportando il CBV e la ICP ai livelli normali (Fig. 1).

Lo scompenso di questi meccanismi comporta l'irreversibilità, la progressione del quadro clinico verso l'erniazione cerebrale.

Tabella 2. Sintomi e segni associati a aumento acuto, reversibile, della pressione intracranica [10-13]

- alterazione dello stato di coscienza
- cefalea, dolore al collo
- crisi epilettiche focali o generalizzate, "*cerebellar fits*" (crisi in opistotono)
- decerebrazione (ipertonia in estensione ed intrarotazione dei 4 arti)
- amaurosi, midriasi fissa
- paralisi del II, IV, VI nervo cranico
- deviazione coniugata degli occhi
- *flutter* oculare
- microtremore oculare (osservazione personale: tremore rilevabile solo con l'oftalmoscopio come oscillazione della papilla ottica)
- nistagmo, tinnito
- clonie della muscolatura facciale e degli arti
- disartria, disfagia
- segni piramidali
- parestesie
- alterazioni cardiovascolari, disturbi respiratori, sbadiglio
- ipertermia
- pallore
- *flushing* del viso
- cianosi del volto
- sudorazione
- nausea
- vomito
- singhiozzo
- scialorrea
- incontinenza
- diarrea

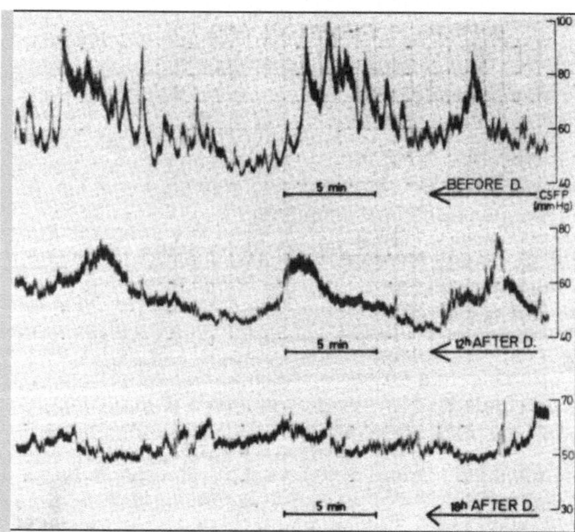

Fig. 1. Effetto del desametasone sulle onde di *plateau*. 12 ore (tracciato di mezzo) e 18 ore (tracciato inferiore) dopo la somministrazione di desametasone. L'ampiezza e la frequenza delle onde pressorie si riduce prime e poi si riduce anche la pressione intrecranica di base (si noti la scala di misurazione). Da Alberti E, Hartmann A, Schutz H et al (1978) The effect of large doses of dexamethasone on the cerebrospinal fluid pressure in patients with supratentorial tumors. J Neurol 217:173-181

2.4 ERNIAZIONE CEREBRALE

Lo spostamento laterale, rostrocaudale o in senso inverso, di parti dell'encefalo può causare ernie subfalcali, transtentoriali, uncali e impegno delle tonsille cerebellari nel forame occipitale o del cervelletto nel comparto sovratentoriale.

Le prime descrizioni di questi fenomeni risalgono al XIX secolo, quando Walter Spencer e Victor Horsley nel 1891 descrissero, nei cani, l'erniazione del cervelletto nel forame occipitale come conseguenza di pressione esercitata su un emisfero cerebrale [2].

Pierre Marie segnalò questo evento in pazienti con emorragia intracranica [14]

Adolf Meyer nel 1920 descrisse il quadro patoclinico dell'erniazione transtentoriale [15]. Kernohan e Woltman nel 1929 [16], Vincent nel 1930 [17], van Geguchten nel 1936 [18], aggiunsero osservazioni fondamentali per la comprensione dei meccanismi patogenici di tali fenomeni, le cui conseguenze, compressione degli spazi subaracnoidei e delle cisterne, dei vasi e del tessuto nervoso, sono responsabili dei diversi quadri clinici osservati. Bisogna ricordare che la pressione intracranica non è necessariamente elevata globalmente: tali fenomeni possono infatti occorrere a causa di differenze compartimentali di pressione.

2.4.1 Clinica

Le manifestazioni cliniche dell'erniazione cerebrale dipendono dalle modalità anatomiche di formazione dell'erniazione stessa. Vengono comunemente descritti quattro quadri clinici principali [19].

a) Erniazione centrale
Il quadro clinico comprende uno stadio diencefalico, caratterizzato da alterazione dello stato di coscienza lentamente ingravescente, respiro di Cheyne-Stokes, pupille miotiche, ma reagenti alla luce, presenza del fenomeno degli occhi di bambola, segni piramidali, rigidità paratonica (di tipo oppositorio: la "*gegenhalten*" degli autori tedeschi). Gli stimoli dolorosi provocano rigidità decorticata, dapprima controlaterale alla massa, quindi bilateralmente; successivamente compaiono segni di compromissione mesencefalica e pontina, con stato di coma, alterazioni del ritmo respiratorio, pupille fisse in posizione intermedia, alterazione delle risposte alle manovre oculovestibolari e rigidità in decerebrazione.

Lo stadio terminale è caratterizzato da segni di compromissione della regione caudale del ponte e rostrale del bulbo: coma profondo, respiro atassico, pupille fisse, assenza del fenomeno degli occhi di bambola, solo occasionalmente risposta in flessione degli arti alla stimolazione dolorosa.

b) Erniazione uncale
Il quadro clinico dell'erniazione uncale è caratterizzato inizialmente da alterazione della pupilla omolaterale, con midriasi fissa o risposta lenta alla luce, alterazione del fenomeno degli occhi di bambola, segni piramidali controlaterali, omolaterali nella variante di Kernohan.

Talvolta una pupilla ovale omo- o controlaterale alle lesione è un segno precoce e suggestivo di una imminente erniazione. Vi possono essere disturbi del campo visivo per compressione dell'arteria cerebrale posteriore sul margine libero del tentorio cerebellare.

In seguito lo stato di coscienza peggiora, vi è iperventilazione e quindi respiro di Cheyne Stokes, paralisi completa del nervo oculomotore omolaterale, risposta alla stimolazione dolorosa in decerebrazione omolateralmente alla lesione e in decorticazione dal lato opposto.

c) Erniazione cerebellare
Può essere preceduta da cefalea occipitale o frontale, vomito, singhiozzo; compare quindi alterazione dello stato di coscienza, irregolarità del respiro, talora "*cerebellar fits*", ossia crisi in decerebrazione con opistotono e rigidità.

d) Erniazione subfalciale
Alterazione dello stato di coscienza fino al coma, con reazioni motorie asimmetriche.

2.5 TERAPIA

Nei tumori primitivi o secondari del sistema nervoso centrale, responsabile del rapido aumento di pressione intracranica e, quindi, dello scompenso dei meccanismi protettivi, è l'edema: un aumento del contenuto di acqua per fuoriuscita di componenti seriche albumino-simili dal letto vascolare, causata dalla disfunzione della barriera ematoencefalica, sia nel tumore sia nel tessuto immediatamente circostante.

Klatzo [20] classificò l'edema come:
- *vasogenico*: aumento dello spazio extracellulare, dovuto all'aumentata permeabilità dei capillari; ogni lesione focale che altera la barriera ematoencefalica può causare tale edema: traumi, tumori, emorragie;
- *citotossico*: aumento del volume intracellulare, provocato da danno ischemico o ipossico, risulta dall'inadeguata funzione della pompa Na^{++}-K^{+}-ATP, con accumulo di sodio intracellulare e conseguente entrata di liquido extracellulare. Ora è chiamato edema cellulare, per indicare il rigonfiamento cellulare piuttosto che un fattore tossico nella sua patogenesi.

A queste due classiche forme si aggiungono:
- *edema interstiziale*: aumento dello spazio extracellulare, causato da ostruzione del drenaggio del CSF per compressione dell'acquedotto del Silvio ostruzione delle cisterne o delle granulazioni aracnoidee;
- *edema osmotico*: aumento del contenuto di acqua del parenchima cerebrale quando il plasma è ipoosmolare rispetto al tessuto cerebrale (intossicazione di acqua in pazienti psichiatrici, inappropriata secrezione di ADH).

Alla patogenesi dell'edema vasogenico contribuisce il flusso attraverso la membrana dei capillari, causato dalla differente pressione idrostatica tra i capillari stessi e il parenchima cerebrale. La membrana dei capillari è moderatamente permeabile all'acqua e ai piccoli soluti, il flusso transcapillare di proteine verso il parenchima cerebrale normalmente quindi è limitato. Il filtrato che attraversa la parete dei capillari ha una osmolalità minore del plasma e la pressione idrostatica transcapillare è controbilanciata da una contropressione osmotica. Anche in condizioni non fisiologiche, gradienti di pressione idrostatica significativi provocano solo un flusso limitato attraverso la barriera ematoencefalica, fintanto che l'endotelio dei capillari è intatto. Al contrario una barriera alterata facilita il passaggio di elettroliti e proteine, pertanto la contro-pressione osmotica scompare e la pressione idrostatica diventa una forza dominante che causa il passaggio di fluidi dal sangue al parenchima cerebrale.

Il fluido dell'edema può accumularsi attorno a un tumore cerebrale aggressivo in quantità di 14-78 ml/die. L'edema è assorbito dal flusso transependimale nei ventricoli, dalla fagocitosi delle proteine da parte degli astrociti e della microglia, con riduzione del gradiente osmotico nello spazio extracellulare e dal microcircolo.

2.5.1 Misure generali

a) Posizione

È necessario mantenere il capo del paziente in posizione neutra e ad almeno 30° sopra il livello del cuore, una elevazione del capo oltre 45° deve essere evitata poiché può aumentare la ICP a causa della riduzione della CPP. Angolazioni acute del capo devono essere ugualmente evitate poiché possono causare compressione delle vene giugulari, aumento della pressione venosa a monte e quindi aumento della ICP.

b) Somministrazione di liquidi

La pratica tradizionale di restringere l'apporto totale di liquidi (terapia deidratante) con l'obiettivo di ridurre il volume del liquido extracellulare è stata abbandonata, infatti l'ipovolemia può causare una CPP inadeguata e di conseguenza aumentare la pressione intracranica.

Si consiglia l'uso di soluzioni isotoniche (fisiologica al 0,9%, o Ringer lattato) alla velocità 80-100 cc/h (evitare soluzioni ipotoniche).

c) Prevenzione delle crisi convulsive

L'utilità è discutibile, d'altra parte le crisi epilettiche possono causare un notevole aumento del CBF, CBV e ICP anche in pazienti sedati o paralizzati, a causa dell'aumentata richiesta metabolica, dell'edema citotossico provocati da inadeguato apporto energetico e dell'aumentata permeabilità della barriera emato-encefalica causata dall'eccessiva scarica dei neuroni a dall'acidosi lattica che ne deriva.

Il farmaco preferito è il valproato di sodio, 15 mg/kg e.v. in 6 minuti, seguiti da 1 mg/kg/ora.

d) Controllo della temperatura

La febbre aumenta la pressione intracranica elevando il metabolismo cerebrale e il CBF ed è stato dimostrato peggiora il danno ischemico-ipossico negli esperimenti con animali.

Studi recenti hanno dimostrato che l'indometacina è l'antipiretico ideale in pazienti con aumentata ICP. Questo farmaco infatti diminuisce il CBF e la ICP in modelli animali e in pazienti con trauma cranico. Il meccanismo non è noto, ma probabilmente coinvolge la vasocostrizione e l'inibizione della sintesi di prostaglandine.

2.5.2 Misure specifiche

a) Iperventilazione

L'iperventilazione abbassa la CO_2 e causa vasocostrizione cerebrale, diminuendo in questo modo il volume ematico intracranico [21], si attua la ventilazione assistita, mantenendo la $paCO_2$ ad un livello di 20-25 torr.

L'iperventilazione deve essere sospesa lentamente in 4-6 ore poiché la rapida interruzione può causare vasodilatazione e un aumento riflesso della ICP.

Controversie esistono sugli effetti di questa metodica, poiché è stato dimostrato un aumento del volume del tessuto gravemente ipoperfuso, nonostante vi sia un miglioramento nella pressione di perfusione cerebrale e della pressione intracranica [22, 23].

b) Sedazione

Nel paziente con ridotta *compliance* intracranica l'agitazione può aumentare la ICP aumentando la pressione intratoracica e la pressione giugulare. Prima di istituire altre misure il paziente con aumentata ICP deve essere sedato al punto di essere quieto e immobile. Una combinazione di agenti sedativi-ipnotici e analgesici è usualmente effettiva ad esempio:

- sedativi analgesici
  - morfina solfato 2-5mg e.v. ogni 1-4 ore
- sedativi ipnotici
  - propofol 1-10 mg/kg/h
  - midazolam 0,1 mg/kg/h

c) Ottimizzazione della pressione di perfusione cerebrale

Mantenere la pressione arteriosa adeguata, eventualmente usando farmaci vasopressori:

- dopamina, alfa1 e beta1 agonista (a dosi elevate) 5-30 microg/kg/min;
- noradrenalina, alfa1 e beta1 agonista 0,03-0,6 microg/kg/min.

Una pressione arteriosa particolarmente elevata va cautamente controllata con un agente di durata di azione ultrabreve:

- labetalolo, alfa1 e beta1 bloccante, 2-3 mg/min;
- nicardipina, antagonista dei canali del calcio, 5-15 mg/h.

d) Terapia osmotica

Fin dai primi esperimenti compiuti nei gatti da Weed e McKibben nel 1919 e da Haden in umani [24, 25], le soluzioni ipertoniche sono state impiegate per ridurre rapidamente l'ipertensione endocranica, "prosciugare" l'edema e migliorare lo stato clinico del paziente [26].

Le soluzioni iperosmolari usate negli anni sono il solfato di magnesio, l'urea, il glicerolo, il sorbitolo, il mannitolo, le soluzioni ipertoniche di NaCl.

L'utilizzo del primo e della seconda è ormai desueto.

Glicerolo

Introdotto nel 1961 da ricercatori italiani, è efficace nel controllo dell'ipertensione endocranica indotta da edema vasogenico, assicura una discreta stabilità dei valori di pressione intracranica e possiede un modesto effetto rebound [27].

Questo farmaco tuttavia somministrato per via parenterale (soluzione al 10%), provoca meta-emoglobinemia, motivo per cui è poco usato, anche se alcuni autori hanno osservato che il fenomeno non si verifica se alla soluzione viene aggiunto ascorbato di sodio. Il glicerolo per via orale invece, anche a concentrazione del 50%, non causa emolisi. Sono riportate invece alterazioni del metabolismo glucidico.

Il glicerolo è eliminato per via epatica (80-90%) e renale.

Sorbitolo [28]

Il sorbitolo può essere somministrato per via endovenosa alla concentrazione del 40% così che un grande aumento della osmolalità plasmatica può essere ottenuto con un piccolo volume della soluzione. Infuso e.v. in 20 min 125 ml di una soluzione al 40% causa una concentrazione serica di 15-32 mosmol/kg, osmoticamente attiva. L'effetto dura circa 1-2 ore.

Nel soggetto normale, l'85% del sorbitolo è eliminato dal fegato.

Il glicerolo e sorbitolo possono essere metabolizzati dall'encefalo, somministrazioni ripetute quindi non ne causano accumulo e neppure effetto rebound significativo.

Mannitolo [29]

Introdotto nel 1962 [30], è il più usato.

Tale farmaco crea un gradiente osmolare tra il sangue e il parenchima cerebrale e quindi provoca l'estrazione di acqua dal compartimento cerebrale a quello intravascolare, inoltre determina:

i) aumento della deformabilità dei globuli rossi, aumento del volume intravascolare e conseguente aumento della pressione sistemica (quindi aumento della CPP), emodiluizione con decremento della viscosità ematica e miglioramento dell'emo-reologia e della gittata cardiaca. Vi è pertanto un miglioramento del rilascio di ossigeno e, attraverso uno *shift* dal compartimento periferico a quello centrale, aumento della pressione arteriosa sistemica e della CPP. Il mannitolo penetra più facilmente, quindi possiede un effetto osmotico è più significativo, dove la barriera ematoencefalica è danneggiata, d'altro canto il movimento di fluidi dal sangue al parenchima cerebrale può essere facilitato dove la barriera è compromessa; quali di questi meccanismi opposti prevale pare questione di tempo. Infatti in modelli sperimentali di edema cerebrale indotto dall'ipotermia, il mannitolo è stato somministrato sia 1,5 sia 3-4 ore dopo la lesione: l'infusione precoce causa disidratazione, quella tardiva edema nell'emisfero lesionato;
ii) diuresi: tutti gli agenti osmotici sono diuretici, quindi provocano una riduzione del volume circolante e della pressione venosa centrale, il cui aumento può invece ridurre il deflusso dai seni venosi intracranici alla vena giugulare interna e alla vena cava superiore. In posizione supina, una riduzione della pressione venosa centrale causa quindi riduzione della pressione intracranica. Una eccessiva riduzione del volume ematico circolante può tuttavia causare un calo della pressione arteriosa sistemica e iperviscosità, vanificando i benefici effetti dell'osmoterapia. Sarebbe necessario quindi monitorare l'osmolalità serica e la terapia deve essere interrotta se questa è pari o superiore a 320 mosmol/kg, per evitare il danno renale e gli effetti negativi sull'encefalo;
iii) in esperimenti con conigli, il mannitolo somministrato alla dose di 2 gr/kg, seguito da una dose di 0,009 gr/kg/min, diminuisce la produzione di liquido cefalorachidiano del 50%, effetto questo che può contribuire alla riduzione della pressione intracranica.

Per via orale solo un minima parte di mannitolo è assorbito. Dopo un infusione e.v. di 37,5 grammi in 15 min o 0,5-1 gr/Kg in 15-30 min è presente nel sangue una concentrazione superiore a 5 mmol/l, efficace ai fini osmotici, che persiste approssimatamente 4-6 ore.

Il mannitolo non è metabolizzato ed è eliminato esclusivamente per via renale, in presenza di una moderata riduzione della velocità di filtrazione glomerulare esso tende ad accumularsi nel compartimento centrale. Solitamente con il mannitolo viene eliminata più acqua che sodio, pertanto vi può essere ipovolemia e ipernatremia.

Il mannitolo non interferisce con il metabolismo dei carboidrati.

Modi di somministrazione
Si usa la soluzione di mannitolo al 18 o 20%. La dose iniziale consigliata, sia nell' adulto sia nel bambino è da 0,25 a 1 gr/kg e.v., infusi in 15-20 minuti; dopo si prosegue con 0,25 gr/kg, ogni 4 o 6 ore, secondo la gravità del quadro clinico.

Tale regime assicura, secondo la nostra esperienza, un buon controllo dell'ipertensione endocranica.

Dosi maggiori, 1,2-1,4 gr/kg, si sono dimostrate utili in caso di ematomi subdurali acuti o emorragie intraparenchimali, in fase preoperatoria [31, 32].

La somministrazione di furosemide, dopo 15 min dall'infusione ne aumenta e prolunga l'effetto.

Controindicazioni all'uso del mannitolo sono le gravi malattie renali; scompenso cardiaco congestizio, poiché causa un'espansione del volume extracellulare; disidratazione importante; emorragia cerebrale, a meno che l'ipertensione endocranica sia gravissima con erniazione cerebrale, compressione del tronco encefalico, effetto massa significativo e il paziente stia per essere sottoposto ad intervento di decompressione.

Il trattamento con mannitolo non dovrebbe essere prolungato per più di tre o quattro giorni, valutando costantemente il bilancio idrico per evitare la disidratazione e l'ipotensione secondaria. Dopo tale periodo si consiglia una riduzione graduale, dimezzando le dosi giorno dopo giorno.

Effetto rebound
L'effetto *rebound* è parziale conseguenza dell'entrata di agenti osmotici nel compartimento intracranico, con inversione del gradiente osmotico tra sangue, fluido extracellulare e fluido interstiziale del cervello.

Vengono identificati quattro fattori responsabili: 1) sviluppo di sostanze osmoticamente attive (osmoli idiogenici) che compaiono nel parenchima cerebrale come risposta di adattamento all'aumento dell'osmolalità plasmatica; 2) attraversamento di soluti dal plasma all'encefalo; 3) equilibrio osmolare tra parenchima cerebrale e plasma che causa il passaggio di acqua nel liquido cefalorachidiano; 4) alterazione della barriera ematoencefalica che permette un facile passaggio di agenti iperosmolari.

Alcuni studi hanno dimostrato che l'espansione del volume ematico con aumento della pressione sistemica e del flusso ematico cerebrale può aumentare la pressione endocranica se il meccanismo di autoregolazione non è intatto; questo tuttavia, secondo altri, non si verificherebbe in pazienti con ipertensione endocranica secondaria a processi espansivi.

Il mannitolo è rapidamente escluso dal liquido cefalo rachidiano e dall'encefalo, caratteristica che riduce l'effetto *rebound*, a meno che non venga superata la capacità renale di eliminazione. Alcuni autori sostengono che lo sviluppo di disidratazione e di emoconcentrazione sono responsabili in parte dell'effetto *rebound* e che il mantenimento di una normovolemia può prevenire questo fenomeno.

Il mannitolo è quindi un farmaco fondamentale e al tempo stesso necessita di particolari cautele nell'uso. La decisione di trattare un paziente con soluzioni ipertoniche deve pertanto basarsi sull'effettiva presenza di ipertensione endocranica: un quadro clinico suggestivo o, se possibile, la misurazione diretta della pressione intracranica. La presenza radiologica di "edema", in pazienti peraltro asintomatici, non ne giustifica l'uso.

Soluzioni ipertoniche di NaCl
Soluzione saline ipertoniche sono state negli ultimi anni di un rinnovato interesse, nell'ipertensione intracranica refrattaria agli usuali trattamenti. La dose consigliata è di 30 cc di una soluzione salina al 23,4%, somministrata in 15-20 min.

Il rischio principale di tale trattamento è quello della sindrome da demielinizzazione osmotica (mielinolisi centrale del ponte), mentre il rischio di effetto *rebound* è probabilmente pari agli altri farmaci [33].

e) Steroidi [34]

Dalla osservazione casuale dei primi anni sessanta da parte di Galicich e French dell'effetto anti-edema peritumorale del desametazone [35], i corticosteroidi hanno trovato largo impiego in neuro-oncologia.

A differenza del mannitolo, il desametasone non riduce il contenuto di acqua del tessuto cerebrale edematoso, l'effetto sull'ipertensione endocranica non si manifesta prima di 48-72 ore, anche se è osservazione comune un miglioramento clinico già entro le prime 24 ore. Il meccanismo di azione si può sintetizzare nella capacità di questo farmaco di ridurre la fuoriuscita dal letto circolatorio dei componenti ematici in sede di danno di barriera.

Dosi e modi di somministrazione
Le dosi e i modi di somministrazione dei corticosteroidi non sono standartizzati, e vale pertanto la pena considerare brevemente la relativa potenza dei differenti farmaci e la loro farmacocinetica (Tabella 3) [36].

È stato dimostrato che, causa il suo minor legame con le proteine, il desametasone si ritrova in maggior concentrazione nell'encefalo e nel liquido cefalo-rachidiano, rispetto al prednisone [37] quindi si consiglia di usare questo specifico steroide.

La dose per il trattamento dell'ipertensione endocranica nei pazienti con tumori del sistema nervoso primitivi o metastatici dipende dal quadro clinico: fino a 96 mg e.v., in pazienti gravi e con segni clinici di erniazione cerebrale. In queste situa-

Tabella 3. Confronto di differenti farmaci corticosteroidi (modificata da [36])

	Equipotenza anti-infiammatoria	Attività sodio-ritentitrice	Emivita biologica	Emivita plasmatica
Idrocortisone	1	1	8-12 h	1,5 h
Prednisone	4	0,8	12-36 h	1 h
Metilprednisolone	5	0,5	12-36 h	1,5-3 h
Desametasone	20-30	0	36-54 h	2-5 h
Betametasone	20-30	0	36-54 h	2-5 h

Tabella 4. Effetti collaterali dei corticosteroidi

Infezioni

Soprattutto in concomitanza di chemioterapia: ricomparsa di un processo specifico, candidosi mucocutanea, infezioni da *Pneumocystis carinii*; in alcuni centri i pazienti oncologici che assumono steroidi vengono trattati con profilassi con associazione trimetoprim sulfametossazolo per 2 giorni alla settimana.

Alterazioni metaboliche

Iperglicemia, squilibri elettrolitici, ritenzione liquidi, iperlipidemia.

Distrofie cutanee

Ritardo di cicatrizzazione, porpora, atrofia del derma, acne.

Miopatia [38]

Interessa prevalentemente i muscoli del cingolo pelvico. Sono coinvolti anche i muscoli flessori del capo e quelli del cingolo scapolare. Gli enzimi muscolari e l'EMG sono normali, al contrario la creatinuria è elevata. Si può manifestare dopo solo due settimane di trattamento con desametasone, il paziente tipicamente riferisce difficoltà nel salire e nel scendere le scale. La sostituzione del desametasone con steroidi non fluorinati (metilprednisolone, prednisone) è suggerita da alcuni autori sulla base di dati sperimentali e di qualche esperienza non controllata.

Metabolismo osseo

- Osteoporosi [39]: si ha una riduzione dell'assorbimento intestinale di calcio (per azione diretta sull'enterocita), e del riassorbimento tubulare renale con ipercalciuria, ciò produce ipocalcemia, stimola le paratiroidi e aumenta il riassorbimento osseo. È stata dimostrata l'efficacia dei bifosfonati nella prevenzione. Poiché anche il fenobarbital causa osteopatia si consiglia, nel caso sia necessario instaurare una terapia anticonvulsiva, l'uso di altri farmaci antiepilettici.
- Necrosi asettiche epifisarie, due ipotesi: la possibilità di embolie grassose provocate dall'alterato metabolismo lipidico; ischemie osteomidollari. Si sono osservati casi anche dopo poche settimane di terapia, con dosi complessive di solo 220 mg di desametasone [40].

Disturbi gastrointestinali

Ulcera peptica
In pazienti con malattie sistemiche, contrariamente a quanto comunemente ritenuto, non vi sono argomenti significativi atti a provare che l'uso di corticosteroidi causi effetti dannosi sull'apparato gastroenterico, quali ulcere gastriche e duodenali.
Vi è invece un rischi aggiuntivo in popolazioni selezionate come evidenziato da studi recenti. I fattori associati a maggior rischio di ulcerazioni peptiche sono la dose totale elevata, una pregressa malattia peptica, la presenza di grave malattia neoplastica sistemica e il concomitante uso do FANS [41]. Le lesioni cerebrali inoltre hanno di per sé un rischio maggiore, sono note infatti da tempo le emorragie gastriche in pazienti con patologia intracranica (ulcera di Cushing) [42]. Vi è infine una maggior frequenza di perforazioni del tratto gastroenterico nei pazienti con malattie neurologiche, e la sintomatologia può essere attenuata dall'uso di steroidi, analgesici, e dalla debilitazione generale. Si consigliano quindi frequenti valutazioni cliniche, considerando che la malattia diverticolare e la stipsi sono fattori di rischio.

Singhiozzo [43]
Un singhiozzo duraturo e fastidioso in pazienti trattati con desametasone o alte dosi di metilprednisolone, è stato più volte segnalato. Si può sostituire lo steroide o trattare con lioresal. La fisiopatologia non è nota, anche se è stata suggerita l'ipotesi che lo steroide possa agire come un neurotrasmettitore a livello del tronco encefalico.

cont. →

→ **Tabella 4.**

Disturbi psichiatrici [44-46]

Euforia acuta, molto comune a dosi medio alte, ha connotati anche positivi, si manifesta con logorrea, scomparsa del senso di faticabilità, sensazione di maggior rendimento intellettuale e insonnia moderata, ben tollerata.
Ansia, è una accentuazione dell'euforia e può complicarsi con possibili stati confusionali.
Psicosi steroidea: le manifestazioni sono polimorfe con diversi quadri clinici che possono susseguirsi nello stesso paziente. Si hanno quadri maniacali, depressivi o di psicosi delirante acuta. La maggior parte dei pazienti che sviluppa sintomi psichici lo fa entro le due settimane dall'inizio della terapia e a dosi superiori a 40 mg/prednisone. Il trattamento delle manifestazioni psichiche si basa, in acuto, sull'uso di aloperidolo o clorpromazina; si dovrebbe inoltre ridurre la dose di steroide; i disturbi solitamente regrediscono in un lasso di tempo compreso tra i due e i 60 giorni, mediamente tre settimane.

Anafilassi

Sono rare ma ben documentate [47].

Disturbi oculari

Glaucoma [48]
Cataratta [49]

Irritazione perineale [50]

Durante la somministrazione di una dose elevata per via venoso prurito o bruciore improvviso in regione perineale.

Disturbi endocrini

Soprattutto ipocortico-surrenalismo che si osserva già dopo i primi dieci giorni di terapia. Si consigliano i seguenti accorgimenti [51]:

- somministrare al mattino, in coincidenza con lo zenith della secrezione fisiologica endogena, la somministrazione serale infatti favorisce l'inibizione della secrezione di ACTH;
- meglio la monosomministrazione, quando possibile a giorni alterni;
- teoricamente prima di interrompere la terapia andrebbe valutata la funzione surrenalica (misura del cortisolo al mattino, valutazione della risposta surrenalica all'ACTH); comunque la sospensione deve essere graduale e soprattutto molto lenta dopo che si è raggiunto l'equivalente della dose fisiologica giornaliera sostitutiva che è pari a 100 mg di idrocortisone al dì.

È necessario ricordare che i pazienti in terapia cronica con steroidi non sono in grado di affrontare stress medici e chirurgici, mancando la risposta surrenalica. Si consiglia quindi la somministrazione di idrocortisone a dose adeguate in tali frangenti.

Sindrome da sospensione [52]

Questa sindrome viene anche definita da "astinenza" e si caratterizza per sintomi diversi:
- pseudoreumatismo, con dolori articolari diffusi
- cefalea
- letargia
- nausea vomito
- febbre
- ipotensione posturale
- papilledema.

Lipomatosi epidurale

In rari casi ha provocato compressione midollare [53].

Pseudotumor cerebri

Cefalea, papilledema, con lievi segni neurologici focali, che possono anche essere assenti, normale composizione del liquido cefalorachidiano in pazienti con ventricoli cerebrali normali o piccoli. Descritto in pazienti con malattia di Addison e con sindrome da sospensione da steroidi, è stata riportato anche come conseguenza di uso cronico di questi farmaci [54,55].

zioni si consiglia di somministrare tale dose subito, diluita in soluzione fisiologica, quindi di proseguire con la stessa dose suddivisa in quattro somministrazioni giornaliere. Ottenuta la stabilizzazione clinica la si riduce gradualmente, e due somministrazioni/die sono adeguate.

Nel bambino la dose consigliata inizialmente è di 1 mg/kg per il desametasone, proseguendo con dosi di 0,1-0,25 mg/kg/die in due-tre somministrazioni. In caso particolari sono state usate dosi più elevate, senza rilevanti effetti collaterali (Tabella 4).

f) Pentobarbital

Alte dosi di questo barbiturico, pari a quelle usate nell' anestesia generale, possono efficacemente abbassare la pressione intracranica nei pazienti resistenti alle terapie sovraelencate. L'effetto dipende probabilmente dalla intensa riduzione del metabolismo cerebrale che provoca riduzione del CBF e CBV. Il pentobarbital spesso causa ipotensione e richiede l'uso di farmaci vasopressori per mantenere la CPP sopra 70 mmHg. Il monitoraggio dell'EEG è utile per evitare l'eccessiva sedazione poiché è stato osservato che non vi è ulteriore decremento della ICP una volta che si è ottenuto un *"burst suppression pattern"*.

Si somministra un carico di 10-20 mg/kg, quindi dosi di 5 mg/kg ripetute fino a ottenere un coma flaccido, con conservazione dei riflessi pupillari. La dose di mantenimento è usualmente di 1-4 mg/kg/h. La terapia viene proseguita per 24-48 ore, quindi può essere interrotta anche rapidamente, infatti il pentobarbital è altamente lipofilo e ha una lunga emivita (90 ore), circostanze che causano una graduale riduzione dei livelli ematici in alcuni giorni.

BIBLIOGRAFIA

1. Hill LE (1896) The physiology and pathology of the cerebral circulation. An experimental Research. G & A Churchill, London
2. Spencer W, Horsley V (1891) On the changes produced in the circulation and respiration by increase of the intra-cranial pressure or tension. Series B, vol 182. Philosophical Transaction of the Royal Society, London
3. Duret H (1905) Les tumeurs de l'encephale. Manifestation et chirurgie. Felix Alcan, Paris
4. Cushing H (1901) Concerning a definite regulatory mechanism of the vaso-motor centre which controls blood pressure during cerebral compression. The Mutter lecture for 1901. John Hopkins Hospital Bulletin 126:290-292
5. Cushing H (1902) Some experimental and clinical observations concerning state of increased intracranial pressure. Am J Med Sci 124:375-400
6. Cushing H (1903) The blood-pressure reaction of acute cerebral compression, illustrated by cases of intracranial hemorrhage. A sequel of the Mutter lecture for 1901. Am J Med Sci 125:1017-1044
7. Burrows G (1846) On disorders of the cerebral circulation and on the connection between affections of the brain and disease of the heart. Longman, Brown, Green and Longmans, London
8. McHenry LC (1969) Garrison's History of Neurology. Charles C Thomas Publisher, Springfield
9. Jacks AS, Miller NR (2003) Spontaneous retinal venous pulsation: aetiology and significance. J Neur Neurosurg Psychiat 74:7-9
10. Lundberg N (1960) Continuous recording and control of ventricular fluid pressure in neurosurgical practice. Acta Psychiatr Neurol Scand Suppl 36:1-193
11. Rosner MJ, Becker DP (1984) Origin and evolution of plateau waves. Experimental observations and a theoretical model. J Neurosurg 60:312-324
12. Ingwar DH, Lundberg N (1961) Paroxismal symptoms in intracranial hypertension, studies with ventricular fluid pressure recording and electroencefalography. Brain 84:446-459
13. Ploner CJ, Kupsch A (2002) Ocular flutter in a patient with intracranial hypertension following cerebral venous thrombosis. Neurology 59:959
14. Marie P (1899) Sur la compression du cervelet par les foyers d'hémorragie cérébrale. Séance et mémoire de la Société de Biologie 1er juillet :572
15. Meyer A (1920) Herniation of the brain. Arch Neurol Psychiatry 4:387-400
16. Kernohan JW, Woltman HW (1929) Incisura of the crus due to controlateral brain tumor. Arch Neurol Psychiatry 21:274-287
17. Vincent C, David M, Thiébaut F (1936) Le cône de pression temporal dans les tumeurs des hémisphères cérébraux. Sa symptomatologie; sa gravité; les traitements qu'il convient de lui opposer. Rev Neurol 65:536-545
18. van Gehuchten P (1937) Le mécanisme de la mort dans certains cas de tumeur cérébrale. Encephale 32:113-127
19. Plum F, Posner JB (1980) The diagnosis of stupor and coma. FA Davis Company, Philadelfia
20. Klatzo I (1967) Neuropathological aspects of brain edema. J Neuropathol Exp Neurol 26:1-14
21. Lundberg N, Kjallquist A, Bien C (1959) Reduction of increased intracranial pressure by hyperventilation. Acta Psychiatr Neurol Scand Suppl 34:1-64
22. Coles JP, Minhas PS, Fryer TD et al (2002) Effect of hyperventilation on cerebral blood flow in traumatic head injury: Clinical relevance and monitoring correlates. Crit Care Med 30:1950-1959
23. Diringer M (2002) Hyperventilation i head injury: what we have learned in 43 years?. Crit Care Med 30:2142-2143
24. Lyons MK, Meyer FB (1990) Cerebrospinal fluid

physiology and the management of increased intracranial pressure. Mayo Clin Proc 65:684-707
25. Nau R (2000) Osmotherapy for elevated intracranial pressure. A critical reappraisal. Clin Pharmacokinet 38:23-40
26. Howe HS (1925) Reduction of normal cerebrospinal fluid pressure by intravenous administration of hypertonic solutions. Arch Neurol Psychiat 14:315-326
27. Rottenberg DA, BJ Hurwitz, Posner JB (1977) The effect of oral glycerol on intraventricular pressure in man. Neurology 27:600-608
28. Nau R (2000) Osmotherapy for elevated intracranial pressure. A critical reappraisal. Clin Pharmacokinet 38:23-40
29. Lyons MK, Meyer FB (1990) Cerebrospinal fluid physiology and the management of increased intracranial pressure. Mayo Clin Proc 65:684-707
30. Shenkin HA, Goluboff B, Haft H (1962) The use of mannitol for the reduction of intracranial pressure in intracranial surgery. J Neurosurg 19:897-901
31. Cruz J, Minoja G, Okuchi K (2001) Improving clinical outcomes from acute subdural hematomas with the emergency preoperative administration of high doses of mannitol: a randomized trial. Neurosurgery 49:864-871
32. Cruz J, Minoja G, Okuchi K (2002) Major clinical and physiological benefits of early high doses of mannitol for intraparenchymal temporal lobe hemorrhages with abnormal pupillary widening: a randomized trial. Neurosurgery 51:628-638
33. Bhardwaj A, Ulatowski JA (2004) Hypertonic saline solutions in brain injury. Curr Opin Crit Care 10:126-131
34. Koehler PJ (1995) Use of corticosteroids in neurooncology. Anticancer Drugs 6:19-33
35. Galicich JH, French LA (1961) Use of dexamethasone in the treatment of cerebral edema resulting from brain tumors and brain surgery. Am Pract Dig Treat 12:169-174
36. Schimmer BP, Parker KL (2001) Adrenocortitropic hormone: adrenocortical steroids and their synthetic analogs; inhibitors of the synthesis and actions of adrenocortical hormones. In: Hardman JG, Limbird LE (eds) The pharmacological basis of therapeutics. McGraw-Hill, New York
37. Balis FM, Lester CM, Chrousos GP et al (1987) Differences in cerebrospinal fluid penetration of corticosteroids: possible relationship to the prevention of meningeal leukaemia. J Clin Oncol 5:202-207
38. Batchelor TT, Taylor LP, Thaler HT et al (1997) Steroid myopathy in cancer patients. Neurology 48:1234-1238
39. Lloyd ME, Spector TD, Howard R (2000) Osteoporosis in neurological disorders. J Neurol Neurosurg Psychiatry 68:543-547
40. Mccluskey J, Gutteridge DH (1982) Avascular necrosis of bone after high doses of dexamethasone during surgery. Br Med J 284:333-334
41. Ellershaw JE (1994) Corticosteroids and peptic ulceration. Palliat Med 8:313-319
42. Cushing H (1932) Peptic ulcers and the interbrain. Surg Gynecol Obstet 55:1-35
43. LeWitt PA, Barton NW, Posner JB (1982) Hiccup with dexamethasone therapy. Ann Neurol 12:405-406
44. Vanelle J-M, Aubin F, Michel F (1990) Les complications psychiatriques de la corticothérapie. Rev Prat 40:556-558
45. Sirois F (2003) Steroid psychosis: a review. Gen Hosp Psychiatry 25:27-33
46. Sacks O, Shulman M (2005) Steroid dementia: An overlooked diagnosis? Neurology 64:707-709
47. Freedmann MD, Schocket AL, Chapel N, Gerber JG (1981) Anaphylaxis after intravenous methylprednisolone administration. JAMA 245:607-608
48. Garbe E, LeLorier J, Boivin J-F, Suissa S (1997) Risk of ocular hypertension or open-angle glaucoma in elderly patients on oral glucocorticoids. Lancet 350:979-982
49. Cumming RG, Mitchell P, Leeder SR (1997) Use of inhaled corticosteroids and the risk of cataracts. N Engl J Med 337:8-14
50. Baharav E, Harpaz D, Mittelman M, Lewinski UH (1986) Dexamethasone-induced perineal irritation. N Engl J Med 314:515-516
51. Helfer EL, Rose LI (1989) Corticosteroids and adrenal suppression. Characterising and avoiding the problem. Drugs 38:838-845
52. Dixon RB, Christy NP (1980) On the various forms of corticosteroid withdrawal syndrome. Am J Med 68:224-230
53. Jalladeau E, Carpentier AF, Napolitano M, Delattre J-Y (2000) Lipomatosi épidurale cortico-induite. Rev Neurol 156:517-519
54. Walker AE, Adamkiewicz JJ (1964) Pseudotumor cerebri associated with prolonged corticosteroid therapy. JAMA 188:779-784
55. Victor M, Ropper AH (2001) Adams and Victor's Principles of Neurology, 7th edn, McGraw-Hill, New York

PARTE 2

Complicazioni legate direttamente al cancro

Capitolo 3

Metastasi cerebrali

Maurizio Riva

3.1 FREQUENZA E ASPETTI ANATOMOPATOLOGICI

Nei pazienti affetti da neoplasia sistemica solida, le localizzazioni metastastiche sono la seconda causa di disfunzione cerebrale dopo l'encefalopatia metabolica. Le casistiche pubblicate sulle metastasi cerebrali (BM) mostrano notevoli differenze [1]. Gli studi epidemiologici basati sui certificati di morte, sulle cartelle cliniche ospedaliere e sui registri dei tumori, considerati singolarmente o in combinazione, sottostimano l'incidenza delle metastasi intracraniche spesso anche sintomatiche, mentre gli studi autoptici indicano che le BM sono complicanze assai frequenti [2-4]. Circa il 20-40% dei pazienti deceduti per neoplasia presenta metastasi intracraniche, nel 15-20% è coinvolto il parenchima cerebrale che rappresenta l'unica localizzazione metastatica intracranica nel 10% dei casi.

I risultati dei vari studi consentono di indicare un dato complessivo di incidenza pari al 24% di cui un 25-33% di metastasi cerebrali non-sintomatiche [5-12].

L'istologia del tumore primitivo determina frequenza e modalità di disseminazione intracranica. Nell'età adulta le più comuni fonti di metastasi cerebrali sono il polmone, la mammella, la cute (melanoma maligno), il tratto gastroenterico e l'apparato genito-urinario, nei giovani originano più frequentemente da sarcomi e tumori delle cellule germinali. In casistiche autoptiche selezionate sono descritte un'incidenza sino al 54% nel tumore polmonare non a piccole cellule (non-SCLC) ed al 68% nel melanoma.

Le metastasi intracraniche sono più frequenti a livello encefalico e della dura. L'ottanta percento delle BM sono localizzate nelle zone arteriose di confine degli emisferi cerebrali, il 3% nei gangli della base ed il 15% nel cervelletto [7, 13].

Negli emisferi cerebrali le metastasi si localizzano tipicamente in prossimità della giunzione tra la corteccia e la sostanza bianca. I lobi frontali e temporali, le aree di confine fronto-temporo-parietale e temporo-parieto-occipitale sono le zone più frequentemente affette.

I tumori sottodiaframmatici primitivi del tratto gastroenterico e pelvici (prostata o utero) frequentemente metastatizzano in fossa cranica posteriore [13].

3.2 DIAGNOSI CLINICA E PROGNOSI

Generalmente diagnosticate in pazienti già affetti da malattia neoplastica maligna, le BM sono la prima evidenza di proliferazione metastatica - presentazione "*metacrona*" - in circa 2/3 dei pazienti. Meno frequentemente costituiscono la prima manifestazione di malattia neoplastica al momento della diagnosi del tumore primitivo - esordio "*sincrono*" - o prima di qualsiasi altra evidenza del tumore primitivo - presentazione "*precoce*" - come accade in circa il 10-30% dei casi [2-8]. La mediana di intervallo temporale dalla diagnosi del tumore all'esordio dei disturbi neurologici è di 12 mesi, variando da 3 mesi per l'adenocarcinoma polmonare a 53 mesi per il carcinoma della mammella [14-16]. Ancora oggi, malgrado l'esecuzione di un esteso *work-up*, nel 10% circa di BM precoce non si identifica il tumore primitivo [17-19]. Le metastasi cerebrali sono singole nel 40-50% dei casi, multiple nei rimanenti. La manifestazione dei sintomi neurologici è acuta (crisi comiziale, intensa cefalea o sindrome ictale) in circa il 20-40% dei casi generalmente sostenuta da lesioni emorragiche (principalmente melanoma o carcinoma renale), ma, più frequentemente, l'esordio avviene in modo subacuto. Le BM causano sintomi e segni generali e/o focali che possono evolvere in giorni o settimane e che includono cefalea, *deficit* stenici, disordini cognitivi e alterazione dello stato di vigilanza. La cefalea è il sintomo più frequente (26-53%), in particolare nelle metastasi cerebrali multiple per l'associata ipertensione endocranica; meno frequenti sono i *deficit* motori focali (18-40%) e la confusione mentale (22-34%); più raramente si rilevano atassia, afasia e disturbi della sensibilità. Ad una valutazione clinica più attenta, disturbi della sfera cognitiva sono rilevabili nella maggior parte dei casi e rappresentano quindi il segno più frequente di disseminazione cerebrale.

Le BM sono associate ad una pessima prognosi temporale e funzionale indipendentemente dal trattamento. Pazienti non sottoposti a terapia presentano un tempo di sopravvivenza mediana di poche settimane [20-22], ma i pazienti che non ricevono alcun trattamento per BM sintomatiche sono solitamente quelli che presentano un "*poor performance status*" con malattia sistemica diffusa e attiva o con compromissione generale. La sopravvivenza è significativamente condizionata dalle caratteristiche sia del paziente che della malattia secondo un modello multifattoriale [23]. Nei casi di BM ad esordio precoce [24] la sopravvivenza mediana è pari a 5 mesi per le lesioni singole e di 3 mesi per quelle multiple e, in generale, oltre il 50% dei pazienti con BM, però, decede per cause metastatiche *non-neurologiche*.

3.3 ASPETTI RADIOLOGICI

Sia alla tomografia computerizzata (CT) che alla risonanza magnetica (MR) le metastasi appaiono come lesioni focali multiple (50% dei casi), circondate da edema, con variabile effetto massa. L'edema perilesionale segue i confini della sostanza bianca e si presenta come digitato: è ipodenso alla CT e iperintenso alla MR nelle immagini pesate in T_2 ed ipointenso in T_1. Possono presentarsi come lesioni nodulari oppure, se è presente necrosi intralesionale, apparire come cercinate "ad anello". Metastasi ad elevata densità sono riscontrabili nell'adenocarcinoma mucinoso, originatesi dal colon, e nel melanoma. In quest'ultimo caso possono essere presenti componenti emorragiche mentre le emorragie intralesionali sono particolarmente frequenti nelle metastasi da choriocarcinoma ed appaiono iperdense, in fase acuta. L'elevata densità può essere dovuta anche alla presenza di calcificazioni intralesionali, come nel caso di metastasi da sarcoma osteogenico o da neoplasie del tratto gastroenterico. In molti casi le metastasi corticali sono apprezzabili solo dopo introduzione endovenosa di mezzo di contrasto nelle immagini pesate in T_1. Molte regioni cerebrali, come la fossa cranica posteriore e le aree temporali il cui studio mediante CT è solitamente disturbato da artefatti determinati dal tessuto osseo, sono meglio indagabili mediante MR [25-31]. Inoltre la spettrocopia del protone, una recente metodica di studio "metabolico" in risonanza, consente talora, confrontando il contenuto di lattato, lipidi, aspartato, colina e creatina fra diverse regioni di interesse, di differenziare fra tessuto normale e patologico da edema-tumore-necrosi (eventualmente radio-indotta dopo trattamento). Ma nonostante i progressi tecnologici non è sempre possibile una diagnostica differenziale di certezza con i tumori gliali, i linfomi, le lesioni ascessuali o parassitarie, l'encefalite herpetica e la radionecrosi. La Figura 1 documenta alcuni esempi.

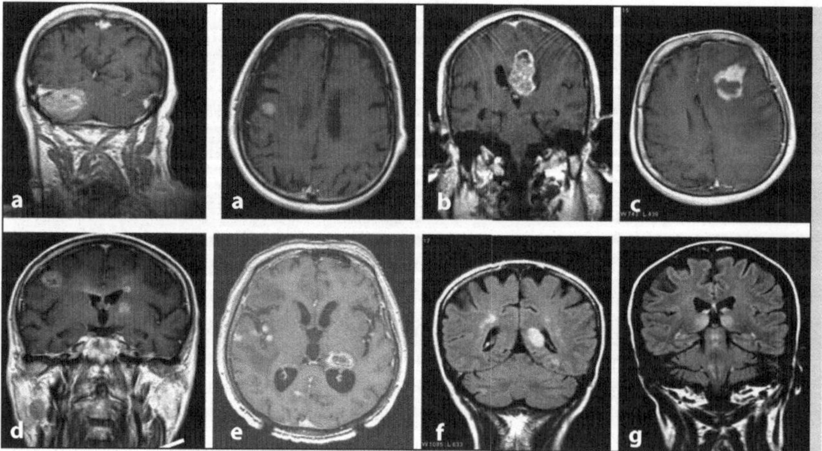

Fig. 1. La difficile diagnostica differenziale delle lesioni cerebrali multiple: metastasi di carcinoma polmonare sopra e sotto-tentoriali **a**; metastasi cerebrali in sepsi da nocardiosi **b**; linfoma non-Hodgkin del CNS **c**; glioma maligno multifocale **d**; vasculite primitiva **e**; granulomatosi di Wegener e anamnesi di Ca mammario **f**; encefalopatia di Wernicke dopo chemioterapia **g**

3.4 CHIRURGIA

Considerando i complessi fattori che regolano la metastizzazione cerebrale nell'ambito della storia naturale delle diverse neoplasie la terapia deve essere mirata al paziente e multimodale [32]. La decisione terapeutica dovrà scegliere tra gli interventi potenzialmente curativi o comunque in grado di controllare la malattia e quindi i sintomi e quelli esclusivamente palliativi tenendo conto di fattori prognostici e della qualità di vita residua che si può offrire al paziente.

Al trattamento chirurgico vengono attribuiti tre obiettivi: confermare la diagnosi, alleviare i sintomi legati all'effetto massa e, infine, aumentare il controllo della malattia intracranica per consentire altri interventi terapeutici. Circa un terzo di tutti i pazienti sottoposti a trattamento chirurgico per questa patologia [33] giungono all'attenzione del neurochirurgo in assenza di anamnesi neoplastica nota. In pazienti con malattia sistemica stabile o scarsamente disseminata la presenza di BM rappresenta il fattore determinante la durata e la qualità della vita residua [34], anche se il termine "malattia sistemica controllata o limitata" non è di semplice definizione e uniformemente accettato.

Due studi randomizzati prospettici [35, 36] sono stati condotti al fine di valutare se il trattamento chirurgico associato alla pan-irradiazione encefalica (WBRT) produce migliori risultati rispetto alla sola WBRT in pazienti affetti da singola BM. Entrambi gli studi hanno dimostrato che nel gruppo chirurgico vi è un significativo prolungamento della sopravvivenza e dell'indipendenza funzionale. Un ulteriore aspetto che deve essere sottolineato è che, pur in presenza di una neoplasia sistemica attiva, al momento dell'atto chirurgico nel 10% dei casi la lesione singola è stata diagnosticata come *non-metastatica* (glioma, ascesso o altro) con conseguente ovvia modificazione della strategia terapeutica [35].

Alcuni recenti lavori hanno messo in evidenza i buoni risultati ottenuti in pazienti affetti da BM multiple "accessibili" e sottoposti ad uno o più interventi chirurgici [37], come anche per la rimozione di una singola lesione "*life-threatening*". Il tempo di sopravvivenza dopo asportazione macroscopica di tutte le metastasi è risultato sovrapponibile a quello del trattamento per metastasi singola.

L'indicazione all'esecuzione di un secondo intervento di chirurgia tradizionale dopo una prima operazione (o dopo radiochirurgia) è un problema che si pone sempre più frequentemente a causa del prolungamento della sopravvivenza ottenuto con le attuali strategie terapeutiche. Possono essere prese in considerazione per il trattamento metastasi ricorrenti sia "*in loco*" sia "a distanza". Solo pazienti con malattia sistemica stabile possono essere sottoposti ad un re-intervento chirurgico: il tempo di sopravvivenza per malattia ricorrente in soggetti a basso rischio (KPS≥70; tempo di recidiva maggiore di 4 mesi; età minore di 40 anni; tumore primitivo non di origine mammaria o melanoma) è sovrapponibile a quello ottenuto dopo il primo atto chirurgico [38, 39].

3.5 RADIOTERAPIA

Il trattamento radioterapico sull'intero encefalo in pazienti affetti da BM consente di incrementare la sopravvivenza mediana da 3 a 6 mesi, migliorando i sintomi neurologici in circa il 50% dei casi. La WBRT ha effetti positivi sull'ipertensione endocranica, sull'epilessia e sui disturbi cognitivi e motori, mentre le vertigini e le alterazioni dello stato di coscienza sono meno sensibili; inoltre permette, dopo il trattamento, di ridurre l'utilizzo di steroidi in circa 2/3 dei pazienti. Il dosaggio convenzionalmente utilizzato per la WBRT è di 30 Gy in 10 frazioni su 2 settimane. Dosi giornaliere superiori a 300-600 cGy correlano con una più elevata incidenza di encefalopatia tardiva, dato che deve essere preso in considerazione quando l'aspettativa di vita è superiore a 6 mesi (40-43). Uno studio multicentrico, randomizzato condotto su gruppi paralleli di pazienti affetti da BM singola ha dimostrato che la resezione chirurgica completa (verificata da studio MR post-operatorio) seguita da WBRT presenta un minore tasso di recidiva ed una minore probabilità di morte per cause neurologiche rispetto al gruppo solo intervento chirurgico [44].

La radioterapia post-chirurgia rispetto alla sola WBRT determina un incremento della sopravvivenza mediana (19 *versus* 9 mesi, $p<0,0005$), un minor numero di recidive locali e un minor numero di morti da causa neurologica nel confronto condotto su due gruppi di 43 pazienti affetti da BM singola di non-SCLC [45].

In genere, i linfomi, i tumori a cellule germinali ed i tumori a piccole cellule sono considerati radiosensibili; i tumori non-SCLC e quelli della mammella possiedono un grado intermedio di radiosensibilità mentre i melanomi ed i tumori del colon-retto, del rene e della tiroide sono considerati radioresistenti.

Tuttavia l'utilità della WBRT dopo l'intervento chirurgico non è univocamente accettata. Studi retrospettivi hanno documentato la riduzione di incidenza di recidiva neurologica senza modificazione del tempo di sopravvivenza globale (46-48), ma a fronte di una tossicità immediata e tardiva. Da qui il razionale per lo studio EORTC 22952 attualmente incorso finalizzato a definire efficacia e tossicità del trattamento radiante convenzionale dopo chirurgia o radiochirurgia per 1-3 BM.

3.6 RADIOTERAPIA STEREOTASSICA

La radiochirurgia stereotassica (SRS) è stata considerata, fin dalla sua introduzione, un'importante alternativa al trattamento chirurgico convenzionale. La dose somministrata è inversamente proporzionale alle dimensioni della lesione (18-20 Gy circa per diametri inferiori a 3 cm) ed il rapido decremento della dose nelle zone vicine al tumore bersaglio riduce il rischio di danno al tessuto nervoso normale. Le metastasi cerebrali, per le caratteristiche fisiche e biologiche (generalmente di piccole dimensioni, sferiche, minimamente invasive e con margini radiologici solitamente ben distinti), possono essere considerate, contrariamente ai tumori cerebrali primitivi, dei "bersagli" ideali per la SRS [49].

Diversi studi clinici hanno documentato che in pazienti affetti da BM - sia singole che multiple - di recente diagnosi il trattamento con SRS determina una rapida riduzione della sintomatologia, una risposta locale del tumore pari all'80-90% ed una sopravvivenza mediana variabile da 7 a 12 mesi. Un recente studio retrospettivo [50] condotto su 458 pazienti affetti da BM singole o multiple, sottoposti a trattamento con *gamma-knife*, ha documentato che il tempo di sopravvivenza mediano è influenzato dal KPS, dallo stato della malattia sistemica, dall'istologia del tumore primitivo (carcinoma alla mammella 17 mesi, melanoma 8 mesi, carcinoma al colon e primitivo non-noto 6 mesi) e dal volume intracranico totale delle lesioni [51], confermando i dati sul tempo di sopravvivenza mediano del precedente studio, ha dimostrato che la risposta locale nelle metastasi singole è fortemente condizionata in modo negativo dall'età (<50 anni) e dall'istologia (carcinoma renale), dalle dimensioni della lesione intracranica, dall'attività extracranica della malattia, dall'intervallo dalla diagnosi del tumore primitivo e dalla localizzazione (linea mediana). In un recente studio di Li [52], condotto su pazienti affetti da BM singola di tumore polmonare trattati con sola-WBRT, sola-SRS o WBRT+SRS, la SRS in associazione alla WBRT ha prodotto risultati migliori per quanto riguarda il controllo locale della lesione, la sopravvivenza e la qualità di vita rispetto alla sola WBRT. Vari lavori hanno analizzati aspetti particolari come le lesioni del tronco o il rapporto costo-beneficio rispetto alla chirurgia tradizionale [53-57]. La SRS inoltre consente di ottenere risultati, in termini di mediana di sopravvivenza, sovrapponibili [58] o anche lievemente superiori [59] nel trattamento di metastasi da tumori radioresistenti, come carcinoma renale e melanoma, rispetto al trattamento convenzionale (chirurgia+WBRT) e rappresenta una efficace alternativa come "*salvage treatment*" in pazienti con BM ricorrenti dopo terapia chirurgica e/o WBRT [60-63].

La SRS presenta un rapporto costo/beneficio favorevole ed una minore morbilità rispetto alla chirurgia convenzionale (può essere praticata in anestesia locale, quindi anche in pazienti con comorbidità, e non richiede necessariamente l'ospedalizzazione); rispetto alla WBRT consente di evitare gli effetti collaterali a lungo termine ed in particolare quelli cognitivi [55, 56]. Si deve tuttavia sottolineare come i risultati favorevoli alla SRS possono essere in parte frutto di una specifica selezione dei pazienti con minore attività e/o diffusione della malattia sistemica [57].

3.7 CHEMIOTERAPIA

La ridotta aspettativa di vita e la presenza della barriera emato-encefalica (BEE) sembrano controindicare l'adozione di terapie farmacologiche aggressive. Tuttavia, recenti studi dimostrano che alcuni recenti chemioterapici - come i derivati del platino, l'etoposide, la teniposide, la gemcitabina, l'irinotecan, il topotecan e la temozolomide - attraversano la BEE e mostrano un'attività selettiva nei confronti di determinate metastasi cerebrali. Il grado di risposta osservato è differente secondo l'istotipo del tumore primitivo, il "*performance status*", il carico lesionale (volume e numero), e l'estensione della malattia neoplastica. La presenza di una BEE integra (come nelle micromestastasi) è il principale motivo per cui gli agenti antineoplastici non sono in grado di raggiungere la concentrazione utile per un periodo di tempo adeguato. L'efficacia di un farmaco antineoplastico è legata alla chemiosensibilità del tumore e alla "intensità (rapporto dose/tempo) di esposizione" delle cellule (citotossicità) [64]. Quindi, in presenza di grossolane alterazioni della BEE (vedi presa di contrasto agli esami neuro-radiologici), un diverso fattore che può giustificare la ridotta efficacia del trattamento chemioterapico nei tumori cerebrali (sia primitivi che metastatici) è rappresentato dalla riduzione di esposizione determinata dall'accelerata *clearance* per induzione enzimatica epatica da parte di un ampio spettro di farmaci comunemente utilizzati in questi pazienti e in particolare alcuni anti-epilettici (AEDs) specie di "vecchia generazione" (fenitoina, fenobarbitale, primidone carbamazepina) che inducono la sintesi degli enzimi epatici della famiglia del citocromo P450. L'aumentata eliminazione del chemioterapico in seguito al concomitante trattamento anticonvulsivante è stata descritta per la teniposide, la lomustina, l'irinotecan, il topotecan, il paclitaxel, la vincristina, la camptotecina e per il methotrexate [65, 66]). Questo dato appare ancora più rilevante in pazienti affetti da malattia metastatica diffusa: la chemioterapia sistemica dovrebbe infatti essere utile per il trattamento simultaneo di metastasi in siti differenti, purché venga raggiunta un'esposizione per tempo e dose adeguata.

Il secondo fattore condizionante la risposta ad agenti citotossici è rappresentato dalla chemiosensibilità delle differenti BM: *elevata* per SCLC, tumore mammario e delle cellule germinali; *intermedia* per non-SCLC, tumori del tratto urinario, della testa e del collo; *bassa* per melanoma, tumori del rene e del tratto gastro-enterico. Questo dato può giustificare i risultati variabili ottenuti nel trattamento delle BM: infatti, solo recentemente, i vari lavori presentano i dati stratificati secondo l'istotipo di partenza. In sintesi, si può affermare che la chemioterapia si è dimostrata efficace in pazienti affetti da BM di tumori primitivi del polmone (principalmente SCLC), della mammella, delle cellule germinali e corioncarcinoma. In questi casi la risposta alla chemioterapia è risultata sovrapponibile a quella ottenuta per altre sedi di metastatizzazione, confermando come la presenza della BEE integra può avere un ruolo importante nel proteggere il tessuto cerebrale sano e le micrometastasi dalla chemioterapia, ma non nel caso di BM sintomatiche e radiologicamente evidenti. Il cisplatino, l'etoposide, la vincristina sono agenti noti per il trattamento di BM da tumore del polmone e della mammella [67, 68]. Il topotecan e la temozolomide sembrano particolarmente promettenti (in monoterapia o in associazione con altri agenti) nel trattamento di BM da differenti neoplasie primitive (compreso il melanoma) e possono rappresentare sia una valida alternativa ai farmaci maggiormente utilizzati in prima linea sia un efficace trattamento di seconda linea.

Due ulteriori aspetti sono di particolare interesse per quanto concerne la pianificazione dell'approccio medico ai pazienti affetti da BM:

1. la BEE, anche in caso di perturbazioni locali apparentemente drammatiche (vedi l'irregolare presa di contrasto), può mantenere integre alcune funzioni, per cui sono in corso di sperimentazione strategie farmacologiche per "aggirare l'impermeabilità" della BEE e della barriera emato-encefalo/tumorale (B-B/T-B), come un agonista selettivo B_2 della bradichinina a lunga emivita: l'RMP-7/CEREPORT [69, 70].
2. il fenomeno della resistenza farmacologica multipla (*Multi-Drug Resistance*, MDR), intrinseca o acquisita, è l'espressione dell'attivazione del gene mdr-1, localizzato sul cromosoma 7, che codifica per una glicoproteina di membrana la P-gp, deputata all'espulsione - a cominciare dalle cellule dell'endotelio capillare - di tutte le sostanze esogene tossiche [71]. I calcio-antagonisti (ed in particolare il verapamil) sono in grado di contrastare la MDR [72].

3.8 STEROIDI E ANTICONVULSIVANTI

I corticosteroidi sono utilizzati durante il decorso della malattia al fine di ridurre l'ipertensione endocranica e di controllare l'edema cerebrale e svolgono un ruolo direttamente citotossico nei linfomi. Questi farmaci possiedono un profilo di tossicità significativo. Nel lavoro di MacDonald [73] oltre il 50% dei pazienti ha presentato almeno uno degli effetti collaterali indotti dal trattamento steroideo. Il rischio di sviluppare tossicità da steroidi è correlato alla dose, alla durata della terapia ed alla risposta individuale. L'incidenza della miopatia steroidea, originariamente descritta da Cushing nel 1932 [74], è variabile dal 2 al 21%, i sintomi clinici sono presenti nel 10% dei pazienti [75, 76], e clinicamente manifesta entro 2-6 mesi dall'inizio della terapia steroidea. La miopatia steroidea può essere di difficile diagnosi per la frequente presenza di una concomitante e sovrapposta neuropatia periferica jatrogena, da agenti chemioterapici neurotossici utilizzati nel protocollo di trattamento del tumore primitivo (Taxani composti del platino alcaloide della Vinca Suramina Talidomide).Dropcho [77] e, in un successivo studio prospettico, Batchelor e DeAngelis [78] hanno dimostrato che la miopatia steroidea è comune, si sviluppa rapidamente e può interessare anche la muscolatura respiratoria quando l'ipostenia prossimale agli arti è ancora lieve o addirittura assente. Nei pazienti affetti da neoplasia polmonare la conseguente insufficienza respiratoria può essere erroneamente attribuita esclusivamente al tumore primitivo. L'effetto del desametasone è sul *performance status* [79] e sul diametro massimo delle lesioni all'esame neuroradiologico [80-82].

In un paziente debole, il prolungato e talvolta ingiustificato uso di steroidi deve sempre essere considerato nella diagnosi differenziale della debolezza muscolare.

Le crisi epilettiche, parziali o generalizzate, sono un sintomo noto di tumori intracerebrali da oltre un secolo [83-85], il trattamento farmacologico delle crisi può produrre disagio ed i relativi effetti collaterali, di intensità variabile da minori a gravissime reazioni allergiche, come per la sindrome di Stevens-Johnson, che è più frequentemente nei pazienti affetti da tumori cerebrali rispetto ad una popolazione generale di riferimento che assume farmaci antiepilettici [86]. L'incidenza di epilessia associata a tumore metastatico varia dal 12 al 40% come sintomo d'esordio ed un ulteriore 10% di pazienti sviluppa epilessia durante il successivo *follow-up* (3, 32, 87, 88). I risultati della nota meta-analisi dell'American Academy [89] sull'efficacia della profilassi e sulla durata di sopravvivenza libera da crisi comiziali sono in accordo con le conclusioni di seguito riportate:

1. la somministrazione profilattica di farmaci antiepilettici non determina significativo beneficio nel prevenire la prima crisi epilettica in pazienti affetti da metastasi cerebrali;
2. nei pazienti affetti da BM che non hanno presentato crisi è indicata la riduzione e sospensione, dopo la prima settimana post-operatoria;
3. le interazioni negative con farmaci citotossici e corticosteroidi sono clinicamente rilevanti;
4. considerare l'utilizzo di valproato, topiramato, ox-carbazepina, levetiracetam, tiagabina, gabapentin in quest'ordine come monoterapia o in associazione quando indicato il trattamento (i.e. in presenza di crisi) (vedi anche capitolo 1.6);
5. la monoterapia é preferibile e, spesso, superiore alla politerapia.

BIBLIOGRAFIA

1. Walker AE, Robins M, Weinfeld FD (1985) Epidemiology of brain tumors: The national survey of intracranial neoplasms. Neurology 35:219-226
2. Posner JB (1992) Management of brain metastases. Rev Neurol 148:477-487
3. Posner JB (1996) Brain metastases: 1995. A brief review. J NeuroOncol 27:287-293
4. Jemal A, Tiwar R, Murray T et al (2004) Cancer Statistics, 2004. CA Cancer J Clin 54:8-29
5. Hildebrand J (1978) Lesions of the nervous system in cancer patients. Raven Press, New York
6. Posner JB (1980) Brain metastases: a clinician's view. In: Weiss L, Gilbert HA, Posner JB (eds) Brain Metastases. Hall, Boston, pp 2-29
7. Riva M, Brioschi A (1995) Le complicanze neurologiche delle neoplasie sistemiche. In: Sterzi R, Riva M (eds) Le complicanze neurologiche in medicina generale. Edifarm, Milano, pp 159-176
8. Patchell RA (1991) Brain Metastases. Neurol Clin 9:817-824
9. Percy AK Elveback LR, Okazaki H, Kurland LT (1972) Neoplasms of the central nervous system. Epidemiologic considerations. Neurology 22:40-48
10. Rosenblatt J (1973) Diagnostic accuracy in cancer as determined by post-mortem examination. Prog Clin Cancer 5:71-80
11. Chason JL, Walkers FB, Landers JW (1963) Metastatic carcinoma in the central nervous system and dorsal root ganglia. A prospective autopsy study. Cancer 16:781-787
12. Tsukada Y, Fouad A, Pickren JW, Lane WW. (1983) Central nervous system metastasis from breast carcinoma. Autopsy study. Cancer 52:2349-2354
13. Delattre JY, Krol G, Thaler HT, Posner JB (1988) Distribution of brain metastases. Arch Neurol 45:741-744
14. Nussbaum ES, Djalilian HR, Cho KH, Hall WA (1996) Brain metastases. Histology, multiplicity, surgery, and survival. Cancer 78:1781-1788
15. Boogerd W, Vos VW, Hart AA, Baris G (1993) Brain metastases in breast cancer; natural history, prognostic factors and outcome. J Neurooncol 15:165-174
16. Sampson JH, Carter JH Jr, Friedman AH, Seigler HF (1998) Demographics, prognosis, and therapy in 702 patients with brain metastases from malignant melanoma. J Neurosurg 88:11-20
17. Merchut MP (1989) Brain metastases from undiagnosed systemic neoplasms. Arch Intern Med 149:1076-1080
18. Debevec M (1990) Management of patients with brain metastases of unknown origin. Neoplasma 37:601-606
19. Nguyen LN, Maor MH, Oswald MJ (1998) Brain metastases as the only manifestation of an undetected primary tumor. Cancer 83:2181-2184
20. Ruderman NB, Hall TC (1965) Use of glucocorticoids in the palliative treatment of metastatic brain tumors. Cancer 18:298-306
21. Horton J, Baxter DH, Olson KB (1971) The management of metastases to the brain by irradiation and corticosteroids. Am J Roentgenol Radium Ther Nucl Med 111:334-336
22. Markesbery WR, Brooks WH, Gupta GD, Young AB (1978) Treatment for patients with cerebral metastases. Arch Neurol 35:754-756
23. Agboola O, Benoit B, Cross P et al (1998) Prognostic factors derived from recursive partition analysis (RPA) of Radiation Therapy Oncology Group (RTOG) brain metastases trials applied to surgically resected and irradiated brain metastatic cases. Int J Radiat Oncol Biol Phys 42:155-159
24. Jeremic B, Becker G, Plasswilm L, Bamberg M (2000) Activity of extracranial metastases as a prognostic factor influencing survival after radiosurgery of brain metastases. J Cancer Res Clin Oncol 126:475-480
25. Potts DG, Abbott GF, von Sneidern JV (1980) National Cancer Institute Study: evaluation of computed tomography in the diagnosis on intracranial neplasms. III. Metastatic tumors. Radiology 136:657-664
26. Egelhoff JC, Ross JS, Modic MT et al (1992) MR imaging of metastases GI adenocarcinoma in brain. Am J Neuroradiol 13:1221-1224
27. Hwang T-L, Valdivieso JG, Yang CH, Wolin MJ (1993) Calcified brain metastasis. Neurosurgery 32:451-454
28. Destian S, Sze G, Krol G et al (1989) MR imaging of hemorrhagic intracranial neoplasms. AJR Am J Roentgenol 152:137-144
29. Atlas SW, Grossman RI, Gomori JM et al (1987)

MR imaging of intracranial metastatic melanoma. J Comput Assist Tomogr 11:577-582
30. Sze G, Shin J, Krol G et al (1988) Intraparenchymal brain metastases: MR imaging versus contrast-enhanced CT. Radiology 168:187-194
31. Sze G, Milano E, Johnson C, Heier L (1990) Detection of brain metastases: comparison of contrast-enhanced MR with unenhanced MR and enhanced CT. AJNR Am J Neuroradiol 11:785-791
32. Riva M, Landonio G, Arena O et al (2001) Pathophysiology, clinical manifestations and supportive care of metastatic brain cancer. Forum (Genova) 11:4-25
33. Dhopesh VP, Yagnik PM (1985) Brain Metastasis: analysis of patients without known cancer. South Med J 78:171-172
34. Zimm S, Wampler GL, Stablein D et al (1981) Intracerebral metastases in solid-tumor patients: natural history and results of treatment. Cancer 48:384-394
35. Patchell RA, Tibbs PA, Walsh JW et al (1990) A randomized trial of surgery in the treatment of single metastases to the brain. N Engl J Med 322:494-500
36. Vecht CJ, Haaxma-Reiche H, Noordijk EM et al (1993) Treatment of single brain metastasis: radiotherapy alone or combined with neurosurgery? Ann Neurol 33:583-590
37. Bindal RK, Sawaya R, Leavens ME, Lee JJ (1993) Surgical treatment of multiple brain metastases. J Neurosurg 79:210-216
38. Bindal RK, Sawaya R, Leavens ME et al (1995) Reoperation for recurrent metastatic brain tumors. J Neurosurg 83:600-604
39. Pieper DR, Hess KR, Sawaya RE (1997) Role of surgery in the treatment of brain metastases in patients with breast cancer. Ann Surg Oncol 4:481-490
40. Rottenberg DA, Chernik NL, Deck MD, Ellis F, Posner JB (1977) Cerebral necrosis following radiotherapy of external neoplasm. Ann Neurol 1:339-357
41. Sundaresan N, Galicich JH, Deck MD, Tomita T (1981) Radiation necrosis after treatment of solitary intracranial metastases. Neurosurgery 8:329-333
42. DeAngelis LM, Delattre JY, Posner JB (1989) Radiation-induced dementia in patients cured of brain metastases. Neurology 39:789-796
43. Dropcho EJ (1991) Central nervous system injury by therapeutic irradiation. Neurol Clin 9:969-988
44. Patchell RA, Tibbs PA, Regine WF et al (1998) Postoperative radiotherapy in the treatment of single metastases to the brain: a randomized trial. JAMA 280:1485-1489
45. Patchell RA, Cirrincione C, Thaler HT et al (1986) Single brain metastases: surgery plus radiation or radiation alone. Neurology 36:447-453
46. DeAngelis LM, Mandell LR, Thaler HT et al (1989) The role of postoperative radiotherapy after resection of single brain metastases. Neurosurgery 24:798-805
47. Dosoretz DE, Blitzer PH, Russell AH, Wang CC (1980) Management of solitary metastasis to the brain: the role of elective brain irradiation following complete surgical resection. Int J Radiat Oncol Biol Phys 6:1727-1730
48. Smalley SR, Laws ER Jr, O'Fallon JR et al (1992) Resection for solitary brain metastasis: role of adjuvant radiation and prognostic variables in 229 patients. J Neurosurg 77:531-540
49. Soffietti R, Ruda R, Mutani R (2002) Management of brain metastases. J Neurol 249:1357-1369
50. Petrovich Z, Yu C, Giannotta SL et al (2002) Survival and pattern of failure in brain metastasis treated with stereotactic gamma knife radiosurgery. J Neurosurg 97:499-506
51. Becker G, Jeremic B, Engel C et al (2002) Radiosurgery for brain metastases: the Tuebingen experience. Radiother Oncol 62:233-237
52. Li B, Yu J, Suntharalingam M, Kennedy AS et al (2000) Comparison of three treatment options for single brain metastasis from lung cancer. Int J Cancer 90:37-45
53. Huang CF, Kondziolka D, Flickinger JC, Lunsford LD (1999) Stereotactic radiosurgery for brainstem metastases. J Neurosurgery 91:563-568
54. Muacevic A, Kreth FW, Horstmann GA et al (1999) Surgery and radiotherapy compared with gamma knife radiosurgery in the treatment of solitari cerebral metastases of small diameter. J Neurosurg 91:35-43
55. Chen JC, Petrovich Z, O'Day S et al (2000) Stereotactic radiosurgery in the treatment of metastatic disease to the brain. Neurosurgery 47:268-279
56. Mehta M, Noyes W, Craig B et al (1997) A cost-effectiveness and cost-utility analysis of radiosurgery versus resection for single-brain metastases. Int J Radiat Oncol Biol Phys 39:445-454
57. Weltman E, Salvajoli JV, Brandt RA et al (2001) Radiosurgery for brain metastases: who may not benefit? Int J Radiat Oncol Biol Phys 51:1320-1327
58. Lavine SD, Petrovich Z, Cohen-Gadol AA et al (1999) Gamma knife radiosurgery for metastatic melanoma: an analysis of survival, outcome, and complications. Neurosurgery 44:59-64
59. Brown PD, Brown CA, Pollock BE et al (2002) Stereotactic radiosurgery for patients with "radioresistant" brain metastases. Neurosurgery 51:656-665
60. Chen JC, Petrovich Z, Giannotta SL et al (2000) Radiosurgical salvage therapy for patients presenting with recurrence of metastatic disease to the brain. Neurosurgery 46:860-866
61. Shaw E, Scott C, Souhami L et al (2000) Single dose radiosurgical treatment of recurrent previously irradiated primary brain tumors and brain meta-

stases: final report of RTOG protocol 90-05. Int J Radiat Oncol Biol Phys 47:291-298
62. Alexander E 3rd, Moriarty TM, Davis RB et al (1995) Stereotactic radiosurgery for the definitive, noninvasive treatment of brain metastases. J Natl Cancer Inst 87:34-40
63. Schoeggl A, Kitz K, Ertl A et al (1999) Prognostic factor analysis for multiple brain metastases after g-knife radiosurgery: results in 97 patients. J Neurooncol 42:169-175
64. Greig N (1987) Optimizing drug delivery to brain tumour. Cancer Treat Rev 14:1-28
65. Tanaka E (1999) Clinically significant pharmacokinetic drug interactions between antiepileptic drugs. J Clin Pharm Ther 24:87-92
66. Riva M, Landonio G, Defanti CA, Siena S (2000) The effect of anticonvulsants drugs on blood levels of methotrexate. J Neurooncol 48:249-250
67. Ryan GF, Ball DL, Smith JG (1995) Treatment of brain metastases from primary lung cancer. Int J Radiat Oncol Biol Phys 31:273-278
68. Boogerd W, Dalesio O, Bais EM, van der Sande JJ (1992) Response of brain metastases from breast cancer to systemic chemotherapy. Cancer 69:972-980
69. Cloughesy TF, Black KL (1995) Pharmacological blood-brain barrier modification for selective drug delivery. J Neurooncol 26:125-132
70. Zlokovic BV, Apuzzo MLJ (1998) Strategies to circumvent vascular barriers of the central nervous system. Neurosurgery 43:877-878
71. Moscow JA, Cowan KH (1988) Multidrug resistance. J Natl Cancer Inst 80:14-20
72. Ford JM, Hait WN (1990) Pharmacology of drugs that alter multidrug resistance in cancer. Pharmacol Rev 42:155-199
73. Mac Donald D (1997) Neurotoxicity of chemotherapeutic agents. In Perry M (ed) The Chemotherapy Source Book. Williams & Wilkins, Baltimore, pp 755-765
74. Cushing H (1932) The basophil adenomas of the pituitary body and their clinical manifestations. Johns Hopkins Med J 50:137-195
75. Muller R, Kugelberg E (1959) Myopathy in Cushing's syndrome. J Neurol Neurosurg Psychiatry 27:314-321
76. Wen PY (1997) Diagnosis and management of brain tumors. In Black PM, Loeffler JS (eds) Cancer of the Nervous System. Blackwell Scientific, London, pp 106-127
77. Dropcho EJ, Soong SJ (1991) Steroid-induced weakness in patients with primary brain tumors. Neurology 41:1235-1239
78. Batchelor TT, Taylor LP, Thaler HT et al (1997) Steroid myopathy in cancer patients. Neurology 48:1234-1238
79. Vecht CJ, Hovestadt A, Verbiest HB et al (1994) Dose-effect relationship of dexamethasone on Karnofsky performance in metastatic brain tumors: a randomized study of 4, 8 and 16 mg per day. Neurology 44:675-680
80. Cairncross JG, MacDonald DR, Pexman JH, Ives FJ (1988) Steroid-induced CT changes in patients with recurrent malignant glioma. Neurology 38:724-726
81. Holodny AI, Nusbaum AO, Festa S et al (1999) Correlation between the degree of contrast enhancement and the volume of peritumoral edema in meningiomas and malignant gliomas. Neuroradiology 41:820-825
82. Perry JR, DeAngelis L, Schold SC Jr et al (1997) Challenges in the design and conduct of phase III brain tumor therapy trials. Neurology 49:912-917
83. Jackson JH (1882) Localised convulsions from tumour of the brain. Brain 5:364-374
84. Penfield W, Erickson TC, Tarlov I (1940) Relation of intracranial tumours and symptomatic epilepsy. Arch Neurol Psychiatry 44:300-315
85. Macleod M, Slattery J, Grant R. (1995) The effect of tumour associated epilepsy on performance/handicap scales used in cerebral glioma. Brit J Neurosurg 9:653-657
86. Delattre J, Safai B, Posner JB (1988) Erythema multiforme and Stevens-Johnson syndrome in patients receiving cranial irradiation and phenytoin. Neurology 38:194-198
87. Glantz MJ, Cole BF, Friedberg MH et al (1996) A randomized, blinded, placebo-controlled trial of divalproex sodium prophylaxis in adult with newly diagnosed brain tumors. Neurology 46:985-991
88. Villemure JG, de Tribolet N (1996) Epilepsy in patients with central nervous system tumors. Curr Opin Neurol 9:424-428
89. Glantz MJ, Cole BF, Forsyth PA et al (2000) Practice parameter: Anticonvulsant prophylaxis in patients with newly diagnosed brain tumors. Neurology 54:1886-1893

Capitolo 4

Metastasi meningee

Antonio Silvani

La carcinomatosi o linfomatosi meningea (CM) è il risultato dell'invasione del liquor e delle leptomeningi da parte di cellule neoplastiche. Coinvolge dal 3 al 8 % dei malati affetti da tumore [1]. I linfomi e le leucemie sono le neoplasie più frequentemente alla sua origine. Tra i tumori solidi, in passato le neoplasie gastriche erano le più frequentemente coinvolte (45%) ora questo primato spetta alle neoplasie della mammella (22-64%), del polmone (soprattutto SCLC, 10-25%) e melanoma (17-26%), mentre per i tumori del tratto gastroenterico la percentuale si è sensibilmente ridotta (4-14 %) (Tabella 1).

Tabella 1. Carcinomatosi meningea secondo l'istotipo tumorale

Tumore Primitivo	Percentuale
Carcinoma mammario	27-50
Neoplasie Polmonari	22-36
Adenocarcinoma	50-56
Carcinoma Spinocellulare	26-36
SLCL	13-14
Melanoma	12
Neoplasie genito-urinarie	5
Testa e collo	2
Origine sconosciuta	2

Nell'ultimo decennio la frequenza della CM è aumentata. Questo è in parte legato all'incremento della sopravvivenza dei malati tumorali ed in parte al potenziamento delle tecniche diagnostiche. L'intervallo tra la diagnosi della malattia primitiva e lo sviluppo della CM è molto ampio potendo variare da 5 a 90 mesi. Sono segnalati casi con latenze superiori ai dieci anni (soprattutto neoplasie primitive del SNC: medulloblastoma). In circa il 10% dei casi la CM si svilupperà in pazienti in cui la malattia primitiva è in remissione ed occasionalmente potrà rappresentare la prima manifestazione di una neoplasia in assenza di altre evidenze di malattia sistemica. Lo sviluppo di una CM è spesso associato a metastasi parenchimali (40%), metastasi durali (15-35%) (Fig. 1), metastasi epidurali (5%) e noduli leptomeningei (40%) [2].

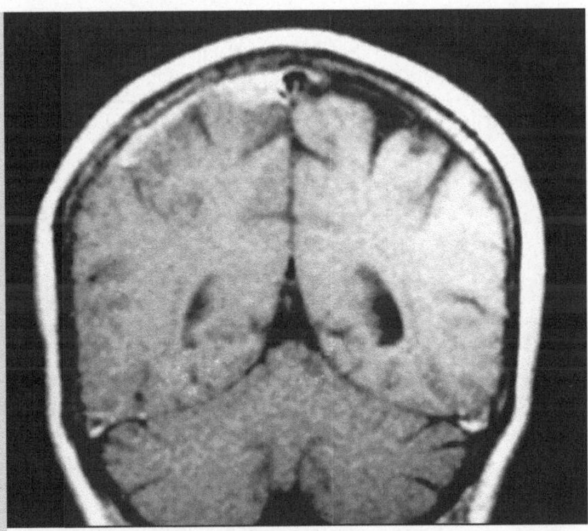

Fig. 1. Risonanza magnetica con gadolinio sezione coronale dell'encefalo. Infiltrazione durale (ben visibile l'*enhancement* durale della convessità di sinistra - (a destra di chi guarda), leptomeningea (evidente l'*enhancement* intimamente avvolgente le circonvoluzioni cerebrali sulla destra - (a sinistra di chi guarda) e compressione e infiltrazione della corteccia cerebrale visibile in regione paracentrale sulla destra (sinistra nella figura)

4.1 DIAGNOSI

In un paziente, soprattutto se con un'anamnesi oncologica, l'insorgenza di sintomi e segni neurologici che suggeriscono un coinvolgimento a più livelli di emisferi cerebrali, nervi cranici e radici spinali deve suggerire l'evenienza di una CM. Le manifestazioni cliniche più comuni sono cefalea, dolori lombari, sofferenze radicolari con particolare riferimento alle radici della cauda, paralisi dei nervi cranici ed alterazioni dello psichismo fino alla demenza (Tabella 2). La cefalea può essere tipica da interessamento meningeo, può essere causata da ipertensione endocranica ma può essere poco specifica. L'esame del *fundus* è in genere normale a meno di ipertensione enodocranica o infiltrazione meningea retro-orbitaria come nel caso in Figura 2. Nell'evoluzione della CM il 40% circa dei pazienti svilupperà un idrocefalo (Fig. 3). In diagnosi differenziale entrano tubercolosi, infezioni fungine e sarcoidosi, nonché encefalopatie tossiche e dismetaboliche [3].

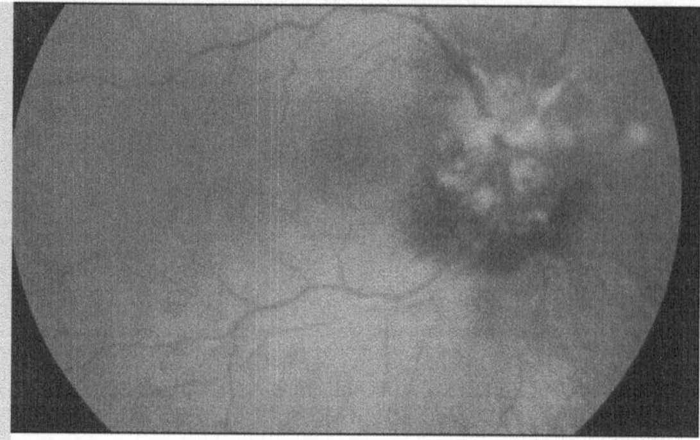

Fig. 2. Fondo oculare in paziente con infiltrazione meningea retroorbitaria da carcinoma della mammella, cefalea e calo del *visus*, evidente edema della papilla e soffusioni emorragiche

Tabella 2. Sintomi e segni delle carcinomatosi meningee

	Sintomi	Segni
Emisferi cerebrali	Cefalea (30-75%) Turbe dello psichismo (30-60%) Ipostenia (27-36%) Nausea e vomito (22-34%) Disturbi linguaggio (4%) Instabilità (4%)	Confusione-demenza (45-65%) Crisi epilettiche (11-14%) Disturbi di senso (11-25%) Papilledema (11-21%) Diabete insipido (4%) Emiparesi (2-3%)
Nervi cranici	Diplopia (20-41%) Ipoacusia (3-12%) Calo del *visus* (8-9%) *Deficit* del VII (8-18%) Tinnito (3-6%) Disfagia (2-14%) Vertigini (2%)	Oftalmoplegia (III,IV,VI) (30-45%) Paresi facciale (27-41%) Ipoacusia (7-13%) *Deficit* sensitivo-motorio V (8-27%) Neuropatia ottica (8-13%)
Radici spinali	Ipostenia (70%) Parestesie (42%) Cervicalgie-lombalgie (31-34%) Dolore radicolare (26-37%) Disturbi sfinterici (16-19%)	Alterazioni riflessi profondi (86%) Ipostenia (I-II neurone di moto) (35%) *Deficit* sensitivi (32%) *Rigor*, altri segni meningei (9-24%)

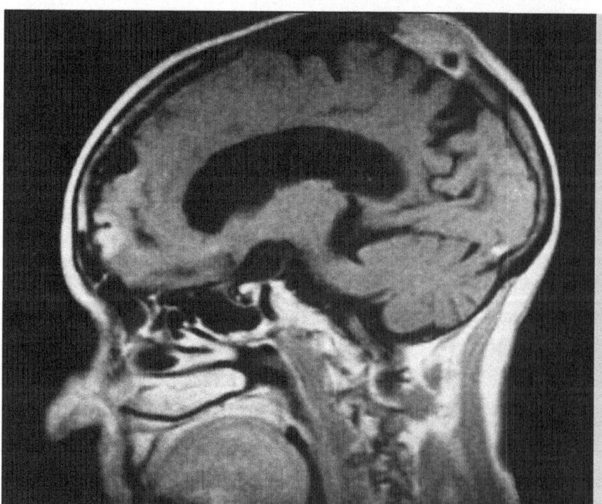

Fig. 3. Idrocefalo secondario a malattia meningea da carcinoma broncogeno. La paziente manifestava lieve stato confusionale e *deficit* cognitivo ingravescente, non cefalea. Immagine sagittale di RMN (T1 con gadolinio) che dimostra una lesione vicino al vertice che si estende a tutto spessore interessando la teca cranica e la dura, sino a giungere quasi a contatto con il tessuto cerebrale. A livello frontale invece si osserva il contrasto che impregna la superficie cerebrale come per diffusione alle leptomeningi. Idrocefalo tetraventricolare. La malattia è stata confermata dall'identificazione di cellule tumorali nel *liquor*. Riprodotta da Caraceni A, Grassi L (2003) Delirium acute confusional states in palliative medicine. Oxford University Press, Oxford

4.2 RADIOLOGIA

Nel caso di una sospetta CM l'esame d'elezione è la risonanza magnetica (RM) con gadolinio [4,5]. Lo studio dovrebbe esplorare encefalo e l'intero nevrasse. In un paziente affetto da neoplasia la comparsa di *enhancement* dei nervi cranici o lo sviluppo di noduli di impregnazione a livello spinale possono essere considerati a tutti gli effetti diagnostici (Fig. 4).

Il riscontro di un *enhancement* lineare delle meningi, di una asimmetria delle radici spinali o d'idrocefalo possono anche rappresentare l'espressione di una reazione meningea a stimoli irritativi

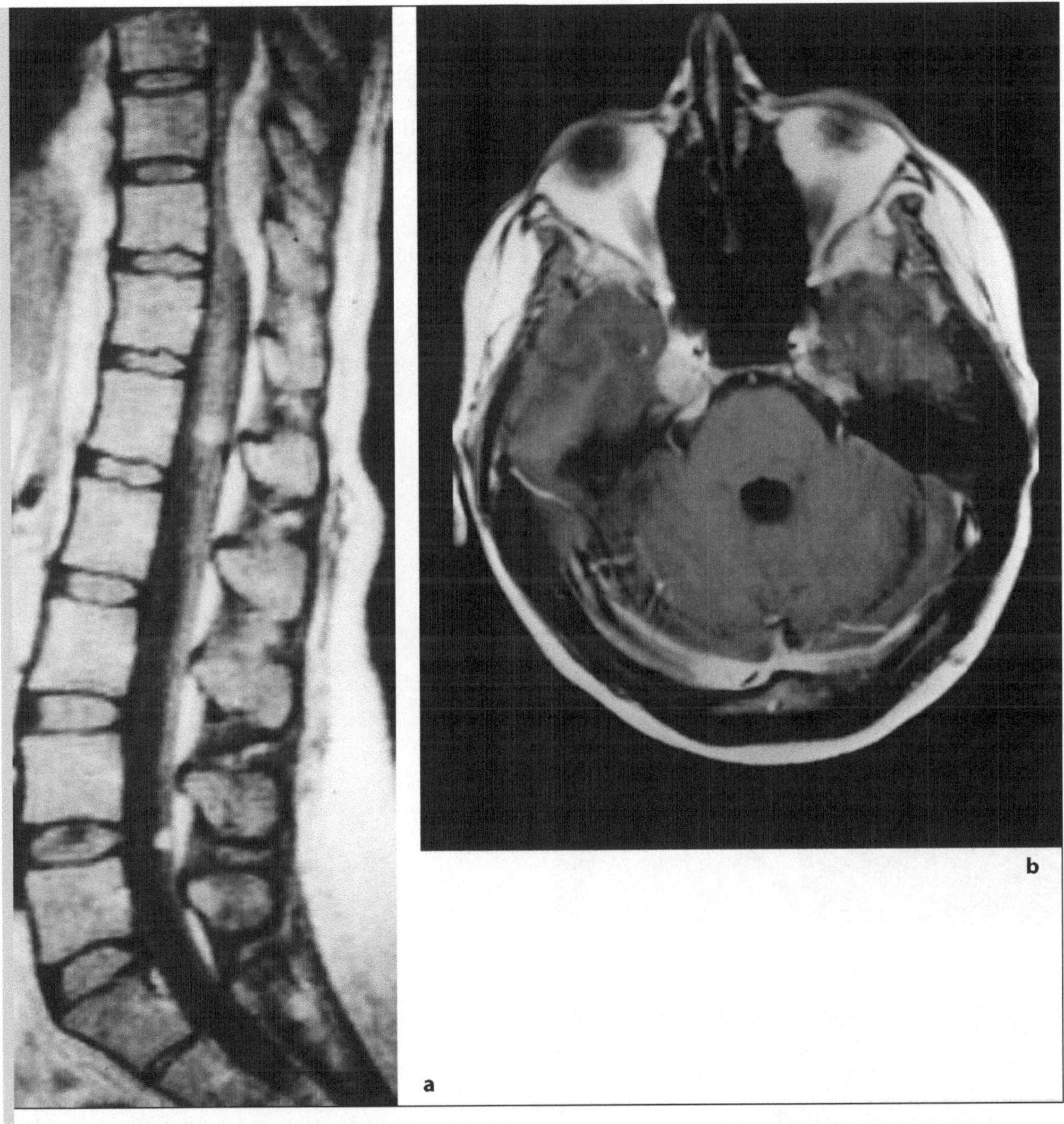

Fig. 4 a, b. a RMN (T1 con gadolinio) del rachide LS in melanoma metastatico con evidente nodulo durale che comprime il midollo; altri noduli che captano contrasto sono indissociabili dalle radici della cauda equina). **b** Nella stessa paziente, captazione meningea del seno cavernoso destro in presenza di dolore in sede trigeminale, *deficit* sensitivo e tinnito evocato dallo sguardo. Modificata da Formaglio F, Caraceni A (1998) Meningeal metastases clinical aspects and diagnosis. Ital J Neurol Sci 19:133–149, e da Caraceni A, Scolari S, Gallino G, Simonetti F (1999) Meningeal metastases from malignant melanoma presenting with gaze-evoked tinnitus. Neurology 53:2207–2208

di varia natura. Così l'*enhancement* lineare delle meningi compare frequentemente dopo la rachicentesi (sindrome da ipotensione liquorale). D'altra parte quando si possono escludere altre cause e l'*enhancement* lineare correla con sintomi neurologici significativi la diagnosi può essere posta anche sulle sole basi clinico-radiologiche (Figg. 5, 6).

Come si vede, lo studio RM è utile anche nello scoprire noduli parenchimali o leptomeningei e per evidenziare le alterazione della dinamica liquorale (idrocefalo). Queste sono descritte nel 30-70 % dei pazienti e sono sostenute da blocchi della circolazione liquorali più frequenti a livello della base cranica, canale spinale e convessità emisferiche (Fig. 3).

4.3 *LIQUOR*

Il riscontro di cellule tumorali (CTM) nel *liquor* rappresenta il cosi detto "*gold standard*" diagnostico. Possono coesistere altre alterazioni meno specifiche (Tabella 3) come l'aumento della cellularità (leucociti>4/mm^3), l'aumento della proteinorachia (>50 mg/dl) o la diminuzione della glicorachia (<60 mg/dl o più correttamente <60% dei valori della glicemia) [6]. Per quanto concerne la ricerca di CTM, fino al 45% dei casi risulta negativo alla prima indagine. La sensibilità dell'indagine aumenta con una seconda rachicentesi (fino all'80%), con il prelievo di volumi mag-

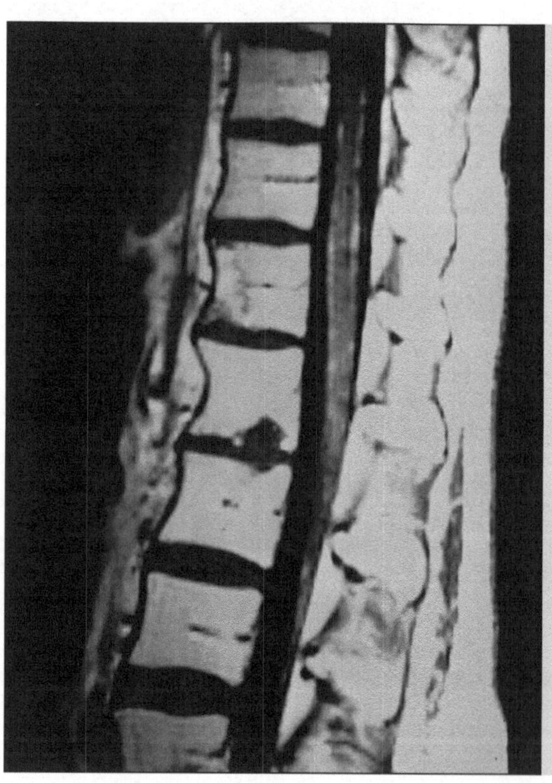

Fig. 5. *Enhancement* lineare delle meningi a livello del midollo lombare e cono midollare in paziente con carcinoma della mammella in fase metastatica, dolore e *deficit* poliradicolari a livello lombare. Riprodotta da Formaglio F, Caraceni A (1998) Meningeal metastases clinical aspects and diagnosis. Ital J Neurol Sci 19:133–149

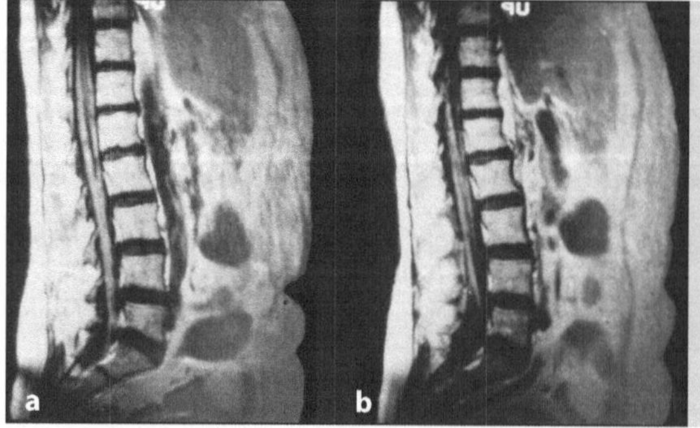

Fig. 6 a, b. Immagine di ispessimento meningeo diffuso della cauda equina **a** e del midollo **b** in carcinomatosi meningea da tumore della mammella (*"sugar coated"*). Riprodotta da Formaglio F, Caraceni A (1998) Meningeal metastases clinical aspects and diagnosis. Ital J Neurol Sci 19:133–149

giori (>10 ml di *liquor*) ed analizzando immediatamente il liquor [7]. La percentuale di falsi negativi è superiore nei tumori solidi rispetto alle leucemie e linfomi. L'uso del citofluorimetro riveste una certa importanza soprattutto nelle neoplasie della serie ematologica. Mentre per il futuro l'uso più sistematico dell'immunoistochimica e della *reverse transcriptase-polymerase chain reaction* (RT-PCR) potrebbe aumentare la sensibilità delle indagini liquorali [8].

Tabella 3. Esami liquorali

Esame basale	**Variazione**	**Percentuale di casi**
Pressione liquorale	Aumentata	40
Proteine totali	Aumentate	70
Glucosio	Diminuito	25
Cellule	Pleiocitosi	45-50
Ricerca CTM	Positiva	50-90
Markers	**Stato**	**Specificità**
CA-125		Presente Tumore ovarico
CA 15-3	Presente	Tumore mammario
PSA	Presente	Tumore prostatico
b2-microglobulina	Elevata>2 mg/l	Linfomi, ma non specifico
LDH	Elevato (isoenzima>10%)	Non specifico

4.4 TERAPIA

La prognosi delle CM rimane infausta e i trattamenti hanno purtroppo un significato palliativo. Una diagnosi precoce e un trattamento aggressivo possono tuttavia contribuire a migliorare la qualità di vita dei pazienti ed occasionalmente vengono segnalate delle remissioni anche di lunga durata. Nel momento in cui è stata formulata la diagnosi di CM è necessario stabilire se e come trattare il paziente (Tabella 4). Alla decisone contribuiscono in varia misura fattori prognostici come *Karnofsky Performance Status* (KPS), patologie concomitanti, aspettativa di vita. Vanno inoltre considerati l'istotipo e lo stato della malattia sistemica. Così, pazienti con malattia sistemica in remissione e con tumori potenzialmente responsivi sono candidati verosimilmente ad un trattamento aggressivo [4].

Tabella 4. Chemioterapia intratecale

	Induzione	**Consolidamento**	**Mantenimento**
Metotressate (neoplasie solide)	10-15 mg 2 volte la settimana (8 volte)	10-15 mg una volta la settimana	10-15 mg un volta al mese
Cytarabina (leucemie-linfomi)	60-100 mg 2-3 volte la settimana(8 volte)	60-100 una volta la settimana	60-100 una volte al mese
DepoCyt	50 mg ogni 15 gg	50 mg ogni 30 gg	
Thiotepa (neoplasie solide, leucemie-linfomi)	10 mg 2-3 volte la settimana (8 volte)	10 mg una volta la settimana	10 mg una volta al mese

4.4.1 Chemioterapia

La chemioterapia è l'unica modalità di trattamento che in via teorica è in grado di trattare tutto il nevrasse. La somministrazione intratecale di un chemioterapico permette di ottenere nel *liquor* concentrazioni terapeutiche elevate, con una tossicità ematologia contenuta. I farmaci utilizzati nella pratica clinica sono tre metotressate (MTX), citosinarabinoside (Ara-c) (attualmente disponibile anche la forma liposomiale a lento rilascio, DepoCyte) e Thiotepa. Non sono disponibili studi randomizzati che dimostrino la superiorità di uno o dell'altro di questi farmaci né un vantaggio reale dalla loro combinazione.

Il metotressate è il farmaco considerato come di prima scelta nelle carcinomatosi da tumori solidi. Un protocollo di trattamento consigliato vede la somministrazione due volte alla settimana di 10-15 mg di MTX fino ad ottenere una risposta (citologico, cellularità, proteine, glicorachia). In questo caso il trattamento proseguirà con una somministrazione settimanale fino alla risposta completa. Ottenuta la negativizzazione del *liquor*, il trattamento dovrebbe essere ripetuto due o tre volte al mese. Questo trattamento pur essendo in grado di ottenere delle risposte talora anche durature si accompagna a sopravvivenze mediane di circa sei mesi. La somministrazione intratecale di MTX può associarsi a aracnoiditi, leucoencefalopatie e, occasionalmente, a mielopatie acute o subacute.

La citarabina è utilizzata preferenzialmente nelle neoplasie ematologiche o come seconda linea nei tumori solidi che non abbiamo risposto al metotressate. Viene somministrata due o tre volte alla settimana alla dose di 60-100 mg. Come il metotressate, è un farmaco ciclo specifico quindi risulterà più efficace quando siano ottenute concentrazioni liquorali elevate per un lungo periodo. Recentemente si è reso disponibile un derivato liposomiale depot (DepoCyte) che dopo la somministrazione di una singola dose di 50 mg consente di ottenere delle concentrazioni terapeutiche fino a 14 giorni dopo la somministrazione [9] Il Thiotepa è l'unico alchilante a oggi disponibile per la somministrazione intratecale, una *schedula* consigliata è quella di 10 mg 2 o 3 volte alla settimana fino alla risposta.

La via di somministrazione più utilizzata è quella che vede l'impiego di ripetute rachicentesi. Andrebbe sempre valutata la possibilità d'impiantare un *reservoir* intraventricolare. Ne esistono di due tipi, Rickam e Ommaya, che differiscono nelle dimensioni e nella forma della cupola. Il *reservoir* di Ommaya, per la morfologia della cupola, è più facile da individuare e quindi utilizzare. Sono in genere impiantati nel corno frontale del ventricolo laterale in vicinanza del forame di Monrho e possono essere utilizzati sia per i prelievi di *liquor* sia per l'infusione dei chemioterapico [10]. Anche se la chemioterapia intratecale rimane un approccio tradizionale, almeno per i tumori solidi, alcuni autori ne hanno messo in dubbio l'utilità, e comunque viene sottolineata la necessità di valutare le condizioni di circolazione del *liquor* in questi casi, perché ostruzioni liquorali anche non radiologicamente evidenti possono costituire una controindicazione, tanto che in una revisione attuale e autorevole [11] gli studi funzionali sulla circolazione liquorale, seguiti da RT focale per risolvere eventuali ostacoli al flusso, sono considerati uno *standard* dopo il posizionamento *dell'reservoir* di Ommaya e prima di intraprendere una chemioterapia intratecale.

4.4.2 Radioterapia

Il chemioterapico somministrato per via intratecale è in grado diffondere non oltre i 2-3 mm dall'interfaccia encefalo-tumore-*liquor*, quindi in presenza di localizzazioni nodulari (*bulky-disease*), parenchimali e/o subaracnoidee è indicato il trattamento radiante sulle lesioni maggiori.

Il trattamento esteso a tutto l'encefalo e nevrasse è purtroppo caratterizzato da gravi tossicità (mielodepressione, mucositi, ecc) quindi non è più somministrato se non nel caso di meningosi leucemiche. Vi sono invece studi che indicano una buona efficacia e tollerabilità dell'associazione radioterapia-chemioterapia intratecale.

Il trattamento radiante può avere uno scopo sintomatico palliativo sul mal di testa da ipertensione endocranica e da coinvolgimenti di nervi cranici, effettuando un trattamento limitato alla base cranica, con l'intento di risolvere almeno temporaneamente le ostruzioni alla circolazione del liquor che possono essere la causa dei sintomi più gravi per il malato. Allo stesso modo le sedi più sintomatiche per accumuli di cellule o noduli neoplastici possono essere trattate con RT focale.

4.4.3 Chemioterapia sistemica

L'utilità della somministrazione dei chemioterapici per via sistemica è ridotta dalla scarsa capacità di penetrare la barriera ematoencefalica della maggior parte di questi. Eccezione sono rappresentate da metotressate, Cytarabina e Thiotepa che quando somministrati ad alte dosi riescono a raggiungere un livello citotossico nel *liquor* a prezzo però di tossicità di rilievo. Alcuni autori sottolineano come, nel caso di carcinomatosi da carcinoma mammario o linfoma, il ruolo della chemioterapia sistemica non sia marginale, ma influisca positivamente sul numero delle risposte e nella sopravvivenza [12]. Secondo gli autori che hanno dedicato più attenzione a questo problema, nei tumori solidi metastatici alle meningi, non vi sarebbe differenza tra l'uso della chemiotrepia intratecale e l'uso della chemioterapia sistemica, con farmaci e a dosi adatti a passare il filtro della barriera ematoencefalica (metoressate ad alte dosi, Thiotepa e ARA-C), da individuare caso per caso, combinata con radioterapia mirata alla risoluzione dei sintomi (dolore, ipertensione endocranica, *deficit* di nervi cranici), come già segnalato [13-15].

D'altra parte, non esistono studi di confronto tra chemioterapia per via sistemica e protocolli che prevedono la chemioterapia per via intratecale, la decisione terapeutica si basa quindi soprattutto sulla valutazione complessiva della malattia per istologia e stadiazione, tenendo conto che, soprattutto nelle neoplasie solide, il ruolo positivo della chemioterapia intratecale è dubbio e che per questi pazienti l'obiettivo delle terapie è nella gran parte dei casi palliativo.

La decisione di limitarsi a cure palliative con lo scopo del controllo dei sintomi, salvaguardando la qualità della vita deve essere quindi sempre considerata in questi pazienti.

BIBLIOGRAFIA

1. Demopoulos A (2004) Leptomeningeal Metastases. Curr Neurol Neurosci Rep 4:196-204
2. Chamberlain MC (1994) Pediatric leptomeningeal metastasis: 111-In-DPTA cerebrospinal fluid flow studies. J Child Neurol 9:150-154
3. Van Oostenbrugge RJ, Twijnstra A (1999) Presenting features and value of diagnostic procedures in leptomeningeal metastases. Neurology 55:382-385
4. Aparacio A, Chamberlain MC (2002) Neoplastic Meningitis. Curr Neurol Neurosci Rep 2:225-235
5. Zeiser R Jan A, Burger JA, Bley TA et al (2004) Clinical follow-up indicates differential accuracy of magnetic resonance imaging and immunocytology of the cerebral spinal fluid for the diagnosis of neoplastic meningitis - a single centre experience. Br J Haematol 124:762-768
6. Komel HW (1998) Cytology of neoplastic meningosis. J Neurooncol 38:103-110
7. Chamberlain MC, Kormanik PA, Glantz MJ (2001) A comparison between ventricular and lumbar cerebrospinal fluid cytology in adult patients with leptomeningeal metastases. Neuro-oncol 3:42-45
8. Scrideli CA, Queiroz RP, Takayanagui OM et al (2003) Polymerase chain reaction on cerebrospinal fluid cells in suspected leptomeningeal involvement in childhood acute lymphoblastic leukemia: comparison to cytomorphological analysis. Diagn Mol Pathol 12:124-127
9. Glantz MJ, Jaeckle KA, Chamberlain MC et al (1999) A randomized controlled trial comparing intrathecal sustained-release cytarabine (DepoCyte) to intrathecal methotrexate in patients with neoplastic meningitis from solid tumors. Clin Cancer Res 5:3394-3340
10. Sandberg DI, Bilsky MH, Souweidane MM et al (2000) Ommaya reservoirs for the treatment of leptomeningeal metastases. Neurosurgery 47:49-54
11. Chamberlain MC (2005) Neoplastic meningitis. J Clin Oncol 23:3605-3611
12. Siegal T, Lossos A, Pfeffer MR (1994) Leptomeningeal metastases. Analysis of 31 patients with sustained off-therapy response following combined-modality therapy. Neurology 44:1463-1469
13. Siegal T (1998) Leptomeningeal metastases: rationale for systemic chemotherapy or what is the role of intra-CSF-chemotherapy? J Neuroncol 38:151-157
14. Bokstein F, Lossos A, Siegal T (1998) Leptomeninegeal metastases from solid tumors: a comparison of two prospective series treated with and without intra-cerebrospinale fluid chemotherapy. Cancer 82:1756-1763
15. Glantz M, Cole B, Recht L et al (1998) High-dose intravenous methotrexate for patients with non leukemic leptomeningeal cancer: is intarthecal chemotehrapy necessary ? J Clin Oncol 16:1561-1567

Capitolo 5

Metastasi spinali estrinseche ed intrinseche

Antonio Silvani

5.1 COMPRESSIONE MIDOLLARE ESTRINSECA

Una compressione neoplastica midollare epidurale (CME) è una complicanza legata ad una neoplasia che nel suo sviluppo ha invaso lo spazio epidurale comprimendo il sacco durale e quindi il midollo. Il 90% circa delle compressioni epidurali origina da una metastasi ossea a partenza dal corpo vertebrale [1]. L'incidenza delle CME nei malati tumorali è compresa tra il 4,4 e il 6%. Va ricordato che le metastasi vertebrali, senza estensione epidurale, sono molto più frequenti potendo coinvolgere nelle serie autoptiche fino al 90% dei pazienti affetti da carcinoma (CA) prostatico e al 75% delle pazienti affette da CA mammario. Teoricamente, tutte le neoplasie possono determinare una compressione midollare. Tuttavia, nell'adulto, le neoplasie di mammella, prostata e polmone rappresentano da sole il 45-60% dei casi. Le neoplasie del rene, gli NH linfomi e i mielomi sono coinvolte nel 15-30% dei casi. Nel bambino le neoplasie più frequentemente implicate sono invece i sarcomi ed i neuroblastomi, seguiti dai tumori germinali e dalla malattia di Hodking [2].

Le CME si sviluppano preferenzialmente in alcuni segmenti della colonna. Nel 60% circa dei casi è interessato il tratto toracico, nel 30% il tratto lombosacrale e solo nel 10% dei casi il tratto cervicale. Fino al 50% dei pazienti hanno coinvolgimenti multipli [2].

5.1.1 Diagnosi clinica

Il dolore è spesso il primo è più comune sintomo (80-95%) di una CME; precede anche di settimane lo sviluppo dei *deficit* neurologici. Il dolore si manifesta frequentemente nel territorio di distribuzione della radice di uno o più nervi spinali [3]. Acuto, lancinante o trafittivio, inizialmente è riferito come intermittente ma tende a diventare sub-continuo o continuo, accompagnato da esacerbazioni parossistiche legate ai premiti (sforzi, tosse, defecazione). La compressione di una radice si accompagna abitualmente a parestesie, alterazioni della sensibilità tattile e dolorifica nel territorio di distribuzione della radice stessa. Il *deficit* stenico è presente fino all'85% dei casi al momento della diagnosi. Circa i 2/3 dei pazienti non saranno in grado di deambulare al momento della diagnosi [4]. I disturbi sfinterici sono precoci solo nelle lesioni del cono e della cauda.

Al di sotto della I-II vertebra lombare si osserva la cosiddetta "sindrome della cauda", dolore a sede lombosacrale, che può però irradiarsi all'addome, agli arti inferiori, alla regione perineale e genitale. Può accompagnarsi a mono- o para-paresi flaccida, areflessia rotulea ed achillea, amiotrofia di gambe e piedi. I disturbi della sensibilità sono frequenti con distribuzione a sella e si associano a disturbi sfinterici. La comparsa di segni piramidali (s. Babinski) ci suggerisce una compressione al di sopra della V vertebra lombare. Nelle lesioni del cono midollare (S3, S4, S5) i dolori rappresentano spesso l'elemento dominante. Interessano la regione perineale ed i genitali, associandosi, in modo precoce, a turbe sfinteriche ed erettili. Le alterazioni della sensibilità sono inizialmente circoscritte alla regione glutea, perineale e genitale (sella). I segni precoci di estensione epidurale della malattia neoplastica sono: il dolore in crescendo, il dolore con irradiazione radicolare; i segni obiettivi di radicolopatia sono: il dolore peggiorato del Valsalva e il segno di Lhermitte.

5.1.2 Diagnosi radiologica

La risonanza magnetica (RM) è divenuta la modalità diagnostica di scelta nel caso di una sospetta CME [2]. La mielografia viene utilizzata ora raramente, per la sua invasività e perché non permette di ottenere delle immagini dettagliate del midollo e dei segmenti ossei con i loro rapporti anatomici.

La RM viene eseguita con le sequenze convenzionali T1 e T2, ma la sensibilità è ulteriormente migliorata dalle tecniche di soppressione del grasso (*fast turbo* SE) e dall'uso del mezzo di contrasto (gadolinio). Le lesioni possono presentarsi focali o diffuse, iso-ipointense nelle sequenze (SE) T1 dipendenti, iperintense in SE-T2 e caratterizzate in genere da una marcata presa di contrasto (in genere i tumori addensanti presentano una presa di contrasto più tenue) [5].

5.1.2.1 Fattori prognostici

La sopravvivenza dopo la diagnosi di ECM è pari a circa sei mesi [2]. Elementi prognostici di rilievo sono considerati l'istologia della neoplasia, lo stato di attività della stessa e l'autonomia motoria prima dell'inizio dei trattamenti. Così la prognosi è considerata migliore nei pazienti affetti da CA della mammella e CA prostatico (MST 9-10 mesi) rispetto a quelli nei quali la ECM è legata ad un neoplasia polmonare (MST 3 mesi). La prognosi risulta, inoltre, peggiore nei pazienti nei quali sono presenti anche metastasi vertebrali multiple o coesistano metastasi cerebrali e/o viscerali. Per quanto concerne l'autonomia motoria, l'*out-come* è in genere considerato migliore per i pazienti in grado di deambulare prima dell'inizio delle terapie (8-10 mesi) rispetto a quelli impossibilitati (2-4 mesi) [6-8].

5.1.3 Terapie

Dosi intermedie o elevate di desametasone possono, in combinazione con la radioterapia, migliorare lo *status* neurologico del paziente con CME, mentre non esistono studi che esplorino l'efficacia di altri steroidi (metilprednisolone, idrocortisone ecc). Non esiste un accordo sulla dose e durata del trattamento. Heidmal *et al* [9] non hanno trovato significative differenze, se non per i maggiori effetti collaterali, tra pazienti trattati con 96 mg/die di desametasone (a scalare, in due settimane) e pazienti trattati con 16 mg/die. Vecht [10] in uno studio randomizzato condotto su 37 pazienti (bolo iniziale di desametasone 10 mg vs 100 mg seguiti 16 mg/die *per os*) non ha segnalato alcuna differenza, considerando come parametri di efficacia: il dolore, l'autonomia motoria e i disturbi sfinterici. Nei pazienti con piccole lesioni epidurali ed un esame neurologico ancora negativo, alcuni autori suggeriscono che lo steroide potrebbe essere evitato anche durante l'esecuzione della radioterapia [11].

5.1.3.1 Radioterapia

La radioterapia è considerata il trattamento di scelta per molti pazienti affetti da CME sia sintomatiche che non. I linfomi, i mielomi, i seminomi e i sarcomi di Ewing sono ritenuti radio-sensibili all'opposto il CA mammario e CA prostatico sono considerati solo moderatamente radio-sensibili. Tumori che invece sono considerati radio-resistenti risultano il melanoma, i tumori polmonari non a piccole cellule, del colon e renali. Teoricamente, dosi elevate/frazione dovrebbero essere più utili nelle neoplasie radio-resistenti, tuttavia l'aumento della dose/frazione aumenta anche il rischio di tossicità tardive. Per questo le tecniche di ipofrazionamento sono consigliate nelle neoplasie radio-resistenti, o in pazienti paraplegici o con un'aspettativa di vita breve. Per i pazienti con neoplasie radio-sensibili ed una buona aspettativa di vita dovrebbero essere utilizzati dosaggi-frazioni più piccoli per tempi più prolungati [8, 12]. Anche il recentissimo lavoro di Maranzano conferma che in pazienti con prognosi breve, l'ipofrazionamento è fattibile con scarsi effetti collaterali di rilievo [13].

Le casistiche relativamente modeste rendono difficile stabilire le dosi ottimali. Gli schemi di trattamento più frequentemente utilizzati vedono la somministrazione di 30 Gy in dieci frazioni. La *radiation portal* risulta in genere di circa 8 cm, più ampia nei pazienti in cui siano note estensioni paravertebrali della malattia. Centrata sul corpo vertebrale ed estesa due vertebre sopra e sotto la lesione.

La radioterapia ha scarse o nulle probabilità di successo nei casi dove la compressione si associa a deformazione della colonna vertebrale, fratture vertebrali e presenza di frammenti ossei che configgono con il nastro midollare.

5.1.3.2 Radiochirurgia

Le metastasi spinali, sono in genere ampie, irregolari nei margini e nella forma e si sviluppano adiacenti al midollo, un organo con una radioresistenza bassa. Questi elementi, accanto alla difficoltà ad allestire piani precisi sono alla base delle difficoltà nell'impiego di questa metodica. Un certo impulso in questa direzione è ora determinato dalla Cyber-Knife [14]: questa consiste di un acceleratore lineare miniaturizzato montato su un braccio robotico in grado di muovere l'acceleratore lungo sei assi spaziali con una maggiore possibilità di orientare il fascio di raggi. Tutto questo seguendo una ricostruzione radiologica dell'immagine guidata da alcuni punti di *repere*, riducendo al minino l'invasività chirurgica garantendo una alta specificità del trattamento [15].

5.1.3.3 Vertebroplastica

È una metodica che permette, sotto guida radiologica, di iniettare del cemento osseo nel corpo di vertebre fratturate. La metodica è poco invasiva e, nelle poche serie riportate, questo trattamento è risultato in grado di migliorare la sintomatologia dolorosa, ma non di influenzare in modo significativo lo *status* neurologico e la malattia di base [16]: è controindicata se vi è soluzione di continuo del muro posteriore del corpo vertebrale.

5.1.3.4 Chirurgia

In passato, il trattamento chirurgico di scelta era la laminectomia posteriore. Nei vari studi retrospettivi non è mai stato dimostrato un reale vantaggio di questo approccio rispetto alla sola radioterapia [17]. Alla base di questi risultati modesti potrebbe essere lo sviluppo prevalentemente anteriore delle CME, per cui un approccio chirurgico posteriore difficilmente risulta radicale. Inoltre una demolizione posteriore peggiora sensibilmente la stabilità della colonna. In ultimo, i segmenti cervicali non sono aggredibili per questa via.

Lo sviluppo delle nuove tecniche microchirurgiche permette oggi altri approcci. La via "anteriore" prevede un'aggressione del corpo vertebrale e della massa tumorale utilizzando una via tracciata attraverso le cavità addominali e toraciche. È possibile così l'exeresi in blocco del corpo vertebrale realizzando una chirurgia realmente "oncologica" e la successiva sua ricostruzione e stabilizzazione con impianti che utilizzino vari sistemi di fissazione e cemento (methyl 2-methacrylate). Queste tecniche permettono un miglioramento dello *status* neurologico dal 60 al 80% dei casi trattatati [16, 18]. Patchel *et al* [19], in uno studio randomizzato, hanno confrontato *l'out-come* di un gruppo di pazienti trattati con la sola radioterapia contro pazienti trattati chirurgicamente con approccio anteriore e quindi con radioterapia. La percentuale di pazienti che hanno mantenuto la capacità di camminare è risultata del 56% nei pazienti operati e irradiati rispetto al 19% dei pazienti trattati con la sola RT. Anche la durata di questa autonomia è risultata significativamente maggiore nei pazienti del primo gruppo (126 giorni vs 35). I risultati di questo studio, pur essendo applicabili all'interno di ben precise classi prognostiche (istologia, *status* neurologico, stato della malattia sistemica, numero delle metestasi vertebrali) e quindi selezionando accuratamente l'indicazione individuale, indicherebbero che un approccio combinato più aggressivo di chirurgia anteriore e radioterapia sia quello preferibile. La chirurgia deve essere sempre attenta alla stabilità della colonna e alla sede della lesione che devono consigliare l'uso di strumenti di fissazione adeguati La Figura 1 dimostra come in caso di lesione del corpo vertebrale a D5 la laminectomia posteriore senza stabilizzazione della colonna possa comportare lussazione e deterioramento neurologico grave per compressione completa in casi nei quali la patologia di base era meno grave della complicazione iatrogena.

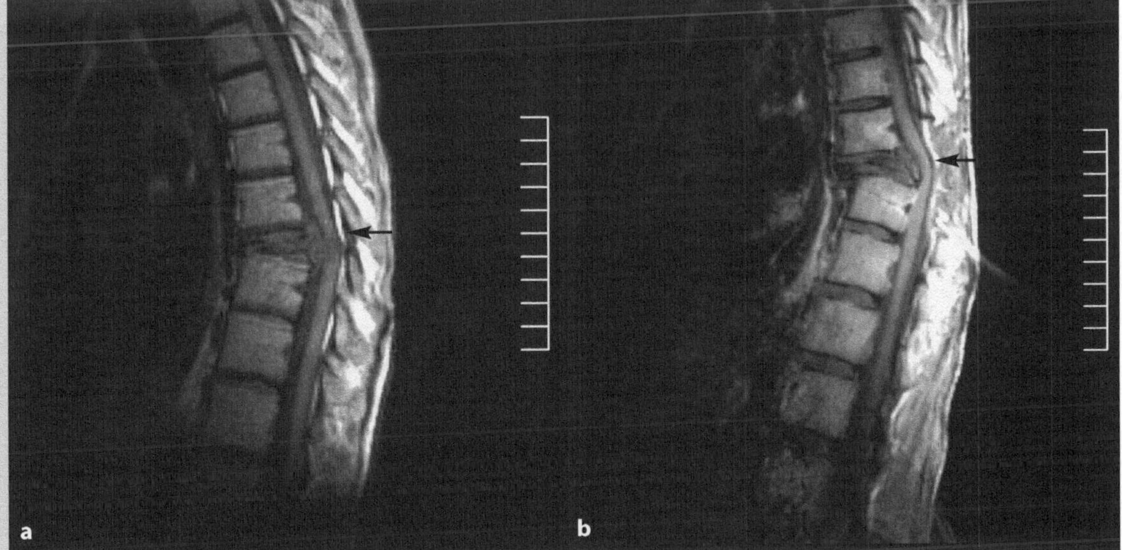

Fig. 1 a, b. RMN, immagini sagittali della colonna dorsale. La figura **a** mostra la compressione del midollo a livello di D5 causata dalla frattura patologica della vertebra con retropulsione di materiale patologico sul midollo spinale, in questa fase la paziente aveva solo parestesie e segno di Lhermitte. La figura **b** mostra la stessa lesione dopo laminectomia posteriore, la lussazione della colonna resa instabile dalla laminectomia, ha provocato compressione molto più marcata del midollo con evoluzione clinica in paraplegia

5.1.3.5 Chemioterapia

Per quanto concerne la chemioterapia, purtroppo molte delle neoplasie implicate nelle CME sono chemioresistenti e difficilmente questa può essere considerata come il primo e risolutivo trattamento, mentre è più ragionevole considerarla come adiuvante in un piano di trattamento combinato con RT e chirurgia. Solo per alcune neoplasie (linfomi, germinomi, tumori prostatici e CA mammario) il trattamento chemioterapico e ormonale è risultato in grado di indurre chiari vantaggi [20-22].

5.1.4 Conclusioni

Una recente revisione sistematica della letteratura [23] riassume efficacemente lo stato dell'arte del trattamento della compressione midollare metastatica in pochi punti significativi:

1. la diagnosi precoce e lo stato neurologico alla diagnosi costituiscono l'elemento prognostico più importante indipendentemente dal tipo di trattamento intrapreso;
2. la RMN è lo strumento diagnostico di scelta;
3. il cortisone a alte dosi è raccomandabile, ma la dose consigliabile rimane incerta;
4. la radioterapia è efficace in molti casi e può essere anche ripetuta sulla stessa sede in casi selezionati;
5. la chirurgia in casi selezionati può probabilmente ottenere risultati migliori della radioterapia (per esempio in caso di instabilità della colonna o compressione ossea). Il peso, in termini di invasività e rischi connessi alla chirurgia, accettabile per una procedura palliativa va bilanciato con una serie di considerazioni che rendono l'indicazione estremamente personalizzata (prognosi, qualità della vita, volontà del malato).

5.2 METASTASI SPINALI INTRAMIDOLLARI

Le metastasi spinali intramidollari (MSI) (Fig. 2 a, b) rappresentano un evenienza relativamente rara, interessando dallo 0,1% allo 0,4% di tutti i pazienti affetti da neoplasie. Tuttavia, la loro frequenza è riportata in crescita riflettendo la maggiore sopravvivenza dei malati affetti da tumore [24]. La neoplasia che più comunemente è all'origine delle MSI è quella polmonare, che rappresenta da sola fino all'85% di tutti i casi. Tra le neoplasie polmonari quelle a piccole cellule rappresentano fino al 47% dei casi. I tumori mammari sono al secondo posto nella frequenza delle MSI con il 13% circa dei casi, mentre i melanomi rappresentano la terza entità in ordine di frequenza. Il 50% delle MSI sono associate a metastasi cerebrali, mentre nel 25% dei casi sono presenti dei segni strumentali di disseminazione subependimale [25].

Possono comparire a qualunque livello nel midollo. I dati circa una localizzazione più frequente

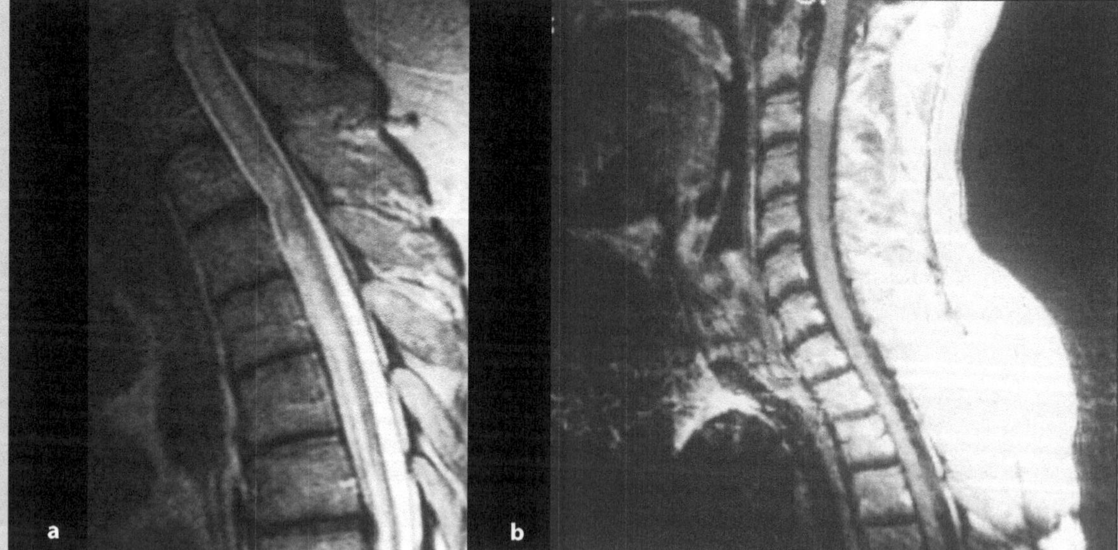

Fig. 2 a, b. a Lesione intramidollare toracica da carcinoma del colon metastatico con manifestazione iperacuta di mielopatia (paraplegia insorta in minuti-ore, probabilmente con meccanismo vascolare) con sindrome da interessamento della parte anteriore del midollo. **b** Metastasi intramidollare cervicale di melanoma con presentazione progressiva di parestesie irradiate agli arti inferiori e *deficit* motori e sensitivi

a livello del tratto toracico non sono accettati da tutti gli autori, in circa il 15% dei casi si riscontrano localizzazioni multiple.

Le metastasi intramidollari, in genere, rappresentano un indice di una malattia neoplastica estesa e la mediana di sopravvivenza dalla diagnosi è di circa 19 settimane. In piccole serie di pazienti con fattori prognostici favorevoli è riportata una sopravvivenza superiore ai 2 anni nel caso di trattamenti combinati chirurgici e radioterapici.

5.2.1 Clinica e diagnosi radiologica

La MSI si presenta in genere nel contesto di una malattia neoplastica conosciuta e spesso avanzata, questo a differenza della compressione epidurale che può rappresentare il primo sintomo della malattia tumorale. La presentazione più frequente è quella di una mielopatia a decorso acuto o subacuto che s'instaura in un periodo di tempo che varia da pochi giorni a settimane (Fig. 2). Il senso di pesantezza degli arti ed il dolore sono sintomi più precoci, mentre le alterazioni della sensibilità e degli sfinteri tendono ad instaurasi più tardivamente nel decorso della malattia. Non è facile distinguere dal punto di vista clinico una compressione epidurale da una metastasi intramidollare. Nelle MSI i sintomi di ordine neurologico si instaurano in genere in modo più tumultuoso. Il dolore può non essere presente o avere caratteristiche urenti e una distribuzione non radicolare (25-33% dei casi), la distribuzione radicolare del dolore dovrebbe suggerire piuttosto una lesione extramidollare o un neurinoma. I *deficit* neurologici nel caso delle MIC sono più frequentemente simmetrici. Altra manifestazione frequentemente osservata (22%) è la sindrome di Brown-Sequard. Questa sindrome provoca la perdita della sensibilità dolorosa e termica controlaterale e la paralisi motoria omolaterale, con perdita del senso di posizione e della sensibilità vibratoria (queste manifestazioni cliniche riguardano aree distali alla localizzazione).

Per la diagnosi, oggi lo strumento di scelta è la risonanza magnetica con gadolinio. Il midollo presenta degli allargamenti focali, con noduli ipointensi nelle SE-T1 dipendenti e iperintensi nelle SE-T2, cateterizzati da una intensa presa di contrasto; spesso sono associati aspetti di disseminazione leptomeningea.

5.2.2 Terapia

Le opzioni terapeutiche sono spesso influenzate da una malattia di base in fase avanzata. Il trattamento più frequentemente utilizzato è quello che vede la combinazione dello steroide, in genere il desametasone con la radioterapia. Lo steroide è molto efficace nella riduzione della sintomatologia dolorosa e nell'iniziale miglioramento clinico del paziente. Per quanto concerne la radioterapia in letteratura vengono segnalati trattamenti che prevedono la somministrazione di dosi da 16,3 a 45,2 Gy in un numero di frazioni da 5 a 25 per periodi di trattamento di 2-4 settimane. Si tratta in genere di un trattamento focale mentre la radioterapia estesa a tutto i midollo non viene più praticata per le tossicità. Sembra chiaro che il trattamento radiante è tanto più efficace quanto più precocemente viene somministrato, prima che si instauri la paraparesi. Le nuove modalità di trattamento stereotassico, analogamente a quanto successo per l'encefalo, sono indagate attivamente [26]. Teoricamente, le caratteristiche di crescita della metastasi rendono molto interessanti queste modalità, tuttavia esistono difficoltà nel creare gli esatti punti di *repere*. Queste difficoltà, in futuro, potrebbero esser superate dall'uso di metodiche come la Cyber-Knife.

Nelle MSI, l'esatto significato della chirurgia non è chiaro. Viene accettata la mielotomia su segmenti limitati della colonna al fine di ottenere decompressioni, nel caso di MSI isolate soprattutto se con *disease free* lunghi o quando sia necessaria una conferma istologica come nei casi in cui la MSI sia la prima manifestazione della malattia o nel caso di neoplasie che raramente danno localizzazioni in questa sede (tiroide). Recenti studi sostengono un ruolo della microchirurgia sulla singola metastasi nel prolungare la sopravvivenza e migliorare la qualità di vita in associazione alla radioterapia. Anche per la chirurgia, la tempestività dell'intervento gioca un ruolo rilevante, tanto che alcuni autori la sconsigliano quando la paraplegia si sia instaurata da oltre 24 ore [27].

Per quanto concerne la chemioterapia non esistono farmaci o protocolli specifici per le MSI, vengono quindi applicati i trattamenti di associazione utilizzati nelle metastasi sistemiche talora anche sottoforma di trattamenti ad alte dosi di chemioterapia [28, 29]. I risultati più interessanti, sono attesi in quelle neoplasie che dimostrano una intrinseca chemiosensibilità (mammella, ovaio) ed in particolare in pazienti chemioterapia-naïve.

BIBLIOGRAFIA

1. Shah AN, Pietrobon R, Richardson WJ, Myers BS (2003) Patterns of tumor spread and risk of fracture and epidural impingement in metastatic vertebrae. J Spinal Disord Tech 16:83-89
2. Schiff D (2003) Spinal cord compression. Neurol Clin 21:67-86
3. Prasad D, Schiff D (2005) Malignant spinal-cord compression. Lancet 6:15-24
4. Husband DJ (1998) Malignant spinal cord compression: prospective study of delays in referral and treatment. BMJ 317:18-21
5. Prasad D, Schiff D (2005) Malignant spinal-cord compression. Lancet Oncol 6:15-24
6. Maranzano E, Trippa F, Chirico L et al (2003) Management of metastatic spinal cord compression. Tumori 89:469-475
7. Helweg-Larsen S, Soresen PS, Kreiner S (2000) Prognostic factors in metastatic spinal cord compression: a prospectve study using multivariate analysis of variables influencing survival and gait function in 153 patients. Int J Radiat Oncol Biol Phys 46:1163-1169
8. Rades D, Heidenreich F, Karstens JH (2002) Final results of a prospective study of the prognostic value of the time to develop motor deficits before irradiation in metastatic spinal cord compression. Int J Radiat Oncol Biol Phys 53:975-979
9. Heimdal K, Hirschberg H, Slettebo H et al (1992) High incidence of serious side effects of high-dose dexamethasone treatment in patients with epidural spinal cord compression. J Neurooncol 12:141-144
10. Vecht CJ, Haaxma-Reiche H, van Putten WL et al (1996) Initial bolus of conventional versus high-dose dexamethasone in metastatic spinal cord compression. Neurology 39:1255-1257
11. Maranzano E, Latini P, Beneventi S et al (1996) Radiotherapy without steroids in selected metastatic spinal cord compression patients: a phase II trial. Am J Clin Oncol 19:179-183
12. Maranzano E, Latini P, Perrucci E et al (1997) Short-course radiotherapy (8 Gy x 2) in metastatic spinal cord compression: an effective and feasible treatment. Int J Radiat Oncol Biol Phys 38:1037-1044
13. Maranzano E, Bellavita R, Rossi R et al (2005) Short-course versus split-course radiotherapy in metastatic spinal cord compression: results of a phase III, randomized, multicenter trial. J Clin Oncol 23:3358-3365
14. Adler JR, Chang SD, Murphy MJ et al (1997) The cyberknife: a frameless robotic system for radiosurgery. Stereotact Funct Neurosurg 69:124-128
15. Yin FF, Ryu S, Ajlouni M et al (2004) Image-guided procedures for intensity-modulated spinal radiosurgery. Technical note. J Neurosurg 101[Suppl 3]:419-424
16. Fourney DR, Abi-Said D, Rhines LD et al (2001) Simultaneous anterior-posterior approach to the thoracic and lumbar spine for the radical resection of tumors followed by reconstruction and stabilization. J Neurosurg 94:232-244
17. Young RF, Post EM, King GA (1980) Treatment of spinal epidural metastases: randomized prospective comparison of laminectomy and radiotherapy. J Neurosurg 53:741-748
18. Jackson RL, Loh SCA, Gokaslan ZL (2001) Metastatic renal cell carcinoma of the spine: surgical treatments and results. J Neurosurg 94:18-24
19. Patchell R, Tibbs P, Regine W et al (2005) Direct decompressive surgical resection in the treatment of spinal cord compression caused by metastatic cancer: a randomized trial. Lancet 366:643-648
20. Gale J, Mead GM, Simmonds PD (2002) Management of spinal cord and cauda equina compression secondary to epidural metastatic disease in adults with malignant germ cell tumours. Clin Oncol 14:481-490
21. Cavaliere R, Schiff D (2004) Epidural Spinal Cord Compression. Curr Treat Options Neurol 6:285-295
22. Matsubara H, Watanabe K, Sakai H et al (2004) Rapid improvement of paraplegia caused by epidural involvements of Burkitt's lymphoma with chemotherapy. Spine 29:4-6
23. Loblaw A, Perry J, Chambers A, Laperriere N (2005) Systematic review of the diagnosis and management of malignant extradural spinal cord compression: the cancer care Ontario practice guidelines initiatives's neuro-oncology disease site group. J Clin Oncol 23:2028-2037
24. Potti A, Abdel-Raheem M, Levitt R et al (2001) Intramedullary spinal cord metastases (ISCM) and non-small cell lung carcinoma (NSCLC): clinical patterns, diagnosis and therapeutic considerations. Lung Cancer 31:319-323
25. Schiff D, O'Neill BP (1996) Intramedullary spinal cord metastases: clinical features and treatment outcome. Neurology 47:906-912
26. Ryu S, Fang Yin F, Rock J et al (2003) Image-guided and intensity-modulated radiosurgery for patients with spinal metastasis. Cancer 97:2013-2018
27. Gasser TG, Pospiech J, Stolke D, Schwechheimer K (2001) Spinal intramedullary metastases. Report of two cases and review of the literature. Neurosurg Rev 24:88-92
28. Cormio G, Di Vagno G, Di Fazio F et al (2001) Intramedullary spinal cord metastasis from ovarian carcinoma. Gynecol Oncol 81:506-508
29. Fujimoto N, Hiraki A, Ueoka H et al (2000) Intramedullary spinal cord recurrence after high-dose chemotherapy and autologous peripheral blood progenitor cell transplantation for limited-disease small cell lung cancer. Lung Cancer 30:145-148

Capitolo 6

Lesioni della base cranica e dei nervi cranici

Augusto Caraceni

Lesioni della base del cranio sono causate comunemente da metastasi ossee di tumori della mammella, della prostata e altri e dalla invasione, per contiguità, di tumori avanzati della regione della testa e collo. I sintomi secondari alla lesione ossea sono spesso associati ad alterazioni delle funzioni dei nervi cranici.

La cefalea riferita al sito della lesione oppure al vertice o all'intero lato del capo interessato è anche frequente. La migliore modalità di immagine per queste lesioni è la TAC con lo studio delle finestre per l'osso e il trattamento radiante è utile per lenire il dolore e contenere la disfunzione neurologica [1, 2]. La scintigrafia ossea è poco sensibile per le lesioni della base mentre RMN e tecniche di immagine radiologica e funzionale combinata con SPECT e PET possono dare informazioni molto precise. Come già descritto nel capitolo 4, l'interessamento spesso multiplo dei nervi cranici è tipico delle metastasi meningee. In caso di *deficit* di nervi cranici è sempre importante considerare la possibilità di lesioni ossee o meningee e quelle di lesioni concomitanti. Questo tipo di diagnosi può essere fatto solo con la RMN.

6.1 SINDROMI DELLA BASE CRANICA

6.1.1 Sindrome orbitale

Il dolore retroorbitario e sovraorbitario è caratteristico e si può associare alterazione del *visus*, diplopia, chemosi, prooptosi, oftalmoplegia esterna, papilledema monolaterale e *deficit* sensitivo in regione trigeminale. I nervi oculomotori sono colpiti con prevalenza del VI nervo cranico.

6.1.2 Sindrome parasellare e del seno cavernoso

Dolore orbitale sovraorbitoario e frontale si associa a paralisi oculari con diplopia. Le branche I, II e III del trigemino possono essere colpite nel decorso più prossimale o più distale rispetto al seno cavernoso. Nei casi di lunga durata i *deficit* trigeminale può dare debolezza e ipotrofia del massetere e del muscolo temporale.

6.1.3 Sindrome della fossa cranica media

Dolore facciale associato con *deficit* sensitivo nella distribuzione della II e III branca del trigemino. Il dolore può essere continuo e sordo riferito al lato colpito della testa ed essere associato a parossismi di dolore lancinante nel territorio trigeminale. Ci possono essere paralisi oculari per estensione al seno cavernoso.

6.1.4 Sindrome del forame giugulare

Si presenta con disfonia e disfagia e dolore riferito alla mastoide, al collo o alla spalla, con mal di testa diffuso o lateralizzato. Può associare sindrome di Horner con paralisi del IX, X e XI nervo cranico.

6.1.5 Sindrome del condilo occipitale

Dolore unilaterale alla nuca aggravato della flessione del collo, collo rigido con una caratteristica inclinazione del capo in direzione opposta alla sede del dolore. Il XII nervo cranico può essere colpito selettivamente con deviazione controlaterale della lingua protrusa e ipotonia del lato della lingua omolaterale alla lesione (Fig. 1).

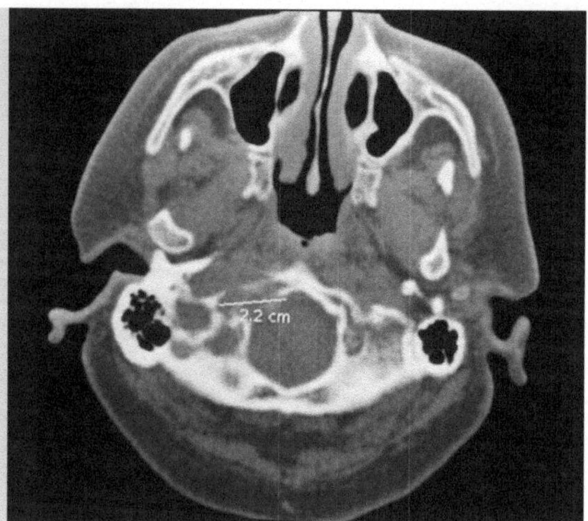

Fig. 1. Immagine di Tac che evidenzia una lesione litica dell'occipitale (*repere*). La paziente affetta da carcinoma della mammella e metastasi ossee aveva dolore alla nuca che peggiorava nella flessione laterale destra e un *deficit* dell'ipoglosso di destra con deviazione della lingua verso sinistra alla protrusione

6.1.6 Sindrome del clivo dell'occipitale

Il dolore può essere riferito al vertice ma anche bilateralmente, essere retro-orbitario o con irradiazione posteriore. Può associare disfunzione dell'XI e XII nervo cranico, ma anche di altri, dal VI al IX. I sintomi possono essere mono- o bilaterali.

6.1.7 Sindromi dell'etmoide e dello sfenoide

Mal di testa bilaterale frontale, congestione nasale e rinorrea. Il VI nervo cranico è più precocemente colpito con diplopia e deviazione convergente dell'occhio colpito.

6.2 ALTRE NEUROPATIE CRANIO-FACIALI

Indipendentemente dalla presenza di una lesione ossea, che può determinare le sindromi caratteristiche descritte sopra, i nervi cranici possono essere individualmente colpiti in modo sincrono o metacrono nel corso della diffusione meningea di tumori, leucemie o linfomi, questi aspetti sono trattati nel capitolo 4. Il nervo glossofaringeo e il trigemino sono anche spesso coinvolti da altri tipi di lesioni tumorali che vengono prese in considerazione a parte.

6.2.1 Nervo glossofaringeo

Frequentemente colpito dalle neoplasie della testa e del collo il nervo glossofaringeo può essere responsabile di dolore faringeo con irradiazione all'orecchio e odinofagia. Il dolore può essere parossistico e associarsi a sincope [3]. La sindrome è stata descritta anche in corso di carcinomatosi meningea [4], ma più comunemente dipende da infiltrazione a livello del collo o del basicranio.

6.2.2 Nervo trigemino

I sintomi sono quasi sempre associati a una componente di dolore focale, profondo, sordo, legato alla lesione dei tessuti molli o dell'osso, può esservi una componete parossistica. I segni deficitari sensitivi e motori spesso seguono il dolore a distanza di giorni o settimane. Lesioni della base e fossa cranica media e posteriore che colpiscono l'osso o gli involucri meningei danno sintomi simili. Carcinomi spinocellulari dei tessuti molli della testa e del collo hanno un particolare neurotropismo e tendono a invadere precocemente i segmenti periferici distali del nervo trigemino e glossofaringeo [5-8].

6.2.3 Sindrome "*numb chin*"

La sindrome del mento addormentato o intorpidito (*numb*) dipende da una sofferenza del nervo mentoniero o, più prossimamente, dell'alveolare inferiore, frequentemente dovuta a lesioni metastatiche del ramo ascendente o dell'angolo mandibolare, tipiche di tumori della mammella e prostata. Si manifesta con perdita di sensibilità alla regione mentale di solito è di un lato- ma può essere anche bilaterale. La diagnosi differenziale comprende l'espansione del midollo emopoietico per effetto dei fattori di crescita o per diffusione microscopica intramidollare di carcinomi o di cellule della serie emopoitica, lesioni meningee a livello del forame ovale e cause non oncologiche come la chirurgia dentale [9]. La lesione metastatica dell'osso mandibolare è frequente e spesso non viene evidenziata dalla normali proiezioni frontali della scintigrafia ossea perché poco adatte a evidenziare l'osso mandibolare soprattutto l'angolo e la branca ascendente.

BIBLIOGRAFIA

1. Foley KM (1979) Pain syndromes in patients with cancer. In: Bonica JJ, Ventafridda V (eds) Advances in Pain Research and Therapy, vol. 2. Raven Press, New York, pp 59-75
2. Greenberg HS, Deck MD, Vikram B et al (1981) Metastasis to the base of the skull: Clinical findings in 43 patients. Neurology 31:530-537
3. Weinstein RE, Herec D, Friedman JH (1986) Hypotension due to glossopharyngeal neuralgia. Arch Neurol 40:90-92
4. Sozzi C, Marotta P, Piatti L (1987) Vagoglossopharyngeal neuralgia with syncope in the course of carcinomatous meningitis. Ital J Neurol Sci 8: 271-276
5. Cheng TM, Cascino TL, Onofrio BM (1993) Comprehensive study of diagnosis and treatment of trigeminal neuralgia secondary to tumors. Neurology 43:2298-2302
6. De Angelis LM, Payne R (1987) Lymphomatous meningitis presenting as atypical cluster headache. Pain 30:211-216
7. Carter RL, Pittam MR, Tanner NSB (1982) Pain and dysphagia in patients with squamous carcinomas of the head and neck: the role of perineural spread. J R Soc Med 75:598-606
8. Clouston PD, Sharpe DM, Corbett AJ et al (1990) Perineural spread of cutaneous head and neck cancer. Its orbital and central neurologic complications. Arch Neurol 47:73-77
9. Burt RK, Sharfam WH, Karp BI, Wilson WH (1992) Mental neuropathy (Numb chin syndrome). A harbinger of tumor progression or relapse. Cancer 70:877-881

Capitolo 7

Lesioni di radici, plessi e nervi periferici

Augusto Caraceni

7.1 RADICOLOPATIE

La compressione o infiltrazione radicolare da parte di lesioni tumorali primitive o metastatiche è frequente soprattutto nelle metastasi vertebrali, meningee e da parte di lesioni paravertebrali che si introducono nei forami di coniugazione (tipico di linfomi e sarcomi).

I sintomi vanno dal dolore irradiato alla distribuzione della radice ai *deficit* neurologici e possono essere difficili da distinguere rispetto alle plessopatie, brachiale e lombosacrale quando più radici sono colpite contemporaneamente nelle regioni lombari e cervicobrachiali. Il dolore irradiato a distanza da una lesione ossea metastatica non è sinonimo di radicolopatia, infatti è provato che vi sono aree cutanee di riferimento del dolore osseo (scheltrotomi) che parzialmente si sovrappongono con le aree di innervazione dermatomerica radicolare e che giustificano i riferimento a distanza nel dolore (ad esempio la regione inguinale può essere sede di riferimento di dolore causato da una lesione di T12) (Fig. 1) [1], mentre nella sofferenza radicolare si possono dimostrate *deficit* neurologici e altri segni tipici come il segno di Lasegue.

Le radicolopatie dorsali raramente danno reperti neurologici obiettivi per la sovrapposizione dell'innervazione tra radici adiacenti (Fig. 2).

Molto spesso si presentano con il solo dolore caratteristicamente irradiato anteriormente, non di rado bilateralmente, a cintura, che può essere peggiorato dalla manovra di Valsalva. Se più radici sono colpite il deficit neurologico può diventare evidente come nel caso in Figura 2.

Nella diagnosi differenziale dei dolori radicolari si deve tener conto della possibilità dell'infezione herpetica. TAC e RMN sono tecniche di immagine sensibili a queste lesioni, solo la RMN può però distinguere le lesioni meningee e definire con precisione l'estensione epidurale con eventuale compressione del midollo. In uno studio il 90% dei pazienti che associavano un dolore della schiena dovuto a metastasi ossea con una radicolopatia aveva un'estensione epidurale della malattia [2].

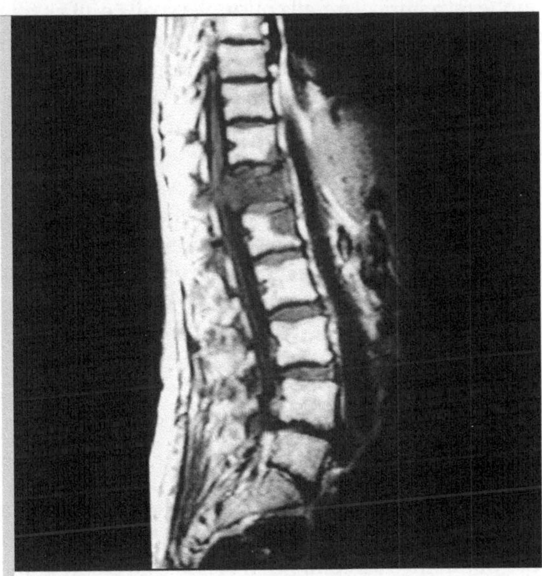

Fig. 1. Lesione ossea di T12 da carcinoma del colon, la paziente aveva dolore riferito alla cresta iliaca superiore destra e irradiato all'inguine

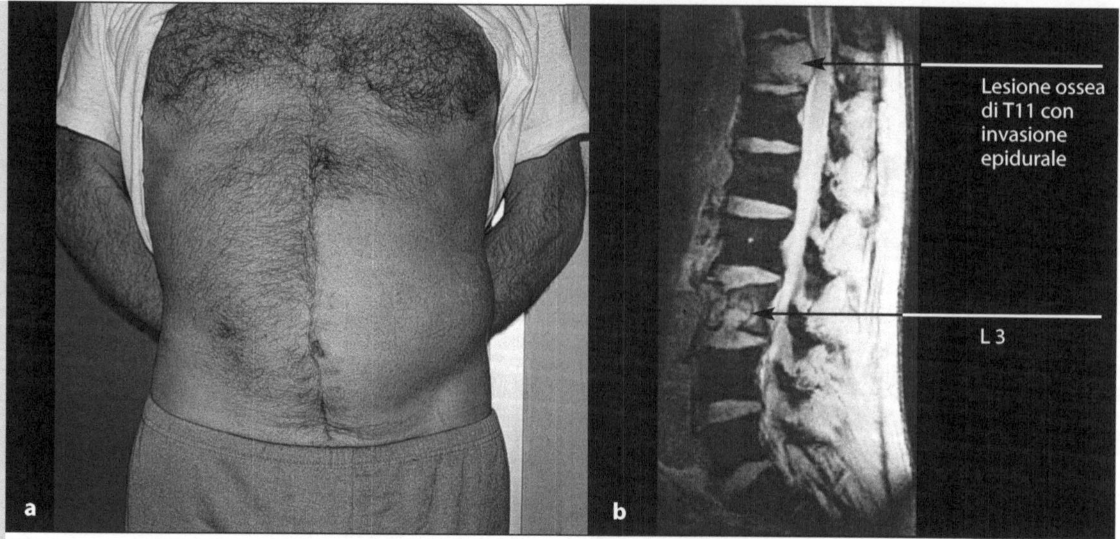

Fig. 2 a, b. a Paziente con carcinoma del colon, dolore al rachide lombare e dorsale inferiore, area di ipoestesia sospesa tra T10 e T11 a sinistra e ipotonia dei muscoli della parete addominale sinistra. **b** La RMN dimostra una lesione di T11 con invasione epidurale e un'altra lesione a L3 che spiegano i sintomi e i segni

7.2 PLESSOPATIE

7.2.1 Plessopatia cervicale

L'infiltrazione del plesso cervicale é dovuta a compressione da parte di tumori della testa e del collo o di metastasi linfonodali cervicali. È frequente un dolore locale, disestesico o lancinante, irradiato alla regione retroauricolare, alla nuca, alla spalla e all'angolo mandibolare, accompagnato da alterazioni della sensibilità nel territorio del nervo grande auricolare e del nervo grande occipitale e traverso del collo (nuca, mastoide, parte dell'orecchio esterno e collo). Nei pazienti con tumore della testa e collo sottoposti a svuotamento radicale cervicale e a radioterapia, in presenza di un dolore nuovo o della esacerbazione di un dolore già presente può essere difficile differenziare gli esiti iatrogeni di chirurgia e radioterapia dalla ripresa di malattia. TAC e RMN possono non essere sufficienti e il ricorso alla PET può dare un contributo determinante in questi casi [3].

7.2.2 Plessopatia brachiale

È una complicazione soprattutto dei tumori della mammella, del polmone e del linfoma, oltre che di Schwannomi e sarcomi [4]. Il plesso può essere compresso o infiltrato da adenopatie, da masse neoplastiche ascellari o sopraclaveari, o da tumori dell'apice polmonare. Il dolore è nell'85% dei casi il primo sintomo e può restare per settimane l'unico. Nella plessopatia brachiale neoplastica sembra, dalla letteratura, essere più frequente un interessamento della parte inferiore del plesso (C7-T1). Il dolore a livello della spalla, del gomito e della parte mediale dell'avambraccio è associato ad una sensazione di intorpidimento del quarto e quinto dito.

Nei tumori del polmone può anche essere presente una sindrome neuropatica a livello dell'ascella e della parete toracica superiore nel territorio del nervo intercostobrachiale (C8-T1-T2).

L'interessamento della parte alta del plesso (C5-C6) si manifesta con dolore in regione paraspinale, alla spalla, alla parte laterale del braccio, al gomito e intorpidimento del pollice e dell'indice con frequenti disestesie urenti. A volte si assiste ad un progressivo interessamento di tutto il plesso, più raramente si ha una panplessopatia all'esordio. Il dolore neuropatico può essere il sintomo predominante con, oltre alle parestesie, anche disestesie urenti, allodinia, iperestesia. Nel tumore della mammella dopo linfadenectomia ascellare la recidiva a livello dei linfonodi sovraclaveari, spesso palpabili, si può manifestare inizialmente con una plessopatia superiore.

La presenza di una panplessopatia e della sindrome di Claude Bernard-Horner si associa nel 30% dei casi ad estensione epidurale di malattia con elevato rischio di compressione midollare [5]. I pazienti che presentano i sintomi di una plessopatia brachiale completa dovrebbero essere sottoposti anche ad uno studio dello spazio peridurale contiguo, prima di effettuare una radioterapia. La diagnosi differenziale principale in alcuni casi è con la plessopatia postattinica (vedi capitolo 13) e con tumori primitivi del plesso che possono essere anche radio-indotti [6].

La TAC e la RMN sono fondamentali per lo studio del plesso brachiale, ma possono non chiarire il quesito diagnostico (vedi capitolo 13). A questo scopo è utile una valutazione elettromiografica (vedi capitolo 13). Di recente anche la PET è stata utilizzata nella diagnosi differenziale. In fine, può rendersi necessario ricorrere ad una esplorazione chirurgica del plesso per dirimere una diagnosi incerta, nonostante tutte le valutazioni strumentali suggerite.

7.2.3 Plessopatia lombosacrale

È più frequentemente causata dalla progressione locale o da metastasi linfonodali di tumori del colonretto, della cervice e di altri tumori pelvici (vescica, prostata, utero, linfomi, sarcomi) ma può anche essere causata metastasi linfonodali di neoplasia della mammella, del polmone o di melanoma [7].

Il dolore è il sintomo di esordio in quasi tutti i casi (93%) e può precedere di settimane o mesi la comparsa dei sintomi neurologici. Parestesie ed ipostenia dell'arto e, nella fase avanzata, edema, sono comuni e rendono difficile la deambulazione. Il dolore è di solito continuo e gravativo, più tardivamente è' urente o disestesico. Si distingue una plessopatia superiore (L1-L4), una plessopatia inferiore (L4-S1) ed una panplessopatia (L1-S3). Nella plessopatia superiore il dolore è in regione lombare, nei quadranti inferiori dell'addome, al fianco e alla parte anterolaterale della coscia. L'interessamento selettivo di L1 per tumori vicini al soma di L1 o dei nervi ileo-inguinale, ileo-ipogastrico e genito-femorale per masse neoplastiche nella parete laterale della pelvi, si manifesta con dolore e parestesie in regione inguinale e genitale.

L'infiltrazione maligna del muscolo psoas ("*malignant psoas syndrome*") si manifesta con i sintomi di una plessopatia lombosacrale superiore: dolore al fianco, dolore alla flessione dell'anca e al test dello stiramento del muscolo psoas (estensione e flessione forzata della coscia) (Fig. 3 e 4).

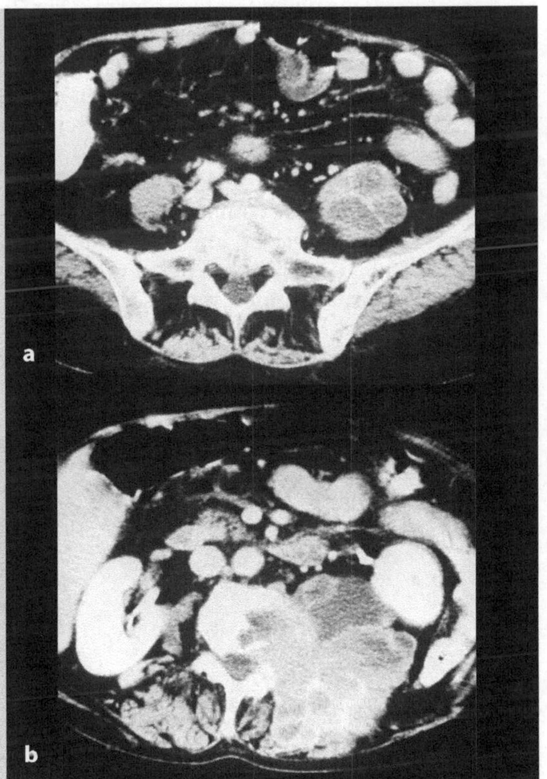

Fig. 3 a, b. TAC che dimostra due livelli di infiltrazione del muscolo psoas di sinistra da carcinoma del colon più distale **a** e più prossimale (circa L1) **b** con associata invasione dell'osso vertebrale

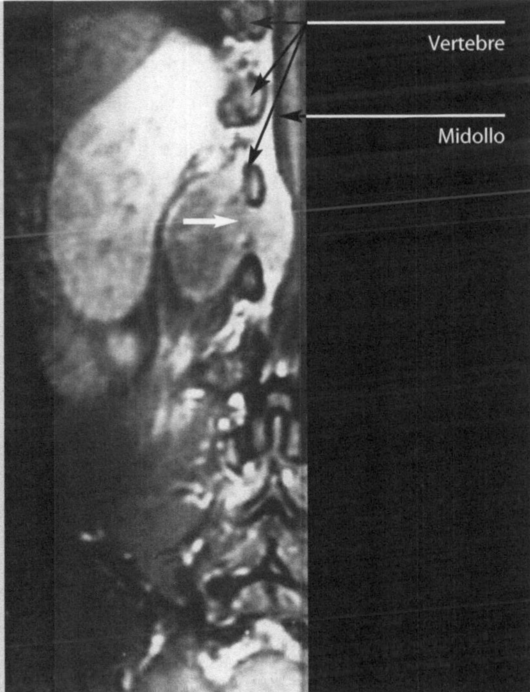

Fig. 4. Sarcoma con interessamento del muscolo psoas, *deficit* neurologico del plesso lombare superiore, dolore alla flessione e alla estensione della coscia. La RMN coronale mostra l'invasione dello spazio epidurale da parte della lesione attraverso i forami di coniugazione. La freccia bianca è sovrapposta alla lesione e mostra l'invasione del forame di coniugazione

La plessopatia inferiore dà dolore localmente riferito al gluteo o al perineo, irradiato a anca e caviglia e dolore radicolare con segni neurologici più evidenti nel territorio di L5-S1 (Fig. 5).

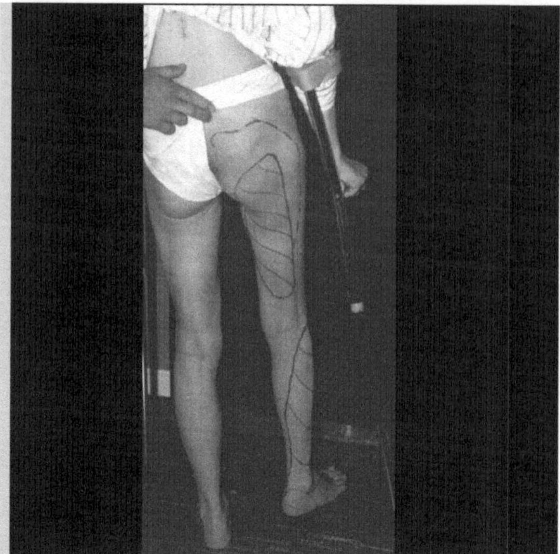

Fig. 5. Paziente con *deficit* del plesso lombare inferiore aree di ipoestesia disegnate sul gluteo sulla coscia e sul piede, debolezza negli stessi territori e dolore neuropatico con allodinia alla pianta del piede, a causa di carcinoma spinocellulare della *portio* con infiltrazione pelvica diffusa

La lesione selettiva di radici sacrali inferiori è tipica delle recidive presacrali dei tumori del retto e si manifesta con dolore perineale e ai glutei. I sintomi iniziali sono caratteristicamente limitati al dolore locale, sensazione di corpo estraneo e tenesmo, ai quali seguono il *deficit* sensitivo ed eventualmente sfinterico [8]. Una lesione del plesso coccigeo si presenta con disturbi sfinterici e perdita di sensibilità perineale "a sella" (Fig. 6).

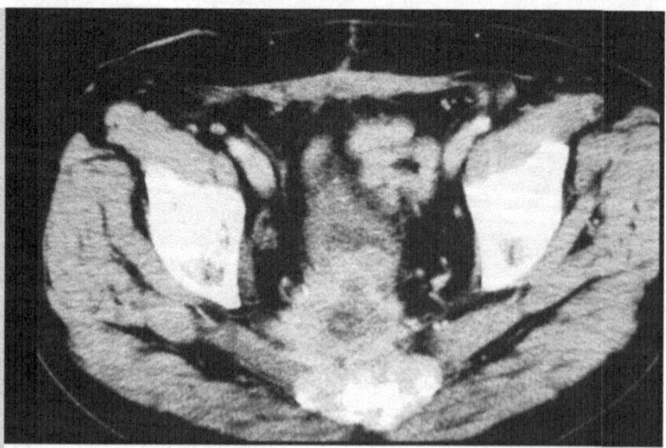

Fig. 6. TAC pelvica che mostra recidiva presacrale di tumore del retto che si presentava con dolore perineale, tenesmo, con fitte riferite al perineo e *deficit* di sensibilità tra S3 e S5

La plessopatie lombosacrale si associa spesso a lesioni ossee delle vertebre lombari, del sacro, del bacino e del femore, frequente è' inoltre una estensione epidurale. Idrouretere e idronefrosi sono molto comuni al momento della diagnosi. La diagnosi differenziale è con la plessopatia post attinica, dopo radioterapia pelvica, con la carcinomatosi meningea e con la compressione epidurale della cauda equina.

La TAC e la RMN sono le metodiche di scelta per lo studio del plesso che deve comprendere tutta la regione tra L1 e la pelvi.

7.3 MONONEUROPATIE

Una delle mononeuropatie più frequenti è dovuta alla lesione del nervo intercostale per infiltrazione della parete toracica da parte di tumori del polmone e di mesoteliomi.

Le mononeuropatie sono complessivamente più rare degli altri tipi di interessamento del sistema nervoso periferico più prossimale, con l'eccezione del nervo sciatico che può essere spesso colpito nel suo decorso tra pelvi e forame ischiatico da lesioni ossee del bacino e femore o dei tessuti molli, ad esempio per infiltrazione del muscolo piriforme (Fig. 7).

I nervi femorale e otturatorio possono essere colpiti da masse pelviche con estrinsecazione più anteriori come lesioni della vescica o dell'utero che comprimono i nervi dove si avviano a lasciare lo scavo pelvico (Fig. 8) [9].

I sarcomi degli arti, ma anche lesioni di linfoma possono dare segno di sé comprimendo i nervi periferici negli arti superiori o inferiori come nel caso descritto in Figura 9. Lesioni del nervo ulnare o radiale sono causate da metastasi ossee del gomito o dell'omero.

Un'eventualità da non dimenticare è il tumore che colpisce direttamente il tessuto nervoso peri-

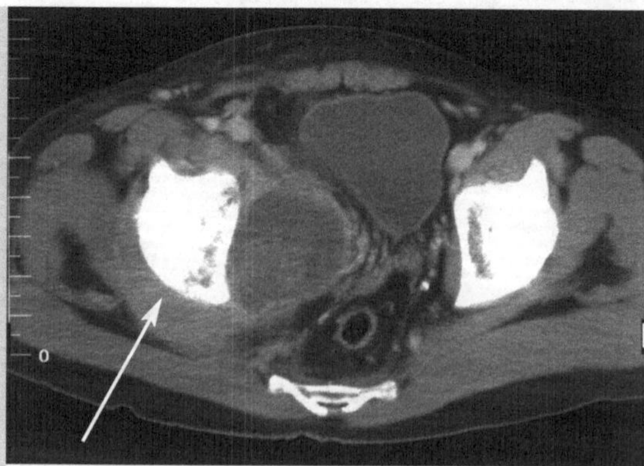

Fig. 7. TAC pelvica che dimostra massa di sarcoma che si porta a infiltrare il muscolo piriforme (freccia) determinando sofferenza del nervo sciatico

ferico. Schwannomi radio indotti sono stati diagnosticati in pazienti nei quali si sospettava una recidiva di un tumore già trattato [6]. Molto più rara è l'evenienza di una metastatizzazione diretta e non per contiguità al nervo periferico, probabilmente le condizioni di vascolazzazione (barriera sangue-nervo) insieme ad altri fattori rendono i nervi periferici poco esposti a questo genere di interessamento, con la rara eccezione di linfomi con particolati caratteristiche neurotrofiche che possono dare quadri definibili di mononeurite multipla da infiltrazione linfomatosa, nei quali sono state identificate cellule di linfoma dalla biopsia del nervo [10] (Fig. 10).

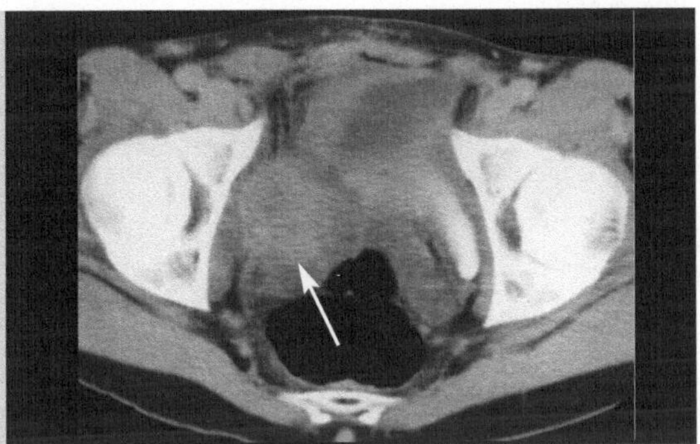

Fig. 8. Lesione del nervo otturatorio da carcinoma della vescica. La massa tra vescica e osso pelvico si estrinseca anteriormente. Il paziente riferiva dolore al ginocchio con una zona di ipoestesia al lato mediale del ginocchio, debolezza degli adduttori e asimmetria del relativo riflesso adduttore

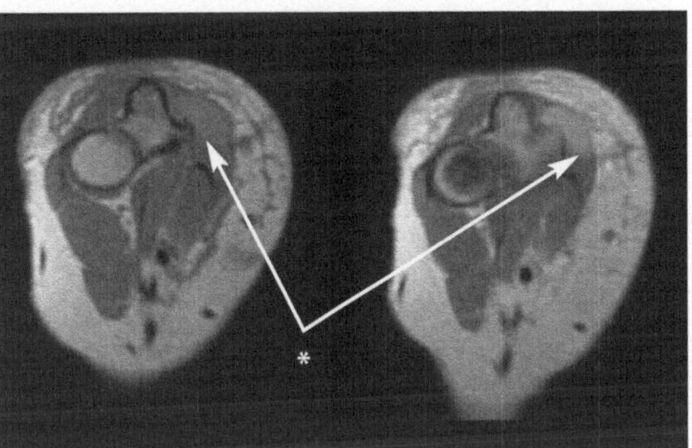

Fig. 10. Paziente con linfoma non Hodgkin diffusamente metastatico alla cute. La paziente ebbe *deficit* successivi del nervo ulnare sinistro, peroneo destro e radiale destro. A livello del gomito la RMN mostra una lesione collocata esattamente nel canale del nervo ulnare che prende contrasto (immagine di sinistra). La clinica e l'immagine sono compatibili con una lesione diretta del nervo ulnare

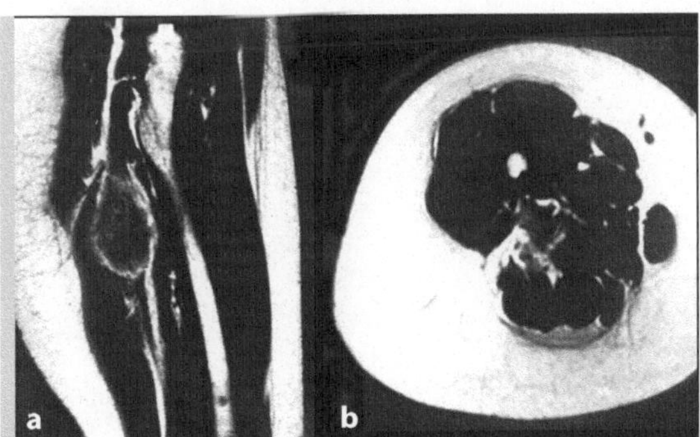

Fig. 9 a, b. Sarcoma di Ewing. **a** RMN sagittale della coscia e del gluteo la massa tumorale è evidente posteriormente al femore, **b** la stessa lesione vista in proiezione trasversale. Il paziente esordì con dolore riferito alla pianta del piede seguito dopo alcune settimane da caduta del piede (*"steppage"*) per debolezza degli estensori del piede e delle dita

BIBLIOGRAFIA

1. Kellgren JH (1939) On the distribution of pain arising from deep somatic structures with charts of segmental pain areas. Clin Sci 4:35-46
2. Portenoy RK, Galer BS, Salamon O et al (1989) Identification of epidural neoplasm. Radiography and bone scintigraphy in the symptomatic and asymptomatic spine. Cancer 64:2207-2213
3. Vecht CJ, Hoff AM, Kansen PJ et al (1992) Types and causes of pain in cancer of the head and neck. Cancer 70:178-184
4. Kori SH, Foley KM, Posner JB (1981) Brachial plexus lesions in patients with cancer 100 cases. Neurology 31:45-50
5. Cascino TL, Kori S, Krol G, Foley KM (1983) CT scan of brachial plexus in patients with cancer. Neurology 33:1553-1557

6. Foley KM, Woodruff JM, Ellis FT (1980) Radiation-induced malignant and atypical peripheral nerve sheath tumors. Arch Neurol 7:311-318
7. Jaeckle KA, Young DF, Foley KM (1985) The natural history of lumbosacral plexopathy in cancer. Neurology 35:8-15
8. Boas RA, Schug SA, Acland RH (1993) Perineal pain after rectal amputation: a 5-year follow-up. Pain 52:67-70
9. Rogers LR, Borkowski GP, Albers JW et al (1993) Obturator mononeuropathy caused by pelvic cancer: six cases. Neurology 43:1489-1492
10. Vallat J, De Mascarel A, Bordessoule D et al (1995) Non-Hodkin malignant lymphomas and peripheral neuropathies - 13 cases. Brain 118:1233-1245

Parte 3

Condizioni patologiche legate indirettamente al cancro

Capitolo 8

Complicazioni cerebrovascolari

Giovanna Gorni

La malattia oncologica e gli accidenti cerebrovascolari sono rispettivamente la seconda e la terza causa di morte nei paesi occidentali, la loro concomitanza nel medesimo individuo non è pertanto sorprendente. In assenza di studi prospettici che quantifichino il rischio di *stroke* nei pazienti con cancro, dobbiamo considerare che le lesioni cerebrovascolari sono il secondo reperto anatomopatologico in ordine di frequenza (dopo le metastasi) negli individui che muoiono di cancro. Nello studio autoptico retrospettivo di Graus et al [1] su 3426 pazienti con cancro avanzato uno *stroke* era presente nel 14,6% dei casi ed in 255 (7,4%) pazienti questo evento era stato sintomatico. Le lesioni ischemiche ed emorragiche erano egualmente ripartite, anche se queste ultime erano più frequentemente sintomatiche. Gli accertamenti diagnostici nei pazienti con *stroke* criptogenetico possono non raramente portare al primo riscontro di neoplasia occulta [2]. L'eziologia dell'evento cerebrovascolare nei pazienti oncologici è per lo più cancro correlata: infatti, benché i tradizionali fattori di rischio cerebrovascolare presenti nella popolazione generale siano ben rappresentati anche nei soggetti affetti da cancro e si debba sempre considerare la possibilità di un meccanismo patogenetico indipendente dalla neoplasia, nella maggioranza dei casi il tumore contribuisce direttamente all'insulto cerebrovascolare attraverso la compressione vascolare diretta, l'alterazione emocoagulativa sia in senso pro-coagulante che emorragico, le complicanze legate ai trattamenti o alle infezioni.

8.1 ACCIDENTI CEREBROVASCOLARI DIRETTAMENTE CAUSATI DALLA NEOPLASIA

8.1.1 Emorragia parenchimale intratumorale

Le emorragie intraparenchimali nel contesto della massa tumorale sono un evento relativamente frequente che rappresenta l'1,7-9,6% di tutte le emorragie cerebrali; esse costituiscono la manifestazione iniziale di un tumore primitivo o di un secondarismo cerebrale nello 0,54-3,4% dei pazienti oncologici. Le metastasi cerebrali interessano circa il 20-40% di tutti i pazienti con cancro sistemico e sono più comunemente complicate da eventi emorragici rispetto ai tumori primitivi [3], gli istotipi più frequentemente associati sono il melanoma ed i tumori polmonari. La patogenesi del sanguinamento intratumorale è correlata alla neoproliferazione di vasi immaturi con pareti più sottili, alla compressione e distorsione del sistema vascolare secondaria alla crescita della massa neoplastica, alla rapida necrosi del tumore [4]. Le emorragie cerebrali intratumorali possono svilupparsi in qualunque zona dell'encefalo e sono per lo più multiple. La sintomatologia d'esordio è generalmente acuta, con cefalea, nausea, vomito, ottundimento del sensorio e crisi convulsive; possono coesistere *deficit* neurologici focali. La tomografia computerizzata (TAC) basale rivela fin dall'esordio dei sintomi un'area di iperdensità circondata da edema; la comparsa precoce dell'edema, unitamente alla sede atipica dell'emorragia, una indentatura della superficie dell'ematoma e l'immagine post-contrastografica di una lesione iperdensa circostante l'ematoma costituiscono dei validi criteri di diagnosi differenziale con altre cause di emorragia intracerebrale. La risonanza magnetica può distinguere l'ematoma neoplastico da quello non neoplastico per l'eterogenea intensità di segnale, l'evoluzione ritardata o atipica e la mancanza di un orletto emosiderinico ben definito. Il trattamento consiste nella terapia medica con steroide nei pazienti con *deficit* neurologico stabile, mentre in quelli con emorragia in progressione e rischio *quoad vitam* può esservi l'indicazione all'evacuazione dell'ematoma; la prognosi del paziente dipende peraltro più dall'istotipo del tumore e dalla sua sensibilità ai trattamenti specifici radio e chemioterapici [5].

8.1.2 **Emorragia subdurale**

Nei pazienti oncologici con patologia cerebrovascolare gli ematomi e le raccolte ematiche subdurali sono comuni, rappresentando il 12,6% di tutti gli *stroke* e il 25,8% degli eventi emorragici in questa popolazione [1]. Il sanguinamento si verifica tipicamente nel contesto di metastasi meningee, sia di neoplasie solide (carcinoma gastrico, prostatico o mammario) sia di leucemie (in particolare leucemia linfoblastica acuta) e linfomi. L'infiltrazione neoplastica durale può avvenire per disseminazione ematogena o per contiguità da metastasi della teca cranica ed il sanguinamento avviene per emorragia intratumorale o per rottura dei capillari dello strato durale interno secondaria all'ostruzione dei vasi dello strato durale esterno. Fattori predisponenti sono i traumi, la concomitante terapia anticoagulante e le coagulopatie [6], l'esordio è spesso acuto con cefalea, sopore ed alterazioni dello stato mentale. Le emorragia subdurali sono facilmente evidenziabili sia alla TAC che alla RMN e lo studio contrastografico è utile nel rivelare un iperaccumulo suggestivo di metastasi meningea, la cui diagnosi richiede comunque conferma istologica mediante biopsia durale o citologia sul *liquor*. Il trattamento dell'emorragia subdurale è palliativo e comprende l'evacuazione chirurgica dell'ematoma e la radioterapia [7].

8.1.3 **Infiltrazione neoplastica dei vasi**

Occlusione venosa
La trombosi di una vena o di un seno venoso cerebrale rappresenta una complicanza rara nella popolazione oncologica. Le metastasi della teca cranica o durali sono la causa più comune di trombosi del seno cerebrale nei pazienti con neoplasia solida (in particolare carcinoma mammario e neuroblastoma), mentre nei soggetti con emopatie maligne prevale la coagulopatia protrombotica. La sede più comunemente implicata è il seno sagittale superiore; il quadro clinico è dominato da cefalea, che può precedere anche di ore o giorni lo sviluppo di segni focali, vomito e papilledema. Alla TAC encefalo con contrasto compare il classico reperto noto come "*empty delta sign*"che consiste nel mancato svuotamento fisiologico del seno sagittale. La RM ed in particolare la angiorisonanza con studio venoso aumenta notevolmente la sensibilità diagnostica nelle fasi precoci di trombosi acuta o subacuta. Gli studi che valutano rischi e benefici della terapia anticoagulante e dei trattamenti più aggressivi (cateterismo selettivo e trombolisi locale) riguardano pazienti con trombosi dei seni cerebrali non affetti da cancro [8,9].

Infiltrazione arteriosa
L'infiltrazione neoplastica dei vasi arteriosi produce in genere la formazione di un aneurisma la cui successiva rottura può determinare emorragia intracerebrale. L'aneurisma può svilupparsi o da un embolo neoplastico che invade la parete vasale causando la distruzione focale della lamina elastica interna o dall'invasione diretta dell'arteria a partenza da una contigua metastasi cerebrale. In 2/3 dei casi gli aneurismi neoplastici si presentano in soggetti con mixoma cardiaco, ed in un altro quarto in pazienti affetti da corioncarcinoma. Gli aneurismi neoplastici sono tipicamente di piccole dimensioni e localizzati in rami arteriosi cerebrali distali, a differenza degli aneurismi sacculari su base malformativa che originano tipicamente in arterie prossimali attorno al circolo di Willis [2,4].

Emopatie maligne
La proliferazione monoclonale di elementi midollari può causare direttamente un'ischemia cerebrale dovuta alla ostruzione arteriosa da iperviscosità; le emopatie maligne più implicate in tale meccanismo patogenetico sono la trombocitemia essenziale e la policitemia *rubra vera*. La linfomatosi intravascolare è una variante rara di linfoma non Hodgkin a cellule B caratterizzata dalla proliferazione di elementi monoclonali nei vasi di piccolo calibro con una predilezione per il circolo cerebrale. Il quadro clinico è proteiforme e subacuto con prevalenza di infarti multifocali ed encefalopatia rapidamente progressiva. La diagnostica neuroradiologica può evidenziare un quadro similvasculitico. Esiste poi una entità distinta che tipicamente colpisce pazienti affetti da leucemia mieloblastica acuta, nota come sindrome da iperleucocitosi. I mieloblasti circolanti tendono ad essere meno deformabili dei leucociti normali e questo determina un drammatico aumento della viscosità plasmatica, con conseguente "deposito" di globuli bianchi ed occlusione intravascolare di trombi bianchi in particolare nel distretto cerebrale e nel circolo polmonare. I pazienti con leucemia mieloblastica acuta e conteggio dei blasti superiore a 100.000 sono da considerarsi a rischio di tale evento. La manifestazione neurologica primaria della sindrome da iperleucocitosi è l'emorragia intracranica.

Emboli neoplastici
L'embolizzazione della massa tumorale sia primitiva che metastatica da una sede extracerebrale al sistema nervoso centrale è una evenienza rara e più comunemente correlata a tumori intracardiaci. Tra i tumori cardiaci primitivi quelli che presentano con maggior frequenza complicanze vascolari neurologiche sono i mixomi dell'atrio sinistro, in particolare le lesioni polipoidi con superficie irregolare. Un infarto cerebrale può presentar-

si in pazienti con metastasi cardiache o polmonari di tumori solidi, in particolare di carcinoma mammario e polmonare. In soggetti con tumore primitivo o metastasi polmonari la manipolazione chirurgica in corso di toracotomia può favorire il distacco di emboli neoplastici. L'esordio è in genere acuto con segni neurologici focali solitamente a carico del circolo carotideo talora preceduti da attacchi ischemici transitori; meno comune l'encefalopatia diffusa associata a *deficit* focali. L'*imaging* neuroradiologico non suffraga con certezza la diagnosi di infarto cerebrale da embolo neoplastico, data la aspecificità dei reperti; l'ecocardiogramma, in particolare transesofageo, consente di evidenziare la massa tumorale intracardiaca. Anche la RMN cardiaca è un valido mezzo diagnostico. Nei tumori cardiaci primitivi il trattamento elettivo è la resezione chirurgica [2].

8.2 ACCIDENTI CEREBROVASCOLARI DOVUTI AD EFFETTI SISTEMICI DELLA NEOPLASIA: IPER ED IPOCOAGULOPATIE

8.2.1 Ipercoagulabilità e trombosi

La condizione di ipercoagulabilità che si associa al tumore è la causa più frequente di tromboembolia cerebrale nella popolazione oncologica [10].Anomalie dell'emostasi clinicamente importanti, come una diatesi emorragica o una trombosi, possono interessare circa il 15% dei pazienti con cancro. La patogenesi della trombofilia cancro correlata è complessa e multifattoriale ed è legata alla distruzione dell'equilibrio fisiologico tra fattori procoagulanti ed inibitori endogeni della coagulazione: se da un lato sono direttamente le cellule cancerose a esprimere un eccesso di materiale pro-coagulanti dall'altro anche nelle cellule "sane" l'atteggiamento procoagulante è sovra-regolato in modo spiccato. I principali fattori pro-coagulante delle cellule neoplastiche sono il *tissue factor*, il *cancer procoagulant* ed il recettore per il fattore V, la cui espressione è sovraregolata e indotta da molte citochine proinfiammatorie quali l'interleukina 1 e il *tumor necrosis factor*. L'interazione del tumore con l'endotelio vascolare mediante molecole di adesione quali integrine e selectine ne modifica il fenotipo in senso pro-coagulante. Tra le cellule dell'ospite i monociti-macrofagi giocano un ruolo primario nella attivazione intravascolare della coagulazione e nella deposizione locale di fibrina. L'equilibrio emostatico fisiologico può risultare alterato anche dalla ridotta sintesi epatica di fattori pro e anticoagulanti nonché dalla ridotta *clearance* dei prodotti di degradazione della fibrina che inibiscono competitivamente la trombina e la polimerizzazione della fibrina. L'effetto complessivo di questi fenomeni biologici è l'attivazione intravascolare della coagulazione [11]. Circa la metà dei pazienti oncologici ed il 90% dei soggetti con malattia metastatica hanno parametri della coagulazioni non compresi nei limiti di norma; l'incidenza di anomalie della coagulazione evidenziata dagli esami di laboratorio è comunque molto superiore a quanto sia rilevabile a livello clinico. Nei pazienti con tumore solido la complicanza trombofilica più comune è la trombosi venosa profonda, mentre nei pazienti con emopatie maligne e cancro avanzato prevale un quadro di coagulazione intravascolare disseminata (DIC) [12]. Per quanto riguarda il distretto vascolare cerebrale, oltre alla gia menzionata trombosi del seno venoso (causata non dall'invasione diretta della massa neoplastica quanto dalla ipercoagulabilità cancro correlata), si può più raramente presentare un quadro di occlusione arteriosa cervicocefalica con conseguenze cliniche estremamente gravi.

Endocardite asettica (Non-Bacterial Thrombotic Endocarditis, NBTE)
È la condizione patologica più comunemente implicata nella tromboembolia arteriosa secondaria alla diatesi trombofilica cancro-correlata e rappresenta la causa più frequente di *stroke* ischemico nella popolazione oncologica. È caratterizzata dalla presenza di vegetazioni sterili sulle valvole cardiache, più comunemente mitrale e aortica, in cui i depositi patologici, costituiti da piastrine e fibrina, sono espressione della coagulopatie protrombotica sottostante. La NBTE è associata a molte neoplasie solide in particolare ad adenocarcinomi: è una patologia che si verifica soprattutto nei tumori in fase avanzata e solo sporadicamente può essere il primo segno di neoplasia occulta. Dal punto di vista clinico, circa 1/3 dei soggetti con NBTE presenta solo sintomi neurologici; la concomitanza di tromboembolia sistemica (trombosi venosa profonda, embolia polmonare, infarto miocardico) può suggerire la diagnosi di NBTE sottostante. L'ischemia cerebrale da NBTE ha un esordio acuto con sintomi e segni focali cerebrali che possono essere un attacco ischemico transitorio o un infarto cerebrale completo. L'afasia è il segno neurologico più comune e si correla al frequente interessamento dei rami dell'arteria cerebrale media. In molti pazienti gli eventi ischemici sono multipli e producono lesioni infartuali disseminate con riduzione sia della vigilanza che della coscienza ed encefalopatia diffusa spesso progressiva. La risonanza magnetica evidenzia tipicamente numerose lesioni infartuali disseminate in territori multipli, a suffragio della genesi embolia dello *stroke* (Fig. 1); l'ecocardiogramma transesofageo può essere diagnostico documentando le vegetazioni valvolari.

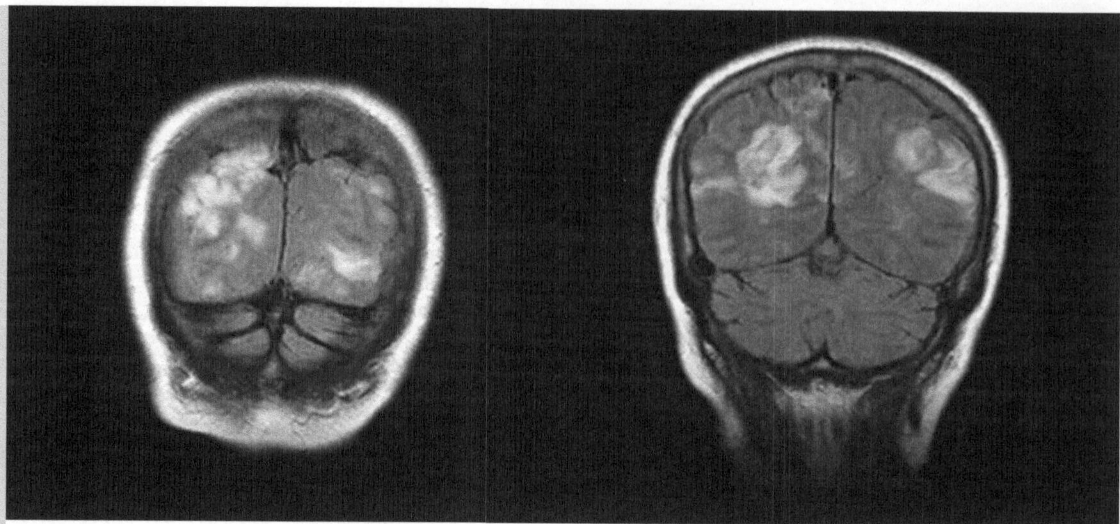

Fig. 1. Lesioni ischemiche multiple bilaterali comparse in paziente con carcinoma del colon in chemioterapia con fluorouracile in infusione continua. Presentazione clinica con obnubilamento del sensorio e confusione mentale, le lesioni sono prevalentemente parieto-occipitali, l'origine embolica sembra evidente, la causa da NBTE o altri fattori, correlabili forse alla chemioterapia, è induttiva in assenza di una dimostrazione ecocardiografica di trombi atriali

La diagnostica di laboratorio mostra una anomala attivazione della coagulazione compatibile con la patologia oncologica e di per sé non diagnostica [13]. La terapia della NBTE è basata sul trattamento della patologia oncologica di base e della ipercoagulabilità ad essa correlata. È nota da tempo la maggior efficacia dell'eparina rispetto all'anticoagulante orale nella terapia della coagulopatie cancro correlata e un recente studio conferma la superiorità delle eparine a basso peso molecolare rispetto al warfarin, nella prevenzione delle recidive di trombosi venosa profonda e embolia polmonare nei soggetti oncologici [14]. Non esistono invece studi clinici prospettici sul trattamento e la prevenzione delle complicanze tromboemboliche cerebrovascolari nei pazienti con cancro; alcuni *case reports* e studi clinici retrospettivi evidenziano un ruolo positivo dell'eparina nel ridurre i sintomi di ischemia cerebrale in questa popolazione. Il potenziale beneficio della terapia anticoagulante deve essere soppesato con prudenza contro il potenziale rischio di emorragia nel singolo paziente con diagnosi di *stroke* secondario a NBTE.

Ipercoagulabilità associata a adenocarcinomi mucina-secernenti, alla sindrome da anticorpi anifosfolipidi e ad iperfibrinogenemia

Gli adenocarcinomi mucina-secernenti sono stati correlati allo *stroke* ischemico sia in associazione sia indipendentemente dalla NBTE. Nello studio di Amico et al [15], l'autopsia di pazienti con patologia cerebrovascolare e questo istotipo di tumore evidenziava depositi di mucina endovascolari a livello dei capillari e delle arteriole cerebrali, in particolare nelle aree di necrosi o emorragia parenchimale. Anche gli anticorpi antifosfolipidi, presenti in una percentuale di pazienti con cancro in fase attiva che può arrivare al 17%, aumentano il rischio di trombosi cerebrale sia arteriosa sia venosa. Infine, l'aumento stesso dei livelli plasmatici di fibrinogeno, ben documentabile in una quota rilevante di pazienti con cancro (in uno studio prospettico il 46% dei 108 soggetti esaminati), è stato associato all'occlusione della carotide interna e allo *stroke* ischemico [2].

8.2.2 **Coagulazione intravascolare disseminata *(Disseminated Intravascular Coagulation, DIC)***

La DIC è una condizione di alterazione del fisiologico equilibrio emostatico caratterizzata da un'attivazione generalizzata della coagulazione, che comporta da una parte la formazione accelerata di fibrina ed occlusione trombotica dei vasi di piccolo e medio calibro, dall'altra il consumo e la deplezione di piastrine e fattori della coagulazione con possibile diatesi emorragica. Circa il 10-15% dei pazienti con cancro metastatico ha manifestazioni cliniche di DIC, che dipendono fondamentalmente dal decorso della coagulazione intravascolare stessa e dalla neoplasia di base: i pazienti con neoplasia solida e DIC cronica di basso grado l'equivalente clinico più frequente è la trombosi (in particolare del distretto venoso profondo), mentre nella DIC acuta scompensata tipica delle emopatie maligne prevalgono le complicanze emorragiche. Nel distretto vascolare cerebrale il quadro della occlusione trombotica in assenza di NBTE (coagulazione intravascolare cerebrale) è la seconda causa in ordine di frequenza di infarto cerebrale sintomatico nei pazienti con cancro ed è verosimilmente il risultato di una DIC cronica. Si verifica più comunemente nei soggetti affetti da leucemia, linfoma e carcinoma mammario; il quadro clinico, a differenza della NBTE in cui predominano i segni focali, è dominato dall'encefalopatia diffusa, con un decorso progressivo e un andamento fluttuante dei segni neurologici [4]. I reperti anatomopatologici sono quelli dell'occlusione dei vasi da parte della fibrina con infarti o petecchie nei territori circostanti. Tipicamente le trombosi si verificano in distretti vascolari multipli e non a carico di un grosso ramo arterioso. Una DIC acuta scompensata compare nell'8% dei pazienti con leucemia acuta, in particolare leucemia acuta promielocitica, e più frequentemente come complicanza precoce. Il quadro clinico è la diatesi emorragica, con sanguinamento spontaneo muco-cutaneo ed eventi emorragici cerebrali che possono rappresentare una complicanza fatale. Mentre nella DIC cronica compensata le alterazioni dei parametri di laboratorio sono minime addirittura assenti, nella DIC acuta si evidenziano comunemente allungamento dei tempi di coagulazione, una conta piastrinica in progressivo calo, una riduzione dei livelli plasmatici di antitrombina III, un incremento dei prodotti di degradazione dalla fibrina in particolare il D-dimero. La diagnostica neuroradiologica evidenzia spesso una emorragia singola nella sostanza bianca. Il cardine terapeutico nella DIC è la terapia causale della patologia sottostante. La somministrazione di acido transretinoico induce la maturazione dei blasti promielocitici, porta ad una rapida risoluzione della coagulopatia (di solito entro 48 ore) e riduce l'incidenza di decesso precoce per emorragia cerebrale. Il trattamento delle alterazioni emostatiche proprie della DIC dipende dal quadro clinico e dalla sua classificazione secondo i test di laboratorio. In caso di DIC scompensata in pazienti con grave emorragia in atto è necessaria la terapia sostitutiva con plasma fresco congelato o crioprecipitato; l'impiego di concencentrati piastrinici è riservato ai casi di emorragia a rischio di vita e conta piastrinica inferiore a 5000. La terapia antifibrinolitica (acido ε-aminocaproico e acido tranexamico) è utilizzata solo nei casi in cui si dimostra una importante iperfibrinolisi secondaria. La terapia anticoagulante può essere indicata in caso di DIC compensata e soprattutto ipercompensata associata a trombosi; il beneficio sintomatico dell'eparina non si è confermato negli studi clinici controllati che escludono peraltro un aumento del rischio emorragico. L'impiego di antitrombina III può essere efficace nel trattamento della DIC severa in corso di insufficienza epatica e di sepsi, ma il suo costo potrebbe limitarne un impiego più esteso [16,17].

8.2.3 Diatesi emorragica/ipocoagulabilità

Fibrinolisi primaria

È caratterizzata da una attivazione sistemica della plasmina o dalla degradazione diretta del fibrinogeno, e può comportare una emorragia intracranica. Nei pazienti con leucemia acuta promielocitica e carcinoma prostatico possono coesistere una DIC e una fibrinolisi sistemica primaria; i dati di laboratorio suggestivi per quest'ultima sono bassi livelli di fibrinogeno con conteggio piastrinico nei limiti di norma, aumento dei livelli plasmatici di prodotti di degradazione del fibrinogeno e negatività dei marcatori di attivazione della coagulazione (18).

Piastrinopenia

Nella popolazione oncologica le cause più comuni di emorragia cerebrale associata a piastrinopenia sono l'infiltrazione midollare massiva (in particolare in corso di emopatie maligne e carcinoma mammario e prostatico), la tossicità midollare dei trattamenti chemioterapici, il consumo piastrinico in corso di DIC. Generalmente una emorragia spontanea a carico del sistema nervoso centrale si verifica quando il conteggio piastrinico è inferiore a 10.000 mm^3; tuttavia i pazienti con piastrinopenia meno severa sono soggetti ad emorragie intracraniche secondarie a traumi di lieve entità o ad emorragie spinali da puntura lombare.

8.3 MECCANISMI TRADIZIONALI DI *STROKE* CONCOMITANTI CON LA PATOLOGIA NEOPLASTICA

I pazienti con cancro presentano spesso fattori di rischio per *stroke* indipendenti dal tumore, quali ipertensione, fibrillazione atriale, ipercolesterolemia, diabete, fumo e cardiopatia ischemica. Nel classico studio di Graus et al [1], l'autopsia documentava che la causa più comune di infarto cerebrale nei pazienti oncologici era l'aterosclerosi, ma che la maggior parte di questi infarti era asintomatica (76,7%). Al contrario la causa più comune di infarto cerebrale sintomatico in questa popolazione era NBTE (27% degli *strokes*), seguita dalla coagulazione intravascolare (24%) ed infine dall'aterosclerosi (14,5%). In un altro studio retrospettivo di Cestari et al [19] su pazienti con profilo di rischio vascolare sovrapponibile a quello delle grandi casistiche di *stroke* l'aterosclerosi giocava un ruolo primario solo nel 22% dei soggetti, con una evidenza di malattia dei grossi vasi nel 10% e di malattia nei vasi di minor calibro nel 12% dei casi, una frequenza significativamente più bassa rispetto alle casistiche di *stroke* nella popolazione generale e in altri studi di pazienti con cancro. Resta comunque difficile stabilire nel singolo paziente quanto sia il peso relativo dei fattori di rischio cardiovascolare standard rispetto alla ipercoagulabilità cancro correlata.

8.4 COMPLICANZE DEI TRATTAMENTI E INFEZIONI

Le terapie specifiche antineoplastiche possono causare uno *stroke* iatrogeno sia ischemico sia emorragico, comportando da una lato alterazioni della coagulazione dall'altro tossicità diretta sui vasi intra- ed extra-cerebrali.

8.4.1 Radioterapia

Il trattamento radioterapico, oltre a produrre effetti neurotossici diretti (radionecrosi ritardata, demenza, disfunzioni endocrine, etc), predispone ad una vasculopatia ritardata: i pazienti possono sviluppare una vasculopatia occlusiva non aterosclerotica o una aterosclerosi accelerata nel distretto vascolare cervicofacciale compreso nel campo di radioterapia. In due studi una vasculopatia a carico dei grossi vasi intracranici si sviluppava nel 19% dei bambini sottoposti a radioterapia encefalica; i principali fattori di rischio per questa complicanza erano una elevata dose di RT sul circolo di Willis ed i grossi rami arteriosi intracerebrali e l'età inferiore ai 7 anni [2]. In una recente casistica [20] la frequenza di stenosi della carotide comune o interna (diagnosi ecodoppler) dopo RT per tumori del distretto testa-collo, era compresa tra il 12 ed il 60%; controversa è la questione se il diabete e l'ipertensione aumentino il rischio di complicanze cerebrovascolari in questi pazienti. La sintomatologia clinica è tipicamente ritardata, con una latenza di mesi od anni dalla radioterapia, probabilmente dovuta al grosso calibro dei vasi coinvolti. Per quanto concerne la terapia, le procedure di rivascolarizzazione, il posizionamento di *stents* e l'endoarteriectomia possono risultare sicure ed efficaci, malgrado non sia ancora valutata la pervietà a lungo termine e la frequenza di ristenosi sintomatica [2,4].

8.4.2 Chemioterapia

Non si conosce l'esatto meccanismo della tossicità vascolare dei farmaci antineoplastici, ma si suppone che il danno endoteliale, la stasi venosa, il vasospasmo, la vasculite e l'attivazione della coagulazione possano essere implicati. La chemioterapia antitumorale, sia mono che polichemioterapia, l'ormonoterapia, l'impiego di fattori di crescita ematopoietici possono produrre una condizione di ipercoagulabilità nei pazienti con cancro e contribuire alla trombosi sia venosa che arteriosa dei vasi cerebrali [21]. La terapia di induzione nelle leucemia linfoblastiche acute con L-asparginasi è correlata a trombosi dei seni cavernosi, con una incidenza stimata nelle varie casistiche tra lo 0,9 e il 2,9%: la L-asparginasi, inibitore enzimatico della sintesi proteica, interferirebbe infatti con la sintesi epatica dei fattori della coagulazione, con una normalizzazione dei livelli plasmatici di questi fattori dopo 7-10 giorni dal termine della terapia [2]. L'antiestrogeno tamoxifene, è stato a lungo ritenuto concorrere ad un aumento del rischio trombotico, peraltro in misura clinicamente significativa solo in associazione alla chemioterapia; un recente studio di Geiger et al [22] tuttavia ha dimostrato che l'impiego di tamoxifene non è associato ad un rischio maggiore di *stroke* indipendentemente dalla durata, dalla dose o dal tempo intercorso dalla sospensione del trattamento, mentre la chemioterapia per il tumore della mammella, indipendentemente dal regime impiegato, ed indipendentemente dall'utilizzo di tamoxifene, è associata ad un aumentato rischio di *stroke*. Accidenti vascolari cerebrali sono segnalati in particolare in associazione con 5-FU e cisplatino [23].

8.4.3 Infezioni

Un infarto cerebrale settico si verifica più comunemente nei pazienti con leucemia: fattori predisponenti quali i trattamenti specifici radio e chemioterapici, l'impiego di antibiotici ad ampio spettro, la terapia cortisonica, l'immunodepressione causata dalla neoplasia, il trapianto di midollo osseo, rendono il soggetto con cancro suscettibile alle infezioni micotiche. I patogeni più frequentemente implicati sono le specie *Candida* e *Aspergillus*, microrganismi potenzialmente angioinvasivi che possono causare trombosi e infarto cerebrale a partire da una porta di ingresso che nel primo caso è il tratto gastroenterico o genitourinario o un catetere venoso centrale, nel caso dell'*Aspergillus* è una infezione polmonare. Anche la specie *Mucor* può invadere l'encefalo a partire da una infezione dei seni paranasali. I sintomi neurologici dell'infarto cerebrale settico sono le convulsioni, segni neurologici focali improvvisi (più comuni nell'aspergillosi e nelle mucormicosi) e l'encefalopatia progressiva (che prevale nelle candidosi). La sepsi batterica è una complicanza della neutropenia severa postchemioterapia. In questo contesto l'infarto cerebrale può prodursi per l'invasione vascolare di microorganismi quali *Staphylococcus aureus*, *E. coli* o *Streptococcus fecalis*. Il quadro clinico che prevale è l'encefalopatia diffusa (per le infezioni, si veda anche capitolo 10).

BIBLIOGRAFIA

1. Graus F, Rogers LR, Posner JB (1985) Cerebrovascular Complications in patients with cancer. Medicine 64:16-35
2. Leary MC, Saver JL (2003) Cerebrovascular complications of cancer. In: Schiff D, Wen PY (eds) Cancer Neurology in Clinical Practice. Humana Press, Totowa, NJ, pp. 137-157
3. Newton HB (1999) Neurologic complications of systemic cancer. Am Fam Physicians 59:878-886
4. Rogers LR (1995) Cerebrovascular complications of cancer. In: Wiley RG (ed) Neurological complications of cancer. Marcel Dekker, New York, pp 123-143
5. Posner JB (1995) Vascular disorders. In: Posner JB (ed) Neurological complications of cancer. FA Davis, Philadelphia, pp 199-229
6. Rogers LR (2004) Cerebrovascular complications in patients with cancer. Semin Neurol 24:453-460
7. Rogers LR (1994) Cerebrovascular complications in cancer patients. Oncology 8:23-30
8. De Bruijn SF (1999) Randomized, placebo-controlled trial of anticoagulant treatment with low-molecular-weight heparin for cerebral sinus thrombosis. Stroke 304:484-488
9. Einhaupl KM, Villringer A, Meister W et al (1991) Heparin Treatment in sinus venous thrombosis. Lancet 38:597-600
10. Lee AY (2002) Cancer and thromboembolic disease:pathogenic mechanism. Cancer Treat Rev 28:137-140
11. Gorni G (2002) Coagulazione alterata nei pazienti con cancro avanzato. Prima parte: diagnosi e inquadramento clinico. RiCP 4:39-43
12. Glassmann AB (1997) Hemostatic abnormalities associated with cancer and its therapy. Ann Clin Lab Sci 27:391-395
13. Rogers LR, Cho E-S, Kempin S, Posner JB (1987) Cerebral infarction from non-bacterial thrombotic endocarditis. Am J Med 83:746-756
14. Lee AY, Levine MN, Baker RI et al; Randomized comparison of low-molecular-weight heparin versus oral anticoagulant therapy for the prevention of recurrent venous thromboembolism in patients with cancer (CLOT) investigators (2003) Low-molecular-weight heparin versus a coumarin for the prevention of recurrent venous thromboembolism in patients with cancer. N Engl J Med 349:146-153
15. Amico L, Caplan LR, Thomas C (1989) Cerebrovascular complications of mucinous cancers. Neurology 39:522-526
16. Gorni G, Federici AB (2002) Coagulazione alterata nei pazienti con cancro avanzato. Seconda parte: prevenzione e trattamento. RiCP4:97-105
17. Levi M, ten Cate H (1999) Disseminated intravascular coagulation. N Eng J Med 341:586-592
18. Rosen PJ (1992) Bleeding problems in cancer patient. Hematol Oncol Clin North Am 6:1315-1328
19. Cestari DM, Weine DM, Panageas KS et al (2004) Stroke in patients with cancer. Incidence and etiology. Neurology 62:2025-2030
20. Cheng SW, Wu LL, Ting AC et al (1999) Irradiation-induced extracranial carotid stenosis in patients with head and neck malignancies. Am J Surg 178:323-328
21. Lee AY, Levine MN (1999) The thrombophilic state induced by therapeutic agents in the cancer patient. Semin Thromb Hemost 25:137-145
22. Geiger AM, Fischberg GM, Chen W, Bernstein L (2004) Stroke risk and tamoxifen therapy for breast cancer. J Natl Cancer Inst 96:1528-1536
23. El Amrani M, Heinzlef O, Debrouker T et al (1998) Brain infarction following 5-florouracil and cisplatin therapy. Neurology 51:899-901

Capitolo 9

Complicazioni associate a stati carenziali o dismetabolici

Fabio Simonetti, Cecilia Gavazzi

La prima parte di questo capitolo è dedicata a quadri clinici, rari oggi nella popolazione normale, ma non così nei pazienti neoplastici. Abbiamo dato maggior spazio, di proposito, ad alcune situazioni, meno frequenti, ma che, proprio per questo, devono essere considerate dal clinico, anche perché, se riconosciute e trattate prontamente, sono reversibili.

9.1 CARENZE VITAMINICHE

In questi ultimi anni si è osservato un ampliamento delle cause di complicanze neurologiche secondarie a carenze vitaminiche. Fino a qualche anno fa i problemi nutrizionali erano conseguenza di carestie, prigionia, embarghi, esodi migratori, sia per motivi economici, sia bellici, allora endemici; tutti queste problematiche ora, purtroppo, sono ritornate attuali, accanto a situazioni diverse, quali disturbi psichiatrici del comportamento alimentare, malattie oncologiche e tossicodipendenza.

9.1.1 La Sindrome di Wernicke-Korsakoff

9.1.1.1 Premessa

Una revisione ormai storica del problema del delirium mette in risalto la carenza di tiamina tra le sue cause [1]. Un articolo che analizza le cause dei disturbi cognitivi in pazienti terminali ammessi ad un unità di cure palliative, rileva che almeno un terzo di essi presentava un livello ematico di tiamina inferiore alla norma [2].

Disturbi neuropsichiatrici causati dalla carenza di tiamina occorrono in bambini sottoposti a chemioterapia [3, 4]; in pazienti sottoposti a nutrizione parenterale totale senza supplemento vitaminico, dopo trapianto di midollo allogenico [5] (vedi anche capitolo 14).

La carenza di tiamina è tra le cause di encefalopatia post-operatoria che deve essere sempre presa in considerazione [6, 7].

In sostanza l'encefalopatia di Wernicke rimane un non usuale stato morboso, facilmente curabile, ma spesso ignorato, soprattutto nel paziente non alcolista, e per questo non trattato, così da progredire verso una evoluzione fatale [8, 9]

Ricordiamo, infine, che in alcolisti e altri pazienti con assenti o ridotte scorte di tiamina, l'infusione di glucosio, per una nutrizione o in una situazione di emergenza, come una encefalopatia ad eziologia ignota, può scatenare una sindrome di Wernicke fatale [10], in questi casi o nel dubbio di uno stato carenziale occorre accompagnare l'infusione di glucosio con un supporto vitaminico con tiamina.

9.1.1.2 Definizione

L'encefalopatia o malattia di Wernicke è un disturbo neurologico ad andamento acuto o saltatorio, caratterizzato da nistagmo, paralisi dell'abducente o dello sguardo coniugato, incertezza nella stazione eretta e nella marcia, e stato confusionale apatico. Tali sintomi e segni possono occorrere singolarmente, ma più spesso sono presenti in varie combinazioni. La psicosi di Korsakoff, detta anche sindrome o stato amnesico-confusionale di Korsakoff, è una alterazione neuropsicologica nella quale memoria e apprendimento sono alterati in modo preminente rispetto ad altre funzioni superiori.

La maggior parte dei pazienti osservati da Victor e colleghi che hanno presentato le manifestazioni della malattia di Wernicke e sono sopravvissuti alla fase acuta, sono evoluti nello stato amnesico korsakoviano. Inoltre, dall'amnamnesi di pazienti, sia alcolisti, sia con carenze nutrizionali, che presentano uno stato amnesico di Korsakoff, emerge che la malattia è iniziata come encefalopatia di Wernicke. Per questa ragione, in pazienti alcolisti e non, ma affetti da disturbi nutrizionali, l'encefalopatia di Wernicke e lo stato amnesico di Korsakoff devono essere considerati due aspetti del medesimo processo patologico [11].

9.1.1.3 **Storia**

Carl Wernicke (1848-1905) nacque a Tarnow, nella provincia della Slesia superiore (l'attuale Polonia), studiò medicina all'università di Breslau, psichiatria con Heinrich Neuman, collaborò con Theodor Meynert a Vienna, e per molti anni con Carl Westphal, alla Charité di Berlino, città in cui svolse anche attività di medico condotto, fino al conferimento di una cattedra di psichiatria, come professore associato a Breslau, dove rimase fino al 1904, quando fu nominato professore a Halle.

Nel periodo 1881-1883 descrisse nel suo "Lehrbuch der Gehirnkrankheiten", opera in tre volumi, una affezione da lui denominata polioencefalite emorragica superiore, caratterizzata da confusione, atassia, oftalmoplegia. Si trattava di tre casi da lui osservati direttamente, il primo di una giovane, affetta da stenosi pilorica conseguente ad ingestione di acido solforico a scopo autolesionistico, gli altri due pazienti erano invece alcolisti [12].

In Francia, il nome di Gayet precede quello di Wernicke e un'analisi di un caso riportato da questo autore induce a ritenere l'affezione descritta come una forma di encefalite necrotizzante emorragica, nota ora come encefalite di Hurst.

Sergei Sergeivich Korsakoff (1854-1890), nacque a Gus'Khrustal'ny, un borgo 150 miglia a sud di Mosca, città ove studiò medicina e lavorò all'ospedale Preobrazjenskjfino fino al 1888, anno in cui fu nominato direttore del nuovo dipartimento di psichiatria dell'Università.

Nel 1887 egli pubblicò il suo scritto più noto: "Uber eine polineuritische Psychose mit einereigenartigen Storung der Merkfahigkeit und mit pseudoreminiszenzen", una nuova entità in cui la combinazione di amnesia e sintomi polineuritici costituiva il principale aspetto, e della quale, riconobbe, fra le altre, l'eziologia alcolica [12].

Nei decenni successivi, vari autori descrissero in alcolisti, in casi di iperemesi in gravidanza, in denutriti, sia il quadro clinico, sia la distribuzione delle lesioni, nei corpi mammillari, nelle pareti del terzo ventricolo e nel tronco encefalico, caratteristiche della malattia.

Nel 1956 Malamud e Skillcorn dimostrarono che la distribuzione delle lesioni nella psicosi di Korsakoff era identica a quella osservata in pazienti con diagnosi clinica di malattia di Wernicke, dato che implicava definitivamente che le due sindromi rappresentavano una diversa espressione clinica della stessa affezione [13].

Attualmente è usato il termine di sindrome di Wernicke-Korsakoff: l'encefalopatia di Wernicke rappresenta la fase acuta, con alterazioni encefaliche reversibili, mentre la sindrome di Korsakoff la condizione cronica, con un danno virtualmente irreversibile.

9.1.1.4 **Clinica**

Nella forma classica, la sindrome di Wernicke-Korsakoff è caratterizzata da stato confusionale globale, disturbi oculari, e atassia.

Il sintomo di esordio più comune è l'alterazione di coscienza che può presentarsi come:
- stato confusionale globale (più frequentemente);
- *delirium tremens*;
- disturbo di memoria;

cui seguono anomalie oculari quali:
- nistagmo, il più frequente, comunemente di tipo orizzontale, o verticale rotatorio, ma sempre associato a quello orizzontale;
- paralisi dell'abducente;
- paralisi di sguardo coniugato.

Il terzo sintomo della malattia è l'atassia, che si manifesta soprattutto come instabilità nella marcia, poco frequenti sono infatti i disturbi di coordinazione.

Una polinevrite sensitivo-motoria è presente nell'80% dei casi.

Possono essere presenti inoltre segni di sofferenza vestibolare.

È necessario sottolineare che il ruolo dell'alcol nella malattia di Wernicke-Korsakoff è secondario, poiché il quadro patologico-clinico della sindrome è il medesimo in alcolisti e non: una attenta ricerca dei segni dell'encefalopatia in pazienti a rischio permette il riconoscimento anche in una fase precoce della malattia, così che l'intervento specifico può arrestarne la progressione.

9.1.1.5 **Neuropatologia**

Le lesioni del sistema nervoso centrale sono caratteristiche per la distribuzione simmetrica e localizzazione costante nel talamo, ipotalamo, tronco encefalico e, in grado minore, fornice e cervelletto.

Tipicamente le regioni interessate sono quelle in prossimità del sistema ventricolare, soprattutto l'acquedotto del Silvio e il terzo ventricolo, e ,solitamente, è più coinvolta la sostanza grigia.

Nella fase acuta si caratterizzano per la dilatazione capillare, con ipercellularità, per aumentate dimensioni e numero delle cellule endoteliali e dell'avventizia. La dilatazione capillare è spiccata nei corpi mammillari dove possono esserci emorragie pericapillari. Negli stadi tardivi le lesioni possono giungere alla necrosi tissutale, con formazione di cisti, perdita neuronale e grave perdita di fibre mielinizzate.

L'aspetto più caratteristico della malattia, cioè la

selettiva vulnerabilità di determinate strutture anatomiche, non ha spiegazioni, poiché queste regioni non hanno né comune origine embriologica, né una struttura anatomica simile, né, infine, una comune irrorazione.

9.1.1.6 Diagnosi

La diagnosi di encefalopatia di Wernicke è principalmente clinica, soprattutto in oncologia.

Questa patologia deve essere presa in considerazione quando l'anamnesi riporta una situazione alimentare compatibile con un apporto alimentare insufficiente nelle settimane precedenti l'insorgenza del disturbo neurologico; ricordiamo che il primo caso di Wernicke in prigionieri australiani a Singapore, durante la seconda guerra mondiale, è comparso dopo solo 6 settimane di restrizioni alimentari imposte dai giapponesi [14], e nei pazienti di Adams e colleghi la malattia compariva dopo 7-8 settimane di malnutrizione secondaria all'abuso di alcol.

Tra gli esami di laboratorio notiamo che il piruvato ematico è elevato, ma la riduzione di attività ematica della transchetolasi, uno degli enzimi dello *shunt* esoso-monofostato, che richiede tiamina come cofattore, è un indice più accurato di carenza di questa vitamina.

Un rallentamento dell'EEG è presente nella metà dei casi in cui l'esame è stato eseguito.

Le lesioni acute della malattia possono inoltre essere dimostrate dalla risonanza magnetica nucleare (vedi Figura 1, capitolo 14).

9.1.1.7 Trattamento

La storia della terapia della sindrome di Wernicke-Korsakoff è in sostanza quella degli studi sul beri-beri, malattia nota da molti secoli ed endemica nelle popolazioni orientali che si nutrono esclusivamente di riso, e che portarono alla scoperta della tiamina e alla definizione del ruolo della carenza di questa sostanza nelle malattie del sistema nervoso centrale e periferico.

Le manifestazioni cliniche del beri-beri sono cardiache "*wet beri-beri*", con insufficienza acuta talora fulminante [15], e neurologiche "*dry beri-beri*".

Nel 1939 Bowman e colleghi dimostrarono che pazienti affetti da sindrome di Korsakoff, trattati con dosi generose di tiamina, una sostanza così denominata per il suo contenuto di solfuro, sintetizzata pochi anni prima e dimostratasi utile nella cura del beri-beri, presentavano un miglioramento più importante dei disturbi di memoria rispetto ai non trattati [16].

Nel 1941 Jolliffe e colleghi dimostrarono l'indiscutibile efficacia della tiamina per l'oftalmoplegia e l'alterazione della coscienza in pazienti affetti da sindrome di Wernicke [17].

Poiché la tiamina ha un ruolo chiave nel metabolismo dei carboidrati, il fabbisogno quotidiano, stimato in 1 mg, aumenta quando essi costituiscono l'unica fonte di energia.

Sebbene la somministrazione di solo 2 mg è in grado di far regredire l'oftalmoplegia, la maggior parte degli autori suggerisce dosi maggiori, fino 1000 mg nelle prime 12 ore.

Noi consigliamo 200 mg due volte al dì per via intramuscolare, per almeno una settimana.

Nonostante la letteratura contenga alcune segnalazioni di *shock* anafilattico in seguito a somministrazioni parenterali, questo rischio è raro, mai osservato nella nostra esperienza. Uno studio inoltre segnala la scarsità di reazioni gravi in oltre 1000 pazienti trattati per via endovenosa. Nel nostro paese, tuttavia, la tiamina per via endovenosa non è disponibile singolarmente, ma solo in associazione con altre vitamine, a dosi insufficienti per trattamento acuto. L'uso di dosi generose di tiamina è necessario per saturare le riserve, soprattutto in pazienti con sproporzionata ingestione di carboidrati, diarrea, infezioni o altre cause di aumentato metabolismo.

È sempre necessario in ogni caso somministrare anche altre vitamine del gruppo B.

9.1.1.8 Decorso clinico

La maggior parte dei pazienti risponde rapidamente al trattamento, il miglioramento del disturbo dei movimenti oculari è così rapido e costante che la sua assenza deve far dubitare della diagnosi.

L'atassia, invece, recede più lentamente, così come le alterazioni dello stato di coscienza, mentre il disturbo della memoria, una volta comparso, migliora in solo nel 20% dei pazienti.

9.1.2 Carenza di acido nicotinico

L'acido nicotinico è convertito nell'organismo a nicotinamide adenin dinucleotide (NAD) o nicotinamide adenin dinucleotide fosfato (NADP), coenzima che interviene in molte reazioni di ossidoriduzione, essenziali alla respirazione cellulare. L'acido nicotinico è noto anche come niacina (vitamina PP "pellagra protecting"), termine introdotto per distinguerlo dall'alcaloide nicotina. La niacina è un costituente essenziale della dieta, una sua deficienza causa la pellagra, che nella sua forma classica si manifesta con "le tre D: Diarrea, Dermatite, Demenza", e precisamente:

- sintomi gastroenterici: anoressia, glossite, enterite con nausea, vomito, diarrea;
- manifestazioni cutanee: *rash* dapprima eritematoso e poi iperpigmentato in aree esposte alla luce;
- alterazioni neurologiche: irritabilità, insonnia, depressione, perdita di memoria e di altre funzioni cognitive, polineuropatia sensitivo motoria (ipostenia, crampi, dolorabilità alla compressio-

ne dei punti di Valleix, areflessia e anestesia distale), crisi convulsive, neuropatia ottica, mielopatia, atassia cerebellare, parkinsonismo.

Le alterazioni patologiche del sistema nervoso centrale sono rappresentate dalla cromatolisi delle cellule giganti di Betz, nella corteccia motoria.

Il ruolo dell'acido nicotinico nel trattamento di stati psicotici atipici associati alla denutrizione fu segnalato nel 1939 [18], e Jollife e colleghi descrissero, nel 1940, una encefalopatia caratterizzata da stato confusionale, fino allo *stupor*, rigidità plastica, segni di liberazione, regredita quando alla dieta fu aggiunta la nicotinamide [19].

Nel 1988, Serdaru e colleghi pubblicano uno studio retrospettivo di pazienti, forti bevitori, che presentavano un quadro clinico simile a quello descritto da Jollife nel 1940.

L'alterazione neuronale, all'esame necroscopico, era rappresentata dalla cromatolisi, tipica della pellagra neurologica. Nelle conclusioni gli autori suggeriscono, e noi non possiamo che associarci, l'uso anche di questa sostanza nel paziente alcolista e/o denutrito, che presenta una encefalopatia di origine non nota [20].

Segnalazioni di carenza di acido nicotinico sono state riportate anche recentemente, in pazienti con denutrizione per patologie diverse [21].

9.1.3 Carenza di vitamina B6

La vitamina B6 comprende tre composti naturali, piridossina, piridoxol e piridoxamina, intimamente collegati, raggruppati con il nome di piridossina, e convertiti nell'organismo in piridoxadol fosfato, un cofattore di diversi enzimi. Il *deficit* di questa sostanza provoca danni ematici, cutanei e neurologici, quest'ultimi si manifestano con polineuropatia sensitivo-motoria e convulsioni.

Il quadro clinico della polineuropatia comprende anestesia e parestesie formicolanti delle estremità, dolorabilità delle sure e dolore urente distale degli arti inferiori; obiettivamente areflessia, alterazione della sensibilità superficiale e ipostenia distale

Ricordiamo che il trattamento con isoniazide, che ha una azione antagonista, e idralazina, che si lega alla piridossina dando luogo a idrazone, può provocare i disturbi neurologici in persone con normale apporto alimentare di questa sostanza.

9.1.4 Carenza di cobalamina

La carenza di vitamina B12 danneggia l'intero sistema nervoso causando encefalopatia, disturbi dell'umore [22], sofferenza del midollo, "sclerosi combinata" [23], neurite ottica, polineuropatia periferica.

La degenerazione combinata, subacuta è il disturbo più frequente; è una affezione del midollo spinale, denominata così per l'interessamento selettivo dei cordoni posteriori e laterali.

La malattia si manifesta con parestesie formicolanti ai piedi, successivamente associate a debolezza e rigidità prima degli arti inferiori, quindi dei superiori e marcia spastica. L'esame obiettivo evidenzia perdita della sensibilità vibratoria e del senso di posizione, ipereflessia e Babinski. Il quadro anatomopatologico iniziale della sclerosi combinata è caratterizzato da aree confluenti di rigonfiamento mielinico e degenerazione delle colonne posteriori, a partire dal segmento toracico, cui segue la compromissione dei cordoni laterali ed infine della sostanza bianca del midollo *in toto*. Demielinizzazione è osservabile anche nell'encefalo, da cui la compromissione cognitiva riscontrata nella malattia.

Le manifestazioni della carenza di vitamina B12 sono note a tutti i clinici, e la correlazione dei sintomi al quadro ematico conforta la diagnosi.

Giova tuttavia ricordare che le alterazioni ematologiche possono essere molto lievi o del tutto assenti, infatti uno studio del 1988 riporta che circa un quarto dei loro pazienti con disturbi neuropsichiatrici non presentava né anemia, né macrocitosi, essi tuttavia miglioravano con la somministrazione di vitamina B12. Nella conclusione dell'articolo gli autori suggerivano, in assenza del quadro ematologico tipico, la misurazione dell'acido metilmalonico e dell'omocisteina, elevati prima e normali dopo la somministrazione di B12 [24].

9.1.5 Carenza di acido folico

Manifestazioni neuropsichiatriche osservate nella deficienza di cobalamina solitamente non erano in passato, considerate in relazione alla carenza di acido folico, nonostante il disturbo metabolico della metionina sia simile in entrambi i casi, come suggerito dall'aumento dell'omocisteina ematica anche nella carenza di acido folico.

Negli ultimi anni tuttavia la carenza di questa sostanza è stata identificata nella patogenesi di disturbi psichiatrici [22], di neuropatia ottica [25], di neuropatia periferica [26].

9.1.6 Carenza di acido pantotenico

L'acido pantotenico viene incorporato nel coenzima A e funziona come cofattore in reazioni essenziali per il metabolismo dei carboidrati, di acidi grassi, steroidi e porfirine.

Volontari umani tenuti in regime privo di questa vitamina sviluppano una sindrome caratterizzata da cefalea, insonnia, disturbi gastroenterici, parestesie e crampi in coordinazione [11].

9.1.7 Carenza di altre vitamine

9.1.7.1 Vitamina A (retinolo, Beta carotene)

L'ipovitaminosi A causa una serie di disturbi oftalmici, compresi con il nome di xeroftalmia. Un segno precoce è la cecità notturna che riflette l'importanza del retinolo nella produzione di rodopsina, utilizzata dai bastoncelli, presenti nella periferia della retina e necessari per la visione con scarsa illuminazione.

Un eccesso di vitamina A causa una serie di disturbi, il più noto dei quali è lo *pseudotumor cerebri*, frequente nei bambini, caratterizzato da edema cerebrale e segni clinici di ipertensione endocranica: cefalea, rallentamento psichico, papilledema, ampliamento della macchia cieca fisiologica, talora paralisi bilaterale dell'abducente. La pressione del *liquor* è aumentata, la composizione invece è normale. La TAC o la RMN evidenziano tumefazione encefalica con ventricoli piccoli.

9.1.7.2 Vitamina E

L'esatto ruolo biologico della vitamina E nel sistema nervoso è poco conosciuto, pare tuttavia essenziale nel mantenere l'integrità delle membrane biologiche, ha inoltre attività antiossidante. La carenza di vitamina E causa disturbi del sistema nervoso centrale e periferico con atassia della marcia, incoordinazione, oftalmoplegia, ipostenia degli arti inferiori con areflessia, perdita del senso di posizione, apallestesia, Babinski, crisi convulsive e compromissioni del sistema neurovegetativo.

9.1.7.3 Vitamina D

Il ruolo della vitamina D sul sistema nervoso non è del tutto chiarito. Ipostenia e tetania possono essere presenti. Bassi livelli di vitamina D con ipocalcemia sono stati osservati in pazienti in terapia cronica con idantoina, fenobarbital e carbamazepina.

9.2 ANORMALITÀ ELETTROLITICHE

Le alterazioni del metabolismo elettrolitico sono molto comuni nel paziente oncologico in condizioni specifiche legate a tossicità farmacologiche, trapianto di midollo, uso di farmaci immunosoppressori e insufficienze d'organo delle fasi avanzate. Sono presi in considerazione qui solo i quadri più comuni e una condizione molto rilevante per il paziente critico malnutrito, come la "*refeeding syndrome*".

9.2.1 Ipercalcemia

È molto comune nel paziente con cancro. In genere è dovuta al riassorbimento osseo dovuto alle metastasi osteolitiche di diverse neoplasie. In altri casi è coinvolta la produzione di sostanze paratormone simile o vitamina D o citochine che danno luogo a una vera e propria sindrome paraneoplastica. La calcemia va valutata in ogni paziente neoplastico con metastasi note che mostri segni di encefalopatia o *delirium*.

9.2.2 Iponatremia

L'iponatremia di lieve entità è un reperto molto comune nel paziente oncologico. La riduzione del sodio plasmatico se avviene lentamente è in genere asintomatica sino a 120 mmol/l, ma se la caduta del sodio avviene rapidamente può dare sintomi, che possono variare da uno stato di live confusione mentale o *delirium* alle convulsioni sino al coma, anche per valori meno pronunciati. L'iponatremia comporta uno stato di edema cerebrale che in rapporto alla gravità e alla rapidità della correzione con soluzioni ipertoniche può portare a danni neurologici permanenti. Quindi il trattamento della iponatremia deve seguire le linee guida espresse per il malato critico e dipende dalla gravità della condizione e dalla causa. Le due cause principali di iponatremia significativa nel paziente con lesioni cerebrali con o senza craniotomia sono la sindrome da inappropriata secrezione di ADH (SIADH) e la sindrome da consumo di sodio cerebrale (*Cerebral Salt Wasting syndrome* = CSW). Le cause neurologiche più comuni delle due condizioni sono riassunte in Tabella 1 (si noti la sovrapposizione di molti quadri clinici).

La Tabella 2 riassume le caratteristiche utili per la diagnosi differenziale delle due condizioni che hanno una fisiopatologia profondamente diversa: nella SIADH l'iposodiemia è il risultato di una diluizione per eccessivo riassorbimento di liquidi che danno quindi una ipo-osmolarità plasmatica e urinaria, un bilancio del sodio neutro e un'espansione del volume extracellulare, mentre nella CSW l'esaltata eliminazione di sodio riduce la concentrazione plasmatica a fronte di un volume dei liquidi extracellulari che si riduce per diuresi ipertonica forzata, di una osmolarità plasmatica normale o ridotta e di una osmolalità urinaria che può essere aumentata.

La iponatremia va trattata a seconda della causa. In caso di SIADH il trattamento migliore è la restrizione di liquidi mentre si cerca di ovviare ai fattori predisponesti o causali. Se la sodiemia non

Tabella 1. Iponatremia associata a condizioni con lesioni neurologiche strutturali e non e diagnosi differenziali tra SIADH, CWS con condizioni non legate a disregolazione del ricambio del sodio (sottolineate)

CAUSE	SIADH	CWS
Emorragia cerebrale da aneurisma	+	+++
Idrocefalo ostruttivo	+	++
Trauma cranico	+	+
S. Guillain Barrè	+	-
Tumori cerebrali, ogni tipo di chirurgia cranica (soprattutto resezioni transfenoidali)	-	+
Trombosi del seno cavernoso	+	-
Meningite	+	+
Interventi importanti sulla colonna	+	
Dolore, stress, nausea	+	
Paraneoplastica in molte neoplasie (carcinomi, linfomi, sarcomi)	+	
Farmaci oppioidi, Carbamazepina, Vincristina, Vinblastina, Cisplatino	+	
Ipotiroidismo	-	-
Ipoadreanalismo	-	-
Ipovolemia	-	-
Ipotensione	-	-

Tabella 2. La diagnosi differenziale tra SIADH e CSW dipende principalmente dal volume dei fluidi extracellulari aumentato nella SIADH e ridotto della CSW. La determinazione di questa variabile si può avvalere di diversi parametri solo parzialmente affidabili e talora può richiedere manovre invasive come la misurazione della *wedge pressure*

Variabile	CSW	SIADH
Fluido extracellulare	D	A
Peso	D	A
Bilancio idrico	Negativo	Negativo
Volume urinario	=/A	=/D
Tachicardia	+	-
Ematocrito	A	=
Albumina	A	=
Bicarbonato	A	=/D
Azotemia	A	=/D
Acido urico	=/D	D
Bilancio sodico	Negativo	Neutro/ Positivo
Pressione venosa centrale	D	=/A
Wedge pressure	D	=/A

A → aumentato; D → diminuito; = → invariato

è inferiore a 125 mmol/l o è asintomatica le restrizione di liquidi (1000 ml/die) è sufficiente; se il paziente è sintomatico con sodiemia maggiore o uguale 125 mmol/l si dovrebbe infondere salina al 3% per un totale di non più di 0,5 mmol/l/hr fino a migliorare i valori e la clinica. L'infusione rapida di soluzioni ipertoniche è rischiosa in quanto può causare la mielinolisi del ponte. In caso di CWS si deve cercare di reintegrare la perdita di sodio secondo lo stesso principio e con le stesse precauzioni, e andranno reintegrati anche i liquidi pesando accuratamente il paziente.

9.2.3 Altri *deficit* di elettroliti essenziali

L'ipofosfatemia può essere un effetto del metabolismo di tumori linfoidi e leucemie che riproducendosi molto rapidamente possono precipitare un quadro acuto, è invece modesta nelle situazioni di ridotto assorbimento intestinale associate al cancro e al riassorbimento osseo da metastasi, è un dato importante invece nella sindrome da rialimentazione (trattata in seguito) e della alcalosi respiratoria. L'ipofosfatemia acuta dà luogo a una grave encefalopatia con convulsioni.

L'ipomagnesemia può dipendere da chemioterapia con cisplatino, ma raramente è sintomatica. Crisi epilettiche in corso di terapia con cisplatino sono più probabilmente legate a tossicità diretta o indotta da alterazioni elettrolitiche con ipo-osmolarità.

9.3 LA SINDROME DA RIALIMENTAZIONE

La sindrome da rialimentazione è una condizione patologica spesso non diagnosticata, ma clinicamente rilevante, caratterizzata da squilibri elettrolitici acuti, soprattutto del fosforo; si manifesta con la ripresa dell'alimentazione dopo un periodo di prolungato digiuno e/o malnutrizione grave. L'ipofosforemia determina alterazione di diversi sistemi, in particolare i sistemi cardiovascolare, nervoso, muscolare ed immunitario, e, se non riconosciuta in tempo, può provocare morte.

La sindrome da rialimentazione fu descritta per la prima volta nei prigionieri della seconda guerra mondiale [27] e successivamente in pazienti oncologici, anoressici, in pazienti con prolungato periodo di vomito e diarrea, negli alcolisti [28].

In condizioni di digiuno o di inadeguata assunzione di calorie si instaura una carenza della concentrazione degli elettroliti intracellulari, principalmente di fosforo, anche in presenza di normali livelli plasmatici. Con la ripresa di un'alimentazione regolare, sia questa naturale, enterale o parenterale, e particolarmente se a base di carboidrati, si ha un aumento della secrezione di insulina che stimola un rapido passaggio di elettroliti dallo spazio extracellulare a quello intracellulare. L'ipofosforemia plasmatica è la condizione patologica più caratteristica, ma è spesso associata anche ad ipopotassemia ed ipomagnesiemia. Il fosforo è il più abbondante anione intracellulare ed è fondamentale per il funzionamento delle cellule essendo un componente delle membrane cellulari, degli acidi nucleici, delle nucleoproteine. Inoltre, è coinvolto in diversi processi biochimici tra cui il più importante è la sintesi di adenosintrifosfato (ATP), nucleotide fondamentale per la conservazione dell'energia, la cui carenza determina gravi alterazioni cellulari, soprattutto della funzionalità delle miocellule cardiache e del muscolo scheletrico. La carenza di fosforo, inoltre, limita la sintesi dell'enzima difosfoglicerato, con modificazione della curva di rilascio dell'ossigeno legato all'emoglobina e conseguente ipoossigenazione tessutale [29].

Il normale valore plasmatico del fosforo varia da 2,5 a 4,5 mg/dl. Livelli di fosforemia inferiori a 1 mg/dl indicano una carenza grave.

La contemporanea presenza di ipopotasssiemia ed ipomagnesiemia concorrono ad aggravare il quadro clinico, il potassio infatti è importante per il mantenimento dell'elettrofisiologia della membrana cellulare, specialmente della cellula del muscolo scheletrico e cardiaco. Il magnesio è cofattore di molti sistemi enzimatici, indispensabili nel metabolismo dei carboidrati e per l'attività elettrica cardiaca, delle cellule muscolari e nervose. La sindrome da rialimentazione compare generalmente 3-4 giorni dopo la ripresa dell'alimentazione e può presentarsi con diverse manifestazioni cliniche, come elencate nella Tabella 3. Tuttavia le manifestazioni cliniche più frequenti sono quella a carico del cuore, del sistema nervoso, del muscolo scheletrico e del sistema immunitario.

Le *alterazioni cardiologiche* sono per lo più dovute alla carenza di ATP e atrofia della cellula miocardica con conseguente ipocontrattilità che, associata alla ritenzione idrica che può instaurarsi con la ripresa dell'alimentazione orale, conduce a scompenso cardiaco congestizio. Inoltre sono spesso presenti aritmie ventricolari, quali conseguenze dell'ipofosforemia e delle concomitanti carenze di potassio e magnesio. Le alterazioni cardiologiche sono quelle descritte più frequentemente nei casi di mortalità [30].

Le *manifestazioni neurologiche* possono essere molto varie: da un semplice senso di debolezza, astenia, parestesie diffuse, tetania, fino ad un franco delirium. Le manifestazioni neurologiche sono per lo più il risultato dell'ipo-ossigenazione tissutale dovuta all'ipofosforemia e della carenza di 2,3-difosfoglicerato, ma altre carenze elettrolitiche o vitaminiche del gruppo B possono peggiorare il quadro. È inoltre stata descritta una sindrome simil Guillain-Barrè, con un quadro di paralisi ariflessica [31]. Le alterazioni a carico del *sistema muscolare scheletrico* sono dovute alla carenza di ATP nella cellula muscolare e si manifestano con rabdomiolisi, distruzione del sarcolemma e debolezza generalizzata. L'alterazione dell'attività del diaframma e dei muscoli respiratori accessori può manifestarsi clinicamente con insufficienza respiratoria acuta [32]. Le alterazioni a carico del *sistema emato-immunologico* sono il risultato della disfunzione midollare con anemia, trombocitopenia e ridotta attività dei granulociti. La carenza di ATP eritrocitario determina una rigidità della membrana cellulare con aumentato rischio di emolisi e ridotto transito capillare che, a sua volta, peggiora il quadro di ipo-ossigenazione tissutale. L'ipofosfatemia inoltre altera la capacità chemiotassica dei neutrofili e la fagocitosi, aumentando il rischio di sepsi [33]. Non esistono studi clinici randomizzati per il trattamento della sindrome da rialimentazione, pertanto il fattore più importante nel trattamento è l'identificazione dei pazienti a rischio

Tabella 3. Manifestazioni cliniche della sindrome da rialimentazione

Cardiache
• Aritmie/morte improvvisa • Scompenso cardiaco congestizio
Polmonari
• Dispnea • Insufficienza respiratoria
Neurologiche
• Debolezza • Parestesie • Delirium • Guillain-Barrè
Muscoloscheletriche
• Rabdomiolisi • Mialgie
Ematologiche
• Anemia emolitica • Trombocitopenia
Immonologiche
• Infezioni
Metaboliche
• Acidosi metabolica • Iperglicemia, resistenza all'insulina
Renali
• Necrosi tubulare acuta • Mioglobinuria • Emoglobinuria

ed uno stretto monitoraggio dei livelli sierici di fosforo e degli altri elettroliti plasmatici. Ogni tipo di nutrizione deve essere reimpostata gradualmente, con un programma di raggiungimento dei fabbisogni in almeno 7-10 giorni. La somministrazione di elettroliti endovena e vitamine del gruppo B, in associazione alla ripresa dell'alimentazione, al fine di prevenire al sindrome può essere un atteggiamento corretto. In presenza di ipofosforemia grave (<1 mg/dl) è necessaria la somministrazione per via parenterale di potassio fosfato e di fosfato di sodio, in presenza di normale funzionalità renale, il dosaggio consigliato è 2 mg/kg in 6 ore.

In presenza di ipofosforemia lieve/moderata e paziente asintomatico, la reintegrazione di potassio può essere effettuata per via orale in dose massime di 3 g/die.

L'ingestione di circa 1 litro di latte scremato fornisce 1 g di fosforo ed è utile considerarlo tra gli alimenti nel programma di rialimentazione [34].

La sindrome da rialimentazione quindi si sovrappone a quadri dove il ruolo del *deficit* vitaminico e di fattori essenziali si interseca con la fisiopatologia illustrata. Si deve quindi raccomandare grande attenzione nella introduzione di un supporto nutrizionale nel paziente defedato o comunque malnutrito come spesso avviene in diverse condizioni oncologiche.

BIBLIOGRAFIA

1. Lipowski ZI (1987) Delirium (Acute confusional state). JAMA 258:1789-1792
2. Barbato M (1994) Thiamine deficiency in patients admitted to a palliative care unit. Palliat Med 8:320-324
3. Bruck W, Christen HJ, Lakomek H et al (1991) Wernicke encephalopathy in a child with acute lymphoblastic leukemia treated with polychemotherapy. Clin Neuropathol 10:134-136
4. Kalmanchey R, Koòs R, Majtényi K, Borsi J (1994) Wernicke-encephalopathy in children with cancer. Med Pediatr Oncol 22:133-136
5. Bleggi-Torres LF, de Medeiros BC, Ogasawara VSA et al (1997) Iatrogenic Wernicke's encephalopathy in allogenic bone marrow transplantation: a study of eight cases. Bone Marrow Transplant 20:391-395
6. Vidal S, Andrianjatovo JJ, Dubau B et al (2001) Encephalopathies postopératoires: La carence en thiamine, une étiologie à ne pas méconnaître. Ann Fr Anesth Réanim 20:40-43
7. Watson WD, Verma A, Lenart MJ et al (2003) MRI in acute Wernicke's encephalopathy. Neurology 61:527
8. Merkin-Zaborsky H, Ifergane G, Frisher S et al (2001) Thiamine-responsive acute neurological disorders in nonalcoholic patients. Eur Neurol 45:34-37
9. Ogershok PR, Rahman A, Do SN, Brick J (2002) Wernicke encephalopathy in nonalcoholic patients. Am J Med Sci 323:107-111
10. Koguchi K, Nakatsuji Y, Abe K, Sakoda S (2004) Wernicke's encephalopathy after glucose infusion. Neurology 62:512
11. Victor M, Adams RD, Collins GH (1989) The Wernicke-Korsakoff sindrome and related neurologic disorders due to alcoholism and malnutrition. FA Davis Company, Philadelphia
12. Ljungberg L (1992) Carl Wernicke and Sergei Korsakoff: Fin de siècle innovators in neuropsychiatry. J Hist Neurosci 1:23-27
13. Malamud N, Skillicorn SA (1956) Relationship beetwee the Wernicke and the Korsakoff syndrome. Arch Neurol Psychiatry 76:585-596
14. De Wardener HE, Lennox B (1947) Cerebral beriberi (Wernicke's encephalopathy). Review of 52 cases in a Singapore prisoner-of-war hospital. Lancet 4:11-17
15. Meurin PH (1996) Le shoshin béri-béri. Une catastrophe hémodynamique rapidement curable. Presse Med 25:115-118
16. Bowman KM, Goodhart R, Jolliffe N (1939) Observation on the role of vitamin B1 in the etiology and treatment of Korsakoff psychosis. J Nerv Ment Dis 90:569-575
17. Jolliffe N, Wortis H, Fein HD (1941)The Wernicke sindrome. Arch Neurol Psychiatry 46:569-596
18. Cleckley HM, Sydenstricker VP, Geeslin LE (1939) Nicotinic acid in the treatment of atypical psychotic states. JAMA 112:2107-2110
19. Jollife N, Bowman KM, Rosenblum LA, Fein LA (1940) Nicotinic acid deficiency encephalopathy. JAMA 114:307-311
20. Serdaru M, Hausser-Hauw C, lappane D (1988) The clinical spectrum of alcoholic pellagra encephalopathy. A retrospective analysis of 22 cases studied pathologically. Brain 111:829-842
21. Sriram K, Jayanthi V, Suchitra D (1996) Acute niacin deficiency. Nutrition 12:355-357
22. Fafouti M, Paparrigopoulus T, Liappas J et al (2002) Mood disorder with mixed features due to vitamin B12 and folate deficiency. Gen Hosp Psychiatry 24:106-109
23. Hemmer B, Glocker FX, Schumacher M et al (1998) Subacute combined degeneration: clinical, electrophysiological, and magnetic resonance imaging findings. J Neur Neurosurg Psychiatry 65:822-827
24. Lindenbaum J, Healton EB, Savage DG et al (1988) Neuropsychiatric disorders caused by cobalamin deficiency in the absence of anemia or macrocytosis. N Engl J Med 318:1720-1728
25. Golnik KC, Schaible ER (1994) Folate-responsive

optic neuropathy. J Neuroophthalmol 14:163-169
26. Parry TE (1994) Folate responsive neuropathy. Presse Med 23:131-137
27. Schnitker MA, Mattman PE, Bliss TL (1951) A clinical study of malnutrition in Japanese prisoners of war. Ann Intern Med 35:69-96
28. Marinella MA (2003) The refeeding syndrome and hypophosphatemia. Nutr Rev 61:320-323
29. Subramanian R, Khadori R (2000) Severe hypophosphatemia: pathophysiologic implications, clinical presentations, and treatment. Medicine 79:1-8
30. Kohn MR, Golden NH, Shenker IR (1998) Cardiac arrest and delirium: presentations of the refeeding syndrome in severly malnourished adolescents with anorexia nervosa. J Adolesc Health 22:239-243
31. Solomon SM, Kirby DF (1990) The refeeding syndrome: a review. JPEN 14:90-97
32. Newman JH, Neff TA, Ziporin P (2001) Acute respiratory failure associated with hypophosphatemia. N Engl J Med Assoc 100:343-346
33. Weisinger JR, Bellorin-Font E (1998) Magnesium and phosphorus. Lancet 352:391-396
34. Miller DW, Slovis CM (2000) Hypophosphatemia in the emergency department therapeutics. AM J Emerg Med 18:457-461

Capitolo 10

Infezioni

Marco Rizzi, Alessandra Tebaldi, Fredy Suter

Le infezioni complicano frequentemente il decorso clinico dei pazienti affetti da neoplasia e ne condizionano pesantemente la sopravvivenza: microorganismi nosocomiali e non, sovente a bassa virulenza, spesso malattie invasive a elevata morbilità e letalità.

L'elevato rischio infettivo dei pazienti oncologici è correlato sia all'alterazione delle difese immunitarie, secondaria alla neoplasia stessa (è il caso delle malattie linfoproliferative), sia alla chemioterapia (neutropenia) e radioterapia e/o all'immunosoppressione iatrogena (es.: per un trapianto di midollo), sia infine alle manovre invasive e agli interventi chirurgici a cui questi soggetti sono sottoposti durante il decorso della malattia.

Il sistema nervoso centrale non è esente da questi rischi infettivi, tuttavia pone problematiche diagnostico-terapeutiche peculiari.

L'approccio diagnostico in caso di sospetta infezione del SNC deve tener conto del tipo di immunocompromissione, della latenza della manifestazione clinica e del tipo di sindrome clinica all'esordio. Pazienti con disfunzione B-linfocitaria sono

Tabella 1. Farmaci antibatterici di più comune impiego nella terapia delle infezioni del SNC: diffusione nel *liquor*, posologia giornaliera raccomandata per la somministrazione endovenosa, intervallo tra le dosi (ore) nei pazienti con insufficienza renale[1]

Principio attivo	CSF/sangue[2]	Posologia nell'adulto	Posologia pediatrica	*Clearance* della creatinina (ml/min)[3]			
				>80	80-51	50-10	<10
Ampicillina	0,13-14	2 g x 6	100 mg/kg x 6	4	6	8	12
Aztreonam	0,03-0,52	2 g x 4	30 mg/kg x 4	6	12	18	24
Cefotaxime	0,10	2 g x 4	40 mg/kg x 4	6	12	24	24
Ceftazidime	0,20-0,40	3 g x 3	50 mg/kg x 3	8	12	24	48
Ceftriaxone	0,08-0,16	2 g x 2	50 mg/kg x 2	12	12	12	12
Doxiciclina[4]	015-0,18	100 mg x 2	2,2 mg/kg x 2	12	12	12	12
Gentamicina	0,15	5 mg/kg x 1	7 mg/kg x 1	8	12	24	48
Linezolid	0,70	600 mg x 2	5 mg/kg x 2	12	12	12	12
Metronidazolo	0,30-1	7,5 mg/kg x 4	7,5 mg/kg x 4	6	6	6	6
Oxacillina	0,01-0,1	3 g x 4	50 mg/kg x 4	6	6	6	6
Penicillina G (infusione continua)	0,05-0,10	24.000.000 U	250.000 U/kg	dose standard		1/2 dose	
Rifampicina	0,07-0,56	600 mg x 1	20 mg/kg x 1	24	24	24	24
Tiamfenicolo	0,20-0,30	500 mg x 4	10 mg/kg x 4	6	6	6	6
trimetoprim/ Sulfametossazolo	0,40	5/25 mg/kg x 4	5/25 mg/kg x 4	12	18	24	evitare
Vancomicina	0,07-0,14	1.000 mg x 2	10 mg/kg x 4	12[5]	18[5]	48[5]	7 giorni[5]

1. Nei pazienti con insufficienza renale è possibile aumentare l'intervallo tra le dosi, mantenendo invariata la dose unitaria riportata nelle colonne terza (adulti) e quarta (bambini). Per alcuni farmaci a più basso indice terapeutico (gentamicina, vancomicina), in presenza di insufficienza renale è indispensabile il ricorso al monitoraggio delle concentrazioni plasmatiche.
2. Rapporto tra concentrazione liquorale e concentrazione plasmatica, *a meningi infiammate*.
3. Eventualmente stimabile nell'adulto con la formula empirica: (140-età in anni) x il peso in kg diviso per la creatininemia in mg/dl (nelle donne moltiplicare il risultato per 0,85).
4. Doxiciclina: disponibile solo per somministrazione *per os*; controindicata sotto gli otto anni di età.
5. Gentamicina, vancomicina: in presenza di insufficienza renale, monitorare le concentrazioni ematiche.

più soggetti a infezione da batteri capsulati (pneumococchi, meningococchi, *Haemophilus influenzae*). All'opposto, se il *deficit* è prevalentemente a carico della linea T-cellulare, vi è un rischio maggiore da patogeni intracellulari, soprattutto virus (*Cytomegalovirus, Herpes simplex virus, Epstein-Barr virus, Human herpesvirus 6* e poi *Nocardia spp.*, *Aspergillus spp.* e *Toxoplasma gondii*).

Fondamentale importanza per la diagnosi rivestono le tecniche di *neuro-imaging* (TAC e RMN) e microbiologiche (in questo ambito, accanto alle tradizionali indagini colturali, le metodiche di biologia molecolare hanno acquisito negli ultimi anni importanza crescente), essendo sovente difficile ottenere materiale per l'esame istologico.

La terapia deve tenere conto della presenza della barriera emato-encefalica che riduce notevolmente la penetrazione degli antimicrobici nell'encefalo, con conseguente necessità di dosi elevate e di farmaci lipofili per assicurare il raggiungimento di livelli terapeutici adeguati (dettagli prescrittivi nelle Tabelle 1, 2).

Tabella 2. Terapia delle infezioni del sistema nervoso nell'ospite immunocompromesso

agente eziologico	sindromi cliniche	farmaci consigliati	posologia/die	posologia pediatrica/die	durata
Aspergillus spp.	ascessi cerebrali[1]	voriconazolo[2]	4 mg/kg x 2 ev	4 mg/kg x 2 ev	>7-8 sett.
Candida spp.	ascessi cerebrali[1]	amfotericina B[3]	0,7-1 mg/kg ev	0,7-1 mg/kg ev	>6 sett.
		+ flucitosina[4]	25 mg/kg x 4 ev	25 mg/kg x 4 ev	>6 sett.
Cryptococcus neoformans	meningite, encefalite	amfotericina B[3]	0,7-1 mg/kg ev	0,7-1 mg/kg ev	2 sett.
		+ flucitosina[4]	25 mg/kg x 4 ev	25 mg/kg x 4 ev	2 sett.
		poi fluconazolo	400 mg per os	12 mg/kg per os	8 sett.
		poi fluconazolo	200 mg per os	6 mg/kg per os	vedi testo
Cytomegalovirus	encefalite, poliradicolite	foscarnet	90 mg/kg x 2 ev	90 mg/kg x 2 ev	3 sett.
		+ ganciclovir	5 mg/kg x 2 ev	5 mg/kg x 2 ev	3 sett.
		poi foscarnet	90 mg/kg x 1 ev	90 mg/kg x 2 ev	vedi testo
		o ganciclovir	5 mg/kg x 1 ev[5]	5 mg/kg x 2 ev[5]	vedi testo
Epstein-Barr virus	mal. linfoproliferativa post-trapianto	EBV-specific CTLs[6]	=	=	=
Herpes simplex virus	encefalite	aciclovir	10 mg/kg x 3 ev	500 mg/m^2 ev	3 sett.
Human herpes virus 6	encefalite	ganciclovir?[7]	10 mg/kg x 3 ev	500 mg/m^2 x 3 ev	3 sett.
		o foscarnet?[7]	90 mg/kg x 2 ev	90 mg/kg x 2 ev	3 sett.
Listeria monocytogenes	meningite, ascessi cerebrali[1]	ampicillina	2 g x 6	100 mg/kg x 6	3 sett.
		+ gentamicina	5 mg/kg x 1	7,5 mg/kg x 1	3 sett.
Mucorales	ascessi cerebrali[1]	amfotericina B[3]	1-1,5 mg/kg ev	1-1,5 mg/kg ev	> 4 sett.
Nocardia spp.	ascessi cerebrali[1]	trimetoprim/ sulfamet.	5/25 mg/kg x 4	5/25 mg/kg x 4	>3 mesi[8]
			2 g x 2	50 mg/kg x 2	>1 mese[8]
		± ceftriaxone	2 g x 3	25 mg/kg x 3	> 1 mese[8]
		± impipenem			
Varicella zoster virus	herpes zoster[9]	valaciclovir[10]	1 g x 3 per os	vedi nota 10	7 giorni
	encefalite	aciclovir	10 mg/kg x 3 ev	10 mg/kg x 3 ev	21 giorni
Toxoplasma gondii	ascessi, encefalite	sulfadiazina	1,5 g x 4	150 mg/kg x 4 per os	4 sett.
		+ pirimetamina[11]	75-100 mg per os[12]	1 mg/kg per os[12]	4 sett.
		poi sulfadiazina	1 g x 4	100 mg/kg x 1 per os	vedi testo
		+ pirimetamina[11]	25 mg per os	1 mg/kg per os	vedi testo

1. Per gli ascessi cerebrali, è quasi sempre necessario associare alla terapia antimicrobica l'intervento neurochirurgico.
2. Voriconazolo: dose d'attacco il primo giorno: 6 mg/kg x 2 ev. Appena possibile, proseguire *per os*, alla posologia, nell'adulto, di 200 mg x 2 (100 mg x 2 per soggetti di peso <40kg).
3. Amfotericina B: è in genere preferibile incrementare progressivamente la posologia, ma per le infezioni gravi si può infondere la dose piena subito dopo una dose test di 1 mg. Le preparazioni lipidiche di amfotericina B sono indicate in caso di intolleranza o refrattarietà al trattamento con amfotericina B non lipidica.
4. Durante la terapia con flucitosina, monitorare l'emocromo e le concentrazioni ematiche (*range*: pre-dose 30-40 mg/l, picco 70-80 mg/l).
5. Ganciclovir: per la terapia di mantenimento della malattia da *Cytomegalovirus*, in alternativa alla somministrazione quotidiana di 5 mg/kg, si può ricorrere alla dose di 6 mg/kg per 6 giorni alla settimana.
6. Il trattamento con linfociti T citotossici specifici per l'Epstein-Barr virus è sperimentale. Per la terapia della malattia linfoproliferativa post-trapianto EBV-correlata, l'unico provvedimento terapeutico di provata efficacia, è la riduzione dell'immunosoppressione.
7. Encefalite da HHV-6: nessuna terapia di efficacia provata. Solo dati preliminari sull'impiego di ganciclovir e foscarnet.
8. Nocardiosi: nei casi ad evoluzione favorevole, dopo una fase d'attacco con 2-3 farmaci, è speso possibile proseguire con il solo trimetoprim/sulfametossazolo; la durata complessiva del trattamento è in genere compresa tra 3 e 12 mesi, in funzione del decorso clinico.
9. Nell'*Herpes zoster* non complicato, il trattamento è efficace se iniziato entro 72 ore dalla prima comparsa delle lesioni cutanee. Nelle forme gravi (trigeminali, multimetameriche, disseminate) è indicato il ricorso ad aciclovir o foscarnet per via endovenosa (per 7-21 giorni). Non è necessaria terapia di mantenimento.
10. Valaciclovir: non sono definite le indicazioni d'impiego in età pediatrica; si consiglia l'uso di aciclovir *per os*, 20 mg/kg x 4/die.
11. Aggiungere alla pirimetamina acido folinico 15 mg al dì, per ridurre la tossicità midollare.
12. Pirimetamina, dose carico: nell'adulto prima dose di 200 mg, nel bambino 2 mg/kg al dì per i primi 3 giorni.

10.1 LE PRINCIPALI CONDIZIONI PREDISPONENTI [1]

10.1.1 Neutropenia

Nei pazienti neutropenici, l'incidenza e la gravità delle complicanze infettive è strettamente correlata a gravità e durata della neutropenia.

Tra le meningiti è frequente l'eziologia da *Listeria monocytogenes*. Dagli ascessi cerebrali si isolano sovente bacilli aerobi gram-negativi quali *Proteus spp, Escherichia coli, Klebsiella spp., Pseudomonas spp.*, e miceti: *Aspergillus spp., Candida spp., Mucorales spp.* (*Absidia spp., Mucor spp. , Rhizomucor spp., Rhizopus spp.*).

La guarigione clinica è dipendente dalla ripresa del numero dei neutrofili, spontanea o indotta dalla somministrazione di fattori di stimolazione come il filgrastim.

10.1.2 Leucemia e linfoma

La più comune complicanza infettiva neurologica è costituita dalla meningite. Frequenti tra gli agenti eziologici la *Listeria monocytogenes* ed il *Cryptococcus neoformans*; seguono le encefaliti da *Toxoplasma gondii* e gli ascessi cerebrali (tra i microrganismi implicati anche *Nocardia spp.* e *Mucorales spp.*).

Spesso si pongono problemi di diagnosi differenziale con una localizzazione al SNC della malattia proliferativa: è sempre utile eseguire un esame citologico del *liquor* e la RMN con gadolinio; in caso di lesioni focali, può essere necessario giungere all'accertamento bioptico.

10.1.3 Trapianto di midollo osseo

Tra le meningiti acute, è relativamente frequente quella da *Listeria monocytogenes*; nelle forme croniche predomina *Cryptococcus neoformans*, ma non sono infrequenti *Mycobacterium tubercolosis* e *L. monocytogenes*; per le sindromi meningee croniche, deve inoltre essere considerata in diagnosi differenziale la malattia linfoproliferativa post-trapianto associata all'*Epstein-Barr virus* (capitolo 14.1).

Le lesioni focali dell'encefalo possono essere causate da *Toxoplasma gondii, Nocardia spp., L. monocytogenes*, miceti (*Aspergillus spp., Candida spp., Mucorales spp.*) oltre che dalla malattia linfoproliferativa EBV-associata. Sindromi encefalitiche diffuse possono essere espressione di infezione da JC virus o da *herpetoviridae* (*Cytomegalovirus, Herpes simplex virus, Epstein-Barr virus, Human herpesvirus 6*).

10.1.4 Malattia da HIV/AIDS

Alcune neoplasie presentano un'incidenza elevata in corso di malattia da HIV; in particolare il riscontro di alcuni tipi di linfoma non Hodgkin (tipo Burkitt, immunoblastico ad alto grado, cerebrale primitivo), di sarcoma di Kaposi, o di carcinoma della cervice uterina, porta alla diagnosi formale di AIDS. Altre neoplasie presentano un'incidenza più elevata o un decorso più grave nelle persone con HIV, pur senza rientrare nella definizione di AIDS (ad esempio, carcinoma anale, linfoma di Hodkgin).

Le complicanze neurologiche del paziente oncologico con malattia da HIV comprendono con particolare frequenza la neurotoxoplasmosi (usualmente osservata in pazienti affetti da grave immunodeficienza, con linfociti CD4+ inferiori a $100/mm^3$) e la meningoencefalite criptococcica (per lo più osservata in pazienti con meno di 50 linfociti CD4+ per mm^3). Possono manifestarsi altri tipici opportunismi, quali l'encefalopatia da HIV e la leucoencefalopatia multifocale progressiva.

10.2 INFEZIONI CHIRURGICHE DEL SISTEMA NERVOSO CENTRALE

I pazienti oncologici spesso vengono sottoposti a procedure chirurgiche a carico del sistema nervoso centrale o di distretti contigui (in particolare negli ambiti di competenza otorinologica): in relazione anche alla frequente concomitanza di altri fattori di rischio, non sono rare le complicanze infettive neurologiche.

10.2.1 Neurochirurgia

L'incidenza e l'eziologia delle infezioni post-operatorie, e conseguentemente le indicazioni all'antibiotico profilassi, sono diverse a seconda del tipo di intervento. Negli interventi "puliti" (come gli interventi craniotomici elettivi) senza profilassi antimicrobica, l'incidenza è mediamente pari al 3-4%; l'incidenza è più elevata negli interventi puliti-contaminati (con accesso transmucoso, ma senza significativa contaminazione, con difetto lieve di tecnica chirurgica, in presenza di drenaggi) dove è ormai prassi consolidata il ricorso all'antibiotico profilassi e pertanto non sono disponibili dati recenti sull'incidenza di infezioni; le infezioni sono infine più frequenti per gli interventi contaminati. Una variabile importante per le infezioni neurochirurgiche è costituita dall'inserimento intra-operatorio di corpi estranei (valvole, cateteri); in questi casi le infezioni occorrono oggi nell'1-10% dei casi.

Un peculiare problema di diagnosi differenziale è costituito, nei pazienti sottoposti ad intervento neurochirurgico, dalla sindrome meningea postoperatoria (processo infiammatorio sterile, che complica il 2-3% degli interventi neurochirurgici): in molti casi con cellularità liquorale modesta (meno di 1.000 leucociti per mm^3), tale sindrome può essere indistinguibile da una meningite batterica ad esordio precoce; nei casi clinicamente più impegnativi può essere necessario iniziare una terapia antibatterica empirica, che può poi venire sospesa se l'evoluzione clinica è favorevole e gli esami colturali risultano negativi.

L'eziologia delle infezioni neurochirurgiche è prevalentemente stafilococcica (*Staphylococcus aureus* in più del 50% dei casi); sono assai meno frequenti infezioni da altri batteri di origine cutanea (*Propionibacterium acnes, Corynebacterium spp.*); negli interventi che prevedono il passaggio attraverso mucose possono essere coinvolti aerobi ed anaerobi; sono rare le infezioni ascendenti da microrganismi di origine intestinale nei portatori di cateteri ventricolo-peritoneali.

La profilassi antibiotica pre-operatoria per gli interventi puliti, indicata sia negli interventi senza inserimento di corpi estranei che in caso di applicazione di valvole e/o sistemi di derivazione, che nella chirurgia del rachide più complessa (fusioni di vertebre, applicazione di mezzi di sintesi od inserimento di altri corpi estranei) è costituita dall'impiego preoperatorio di una cefalosporina di prima o seconda generazione (come cefazolina o cefuroxime). Per gli interventi puliti-contaminati occorre ampliare lo spettro antibatterico per coprire la flora mista, aerobia ed anaerobia, delle mucose attraversate; tra le scelte possibili la clindamicina, e le betalattamine protette (amoxicillina/acido clavulanico o ampicillina/sulbactam). Negli interventi di *shunt* (e più in generale quando vengono inseriti materiali estranei), la profilassi deve essere prevalentemente orientata in senso antistafilococcico: si può impiegare il trimetoprim/sulfametossazolo, oppure una penicillina semisintetica (ad esempio oxacillina) associata alla gentamicina; il ricorso alla vancomicina, associata alla gentamicina, può essere giustificato in presenza di un'elevata prevalenza di stafilococchi meticillino-resistenti.

Una sintesi degli schemi di profilassi antimicrobica di più comune impiego è riportato nella Tabella 3.

Tabella 3. Profilassi antimicrobica delle infezioni in neurochirurgia ed in chirurgia otorinoiatrica

Intervento pulito, senza inserimento di corpi estranei	cefazolina 2 g per via ev pre-intervento (seconda dose se procedura ancora in corso dopo tre ore); per pazienti allergici alla penicillina, ed in reparti ad alta incidenza di infezioni post-operatorie da stafilococchi meticillino resistenti: vancomicina 1 g per via ev pre-intervento (infusione lenta, in almeno 1 ora)
Intervento pulito-contaminato, senza inserimento di corpi estranei	clindamicina 900 mg per via ev pre-intervento
Intervento di *shunt* (e in genere con inserzione di corpi estranei)	trimetoprim/sulfametossazolo 160/800 mg per via ev pre-intervento, e ogni 12 ore per tre dosi, oppure vancomicina 1 g per via ev pre-intervento (infusione lenta, in almeno 1 ora) associata a gentamicina (160 mg per via ev prima dell'intervento)

10.2.2 Infezioni di sistemi di derivazione ventricolare

Le infezioni dei sistemi di derivazione ventricolare possono essere precoci (in genere secondarie a penetrazione diretta intraoperatoria), o tardive, da manovre invasive o di origine ematogena.

Gli agenti eziologici più frequentemente responsabili di infezione dei sistemi di derivazione sono stafilococchi coagulasi negativi e *S. aureus*; più raramente *Propionibacterium acnes, Corynebacterium spp.* e, per le derivazioni ventricolo-peritoneali, bacilli gram negativi di origine intestinale.

Ai fini diagnostici, prima dell'inizio del trattamento antimicrobico, devono essere raccolti campioni di *liquor* sia tramite puntura lombare, che dai ventricoli o dal *reservoir* del sistema; è anche sempre opportuno eseguire ripetute emocolture, spesso positive nei pazienti febbrili o con altri sintomi sistemici; TAC e RMN possono essere di limitata utilità in assenza di reperti da ventricolite; l'esame del sistema di derivazione con introduzione di mezzo di contrasto può essere dirimente.

La terapia empirica iniziale deve essere orientata in senso antistafilococcico (vancomicina+rifampicina).

È quasi sempre necessario procedere alla rimozione del sistema di derivazione, ed al ricorso ad un sistema di derivazione esterno temporaneo.

In rari casi, nei quali la completa rimozione dei corpi estranei non è possibile, può essere indicato il ricorso alla somministrazione di farmaci antimicrobici per via intraventricolare (in associazione alla terapia sistemica): in proposito non sono disponibili dati da studi controllati e nessun farmaco antimicrobico è ufficialmente approvato per la somministrazione intraventricolare; nella Tabella 4 sono riportati alcuni suggerimenti posologici orientativi.

Tabella 4. Posologia dei farmaci antimicrobici somministrati per via intraventricolare nell'adulto (mg/die)

Amikacina	30
Gentamicina	4-8
Quinupristin/dalfopristin	2-5
Teicoplanina	5-40
Vancomicina	10-20

Adattato da Tunkel et al 2004 [2]
N.B.: vedi il testo per ulteriori dettagli.

10.3 LE PRINCIPALI SINDROMI INFETTIVE

10.3.1 Meningiti [2]

Nei pazienti oncologici, il rischio di infezioni da *Neisseria meningitidis*, *Streptococcus pneumoniae*, e, quasi esclusivamente in età pediatrica, *Haemophilus influenzae*, è aumentato dall'eventuale esecuzione di splenectomia: la splenectomia dovrebbe sempre essere preceduta (o, meno bene, seguita) da vaccinazione contro questi tre microrganismi.

Oltre ai tre citati classici agenti eziologici di meningite, i pazienti oncologici possono presentare con relativa frequenza meningiti acute da *Listeria monocytogenes*, e meningiti croniche da *L. monocytogenes*, *Cryptococcus neoformans*, *Mycobacteriium tuberculosis;* nei pazienti sottoposti a trapianto di midollo osseo si può osservare meningite nell'ambito della malattia linfoproliferativa post-trapianto EBV-associata (capitolo 14.1).

10.3.1.1 Diagnosi

Nel paziente oncologico, l'esecuzione della rachicentesi deve essere preceduta da un esame TAC, quando vi sia un'elevata probabilità di lesioni focali condizionanti ipertensione endocranica. L'esame del *liquor* deve prevedere, oltre all'esame colturale standard per batteri e miceti, la ricerca di antigeni di *Neisseria meningitidis* e di *Streptococcus pneumoniae*, (vanno aggiunti quelli dell'-*Haemophilus influenzae* in età pediatrica); nei pazienti con grave deficit dell'immunità cellulare deve venire ricercato nel *liquor* (e nel siero) l'antigene di *Cryptococcus neoformans*; nelle meningiti subacute e croniche deve essere eseguita la ricerca di *Mycobacterium tuberculosis* (esame batterioscopico per bacilli alcol-acido resistenti, PCR per *M. tuberculosis*, coltura per micobatteri). Nei pazienti a rischio di malattia linfoproliferativa post-trapianto EBV-associata deve essere eseguita la ricerca di EBV su *liquor* e su sangue (PCR).

10.3.1.2 Terapia (vedi anche Tabelle 5, 6)

- Per la terapia empirica, le cefalosporine di terza generazione, attive su meningococchi, pneumococchi, ed emofili, sono indicate nella maggior parte dei casi; mentre nei pazienti immunocompetenti le molecole di prima scelta sono il ceftriaxone ed il cefotaxime, nei pazienti immunodepressi, ed in particolare in quelli in trattamento antiblastico o steroideo, la scelta della cefalosporina deve essere indirizzata verso molecole a maggiore attività sui batteri gram-negativi (ad esempio, ceftazidime).
- Per tutti i pazienti oncologici, è necessario associare l'ampicillina alla cefalosporina, nell'eventualità di infezione da *Listeria monocytogenes.*
- Nelle meningiti successive ad interventi neurochirurgici od otorinolaringoiatrici, e nei soggetti portatori di *shunt* ventricolari, il trattamento empirico deve essere a spettro ampio, tale da includere gli stafilococchi meticillino-resistenti, che sono comuni nelle infezioni nosocomiali, e lo *Pseudomonas aeruginosa.* Una scelta ragionevole può essere costituita dall'associazione di vancomicina e ceftazidime.

Un controllo del *liquor* in corso di terapia, comprensivo d'esame chimico-fisico e microbiologico, deve essere eseguito nelle meningiti batteriche ad eziologia meno usuale (ad esempio: enterobatteri, *Pseudomonas aeruginosa*, miceti). Il controllo del *liquor* è anche indicato per i pazienti con evoluzione clinica non favorevole; in questi casi vanno associate indagini di *imaging* mirate a ricercare com-

Tabella 5. Terapia empirica iniziale della meningite acuta

Assenza dei fattori di fattori di rischio sotto elencati	ceftriaxone o cefotaxime + ampicillina
Età <3 mesi o >50 anni, gravidanza, etilismo, epatopatia cronica	ceftriaxone o cefotaxime + ampicillina
Chemioterapia, terapia steroidea	ceftazidime+ampicillina
Trauma cranico, intervento neurochirurgico	ceftazidime+vancomicina

Tabella 6. Terapia mirata della meningite batterica acuta

Agente eziologico	Regime di prima scelta	Durata minima (gg)
Streptococcus pneumoniae penicillino-sensibile	ceftriaxone, cefotaxime	14
S. pneumoniae penicillino-res. (MIC ≥0,1 mcg/ml)	vancomicina + rifampicina	14
Neisseria meningitidis	ceftriaxone, cefotaxime	7
Haemophilus influenzae	ceftriaxone, cefotaxime	7
Listeria monocytogenes	ampicillina ± gentamicina	21
Enterobacteriaceae	ceftriaxone o cefotaxime	21
Pseudomonas aeruginosa	ceftazidime	21
Staphylococcus aureus meticillino-sensibile	oxacillina + rifampicina	14
Staphylococcus aureus meticillino-resistente	vancomicina + rifampicina	14
Staphilococcus sp. coagulasi negativo	vancomicina + rifampicina	14

plicanze infettive focali, come encefaliti ed ascessi cerebrali, empiemi subdurali, ascessi epidurali, tromboflebiti intracraniche suppurative, o segni di alterata dinamica liquorale.

10.3.1.3 Terapia adiuvante

L'efficacia dell'impiego di steroidi nella meningite batterica acuta è stata documentata per la meningite da *Haemophilus influenzae* di tipo b in età pediatrica (soprattutto con riferimento al danno uditivo), è meno chiaramente documentata per la meningite pneumococcica del bambino; è stata confermata dai più recenti dati clinici per la meningite pneumococcica dell'adulto, in cui è stato documentato un impatto positivo sulla sopravvivenza.

Lo steroide più studiato è il desametasone, impiegato a dosi elevate (nel bambino 0,15-0,20 mg/kg ogni sei ore, o 0,40 mg/kg ogni 12 ore; nell'adulto 10 mg ogni 6 ore), la somministrazione deve essere iniziata prima di quella del farmaco antimicrobico (la prima dose di antibiotico deve seguire la prima dose di steroide), e protratta per quattro giorni.

10.3.1.4 Meningite criptococcica

Il quadro clinico è il più delle volte meningo-encefalitico, sovente subacuto-cronico. L'esordio è in genere caratterizzato da febbre e cefalea; il decorso può essere complicato da *deficit* neurologici focali, convulsioni, alterazioni dello stato di coscienza. Le indagini di imaging raramente dimostrano lesioni focali ben delimitate ("criptococcomi"); la diagnosi, fondamentalmente microbiologica, si basa sulla dimostrazione di antigene criptococcico nel siero e nel *liquor*, e sulla positività degli esami liquorali microscopico e colturale.

Il farmaco di prima scelta è l'amfotericina B; l'associazione con la flucitosina sembra migliorare la prognosi. Nei casi ad andamento clinico favorevole, dopo una fase di attacco di circa 2-6 settimane, la terapia può essere proseguita con imidazolici *per os* (fluconazolo od itraconazolo), continuando sino ad avvenuta immunoricostituzione.

Nei casi clinici più gravi, la prognosi può essere migliorata dal monitoraggio della pressione liquorale, e dal ricorso a rachicentesi decompressive (ad esempio, se alla puntura lombare la pressione liquorale risulta superiore a 250 cm di acqua, si può ricorrere a rachicentesi quotidiane (20 ml/die), sino ad ottenere una pressione inferiore a 200 cm di acqua).

10.3.1.5 Meningite tubercolare

In età pediatrica e giovanile, la meningite tubercolare si associa spesso a malattia tubercolare polmonare attiva o disseminata; all'opposto, nel paziente oncologico, la meningite tubercolare rappresenta quasi sempre una complicanza tardiva di una malattia tubercolare non più dimostrabile nelle sue localizzazioni primitive.

La pleiocitosi liquorale è in genere moderata (*liquor* limpido con 100-1.000 cellule/mm^3, con prevalenza di leucociti mononucleati), il decorso in genere subacuto-cronico.

Oltre agli accertamenti microbiologici su *liquor* sopra citati, è sempre opportuno eseguire l'intradermoreazione secondo Mantoux, iniettando 5 unità e determinando il diametro dell'infiltrato a 72 ore; va però tenuto presente che più del 50% delle persone con meningite tubercolare presentano cutireazione negativa.

In aree geografiche come l'Italia, con un tasso di resistenza primaria ai farmaci antitubercolari pari o superiore al 4%, la terapia antitubercolare iniziale deve prevedere l'impiego di quattro farmaci in associazione. La combinazione di prima scelta è in genere costituita da isoniazide+rifampicina+pirazinamide+etambutolo; una volta pervenuto l'esito dell'antibiogramma, se non vi sono resistenze agli antitubercolari maggiori, è possibile proseguire con tre soli farmaci (in genere isoniazide+rifampicina+pirazinamide), sino a completare i primi due mesi di terapia; occorre poi proseguire con isoniazide+rifampicina, sino a complessivi 9-12 mesi di trattamento. Per i dettagli posologici si rinvia alla Tabella 7.

Tabella 7. Farmaci antitubercolari di più comune impiego: diffusione nel liquor, posologia giornaliera raccomandata per la somministrazione endovenosa

Principio attivo	CSF/sangue[1]	posologia nell'adulto	posologia pediatrica
Etambutolo	0,25-0,50	15-25 mg/Kg x 1	15-25 mg/Kg x 1 (max 2.500 mg)
Isoniazide	0,20-0,90	300 mg x 1	20 mg/Kg x 1 (max 300 mg)
Pirazinamide	0,85-1,00	1,5-2 g	30 mg/Kg (max 2 g)
Rifampicina	0,07-0,56	600 mg x 1	20 mg/Kg x 1 (max 600 mg)

1. rapporto tra concentrazione liquorale e concentrazione plasmatica, *a meningi infiammate.*

La terapia antitubercolare deve essere seguita con controlli regolari della funzionalità epatica anche in assenza di sintomi riferibili ad epatopatia; si raccomanda un controllo di transaminasi e bilirubina ad un mese dall'inizio della terapia, poi ogni due mesi. Il regime terapeutico deve venire modificato se si verificano incrementi delle transaminasi oltre cinque volte il limite superiore dell'intervallo di riferimento, o in caso di elevazioni oltre tre volte tale limite accompagnati a sintomi di epatite.

È in genere indicato associare terapia steroidea (8 mg al dì nei bambini di peso inferiore a 25 kg, 12 mg al dì nei bambini di peso pari o superiore a 25 kg e negli adulti), da mantenere a dosi piene per circa 3 settimane, e poi da scalare sino alla sospensione in 21 giorni circa.

È necessario un attento monitoraggio clinico e neuroradiologico, per riconoscere e trattare tempestivamente eventuali alterazioni della dinamica liquorale.

10.3.2 Ascessi cerebrali, empiemi subdurali, ascessi epidurali

Nei pazienti oncologici, complicanze infettive endocraniche possono insorgere per inoculazione diretta di patogeni a seguito di procedure invasive su cranio o massiccio facciale (gli ascessi cerebrali complicano circa il 0,5% degli interventi craniotomici), o per contiguità, a partire da *foci* infetti di orecchio medio, mastoide, seni paranasali; più raramente delle arcate dentarie. In alcuni casi gli ascessi cerebrali sono ematogeni, ad origine da lesioni polmonari o da cateteri vascolari infetti. Gli ascessi epidurali possono raramente originare da rachicentesi, anestesie epidurali, e soprattutto complicare l'impiego protratto di cateteri per analgesia epidurale.

Nei pazienti immunodepressi, oltre alle comuni forme batteriche (soprattutto streptococchi, e poi stafilococchi, *Bacteroides spp.*, enterobatteri e pseudomonacee), si possono osservare infezioni focali endocraniche da *Listeria monocytogenes* (gli ascessi compaiono in genere in corso di meningite), *Nocardia spp.*, miceti (innanzitutto *Aspergillus spp.*, ma *anche Candida spp.* e *Mucorales spp.*); sono rare le lesioni focali del sistema nervoso centrale tubercolari (ascessi e tubercolomi), che nel 20-50% dei casi si associano ad una documentabile storia di pregressa malattia tubercolare, e nel 30-60% dei casi ad una concomitante malattia tubercolare esterna al sistema nervoso centrale; solo occasionalmente concomitante meningite tubercolare.

Il quadro clinico è in genere dominato dal danno locale e dall'effetto massa, mentre sintomi e segni sistemici possono essere modesti o del tutto assenti. Il decorso è assai variabile e dipende dall'agente eziologico, dalle condizioni dell'ospite, dalla localizzazione della lesione. A quadri fulminanti, rapidamente letali, si contrappongono infezioni che evolvono lentamente, in alcune settimane.

10.3.2.1 Diagnosi

La tipica immagine TAC di lesione ipodensa con *enhancement* contrastografico ad anello ed edema perilesionale è fortemente suggestiva per la diagnosi di ascesso cerebrale; la RMN ha una sensibilità maggiore soprattutto nella fase iniziale cerebritica degli ascessi, ed è l'indagine di scelta per lo studio di empiemi subdurali ed ascessi epidurali; talvolta la scintigrafia con leucociti marcati aiuta a dirimere casi dubbi.

Le emocolture sono spesso negative; le indagini sierologiche possono essere di ausilio per la diagnosi di toxoplasmosi (sono eccezionali i casi di neurotoxoplasmosi in pazienti senza evidenza sierologica di infezione latente da toxoplasma) ed aspergillosi.

Deve essere fatto ogni sforzo per raccogliere un campione dalla raccolta infetta, da utilizzare per le indagini microbiologiche: esame microscopico, colturale per batteri e miceti, ricerca di micobatteri (esame batterioscopico, colturale, e ricerca di DNA di *M. tubercolosis*).

10.3.2.2 Terapia

Il drenaggio chirurgico è in genere necessario, spesso urgente. Nel caso di ascessi cerebrali piccoli (<2,5 cm) in fase iniziale "cerebritica", ci si può limitare alla terapia medica, salvo prelievo diagnostico stereotassico.

Tabella 8. Terapia empirica di ascessi cerebrali, empiemi subdurali, ascessi epidurali

Condizione predisponente	Farmaci consigliati
Otite media, mastoidite, sinusite	ceftriaxone + metronidazolo
Malattia dentale/periodontale	penicillina + metronidazolo
Trauma penetrante o pregresso	ceftriaxone + vancomicina
Ascesso polmonare, bronchiectasie intervento neurochirurgico	penicillina G + metronidazolo +trimetoprim/sulfametossazolo
Endocardite batterica	vancomicina + gentamicina
Cardiopatia congenita	ceftriaxone
Meningite (in bambini di età <5 anni)	ceftriaxone
Nessuna evidente condizione predisponente	vancomicina + metronidazolo + ceftriaxone

Note:
- per la terapia empirica di empiemi ed ascessi spinali si consiglia l'associazione di vancomicina e ceftriaxone;
- per i dettagli prescrittivi, si rinvia alla Tabella 1.

Per le scelte di terapia antimicrobica empirica si rinvia alla Tabella 8.

Il trattamento può essere relativamente breve per ascessi piccoli, ben drenati chirurgicamente, mentre deve essere protratto per alcuni patogeni più "difficili" come la *Nocardia*, e nei casi ad eziologia non documentata. Orientativamente (ed in assenza di solidi dati sperimentali), per ascessi cerebrali ed epidurali la terapia deve essere protratta per 6-8 settimane per via endovenosa, e successivamente proseguita *per os* per altri 2-6 mesi; per gli empiemi subdurali non complicati possono essere sufficienti 3-4 settimane di trattamento.

10.3.3 **Nevrassiti [3]**

Nei pazienti oncologici sono relativamente frequenti le forme da virus erpetici (soprattutto *Herpes simplex virus* e *Cytomegalovirus*, meno spesso *Varicella zoster virus*, *Epstein-Barr virus*, eccezionalmente *Human herpes virus 6*), rare le forme da *Enterovirus*; se concomita malattia da HIV, si possono osservare encefalopatia da HIV e leucoencefalopatia multifocale progressiva.

10.3.3.1 **Diagnosi**

TAC e RMN possono confermare la presenza di lesioni infiammatorie e la loro topografia (è ben noto il tropismo preferenziale per la cortecciа temporale ed insulare dell'*Herpes simplex virus*, o quelli periventricolare da *Cytomegalovirus*); l'esame elettroencefalografico può essere di ausilio.

Ai fini della diagnosi eziologica, deve essere fatto ogni sforzo per identificare la eventuale presenza di virus erpetici; sono infatti agenti frequentemente responsabili di nevrassiti a decorso grave e nei loro confronti sono disponibili farmaci antivirali efficaci soprattutto se somministrati precocemente; in tutte le forme di nevrassite è quindi indicata la ricerca del DNA di *Herpes simplex virus* 1 e 2, di *Varicella zoster virus*, di *Cytomegalovirus* (sono disponibili metodiche che consentono di testare simultanemente i sei principali virus erpetici neurotropi: *Herpes simplex virus* 1 e 2, *Varicella zoster virus*, *Cytomegalovirus*, *Epstein-Barr virus*, *Human Herpes virus 6*), possibilmente anche di *Enterovirus* [4].

10.3.3.2 **Terapia (vedi la Tabella 2 per i dettagli prescrittivi)**

Nella pratica clinica, la diagnosi clinica e strumentale di encefalite deve indurre all'immediato inizio della terapia antierpetica, che può venire successivamente sospesa se emergono diagnosi sindromiche od eziologiche alternative. Il farmaco di prima scelta per *Herpes simplex virus* 1 e 2 e *Varicella zoster virus* è l'aciclovir, da impiegare per via endovenosa alla posologia di 10 mg/kg (nel bambino: 500 mg/m^2) ogni 8 ore, per 14-21 giorni; alcuni ceppi di HSV possono essere resistenti all'aciclovir, e rispondere alla somministrazione di foscarnet (40 mg/kg ogni 8 ore per 21 giorni); i rari ceppi multiresistenti (con resistenza sia ad aciclovir che a foscarnet), sono in genere sensibili a cidofovir. Alcuni dati preliminari inducono a ritenere utile un controllo evolutivo della PCR per HSV nel *liquor*: una positività persistente dopo circa due settimane di terapia dovrebbe indurre a prolungare la terapia con aciclovir o a tentare un ciclo con foscarnet o cidofovir, nell'ipotesi di resistenza virale. È in genere indicato associare terapia anticonvulsivante, mentre è di efficacia non dimostrata il ricorso a corticosteroidi e diuretici osmotici, anche se sembra ragionevole prevederne l'impiego in presenza di grave edema cerebrale.

Per la malattia da *Cytomegalovirus* si possono impiegare ganciclovir o foscarnet, o il cidofovir (gravato da frequente rilevante tossicità oculare);

non è documentata l'efficacia dell'impiego nelle encefaliti del valganciclovir (profarmaco del ganciclovir somministrabile *per os*).

Non è stata provata in modo conclusivo l'efficacia di ganciclovir e foscarnet per le nevrassiti da *Human herpes virus 6*.

Per le nevrassiti da *Enterovirus* nelle persone immunodepresse, esistono dati a favore dell'impiego di pleconaril (farmaco non disponibile in Europa).

10.4 PROBLEMI CLINICI SPECIALI

10.4.1 Malattia da *Cytomegalovirus*

CMV è un virus neurotropo, appartenente alla famiglia dei betaherpesvirus (insieme a HHV-6 e HHV-7), presente diffusamente in tutta la popolazione, che viene contagiata per lo più entro la seconda-terza decade di vita. L'infezione del SNC da CMV rappresenta meno dell'1% delle complicanze infettive da CMV negli immunocompromessi. Anche nel paziente neoplastico, come in corso di infezione da HIV, dove è stata ampiamente studiata, si tratta di una riattivazione del virus in concomitanza ad un periodo di marcata immunosoppressione (come riduzione dell'immunità cellulo-mediata T-linfocitaria secondaria a chemioterapia, o utilizzo di farmaci immunosoppressori dopo trapianto di midollo). Il virus può infettare tutte le cellule cerebrali, ma la presentazione clinica più frequente è quella di una encefalite associata a ventricolite. La cellularità liquorale è spesso normale; talvolta di riscontra modesta pleiocitosi associata a lievi iperproteinorrachia e ipoglicorrachia. È patognomonico il riscontro, alla RMN, di incremento di segnale della superficie ependimale dei ventricoli, caratteristica per un'infiammazione periventricolare (presente nel 30-45% dei casi) associata o meno ad atrofia cerebrale e dilatazione ventricolare. La diagnosi si avvale della ricerca del genoma virale su *liquor* con metodica PCR (sensibilità 80%, specificità 90%, valore predittivo positivo 86-92%, valore predittivo negativo: 95-98%). La terapia eziologica viene effettuata con ganciclovir (5 mg/kg b.i.d. per almeno 2-3 settimane) facendo attenzione alla possibile neutropenia indotta dal farmaco oppure foscarnet 90 mg/kg b.i.d. somministrato con adeguata idratazione per evitare le complicanze (insufficienza renale, ipofosfatemia, ulcere genitali).

10.4.2 *Herpes zoster*

L'*Herpes zoster* costituisce la più frequente complicanza infettiva neurologica del paziente oncologico; nella persona immunocompromessa la fase eruttiva può protrarsi per 10-14 giorni, e l'evoluzione crostosa può richiedere sino a 3-4 settimane; inoltre, in particolare per i pazienti con malattie linfoproliferative, è elevato il rischio di disseminazione cutanea extrametamerica, e di interessamento viscerale, più spesso polmonare, epatico, e a carico del sistema nervoso centrale. Una rara complicanza centrale dell'*Herpes zoster* è costituita dalla angioite cerebrale, in genere secondaria allo zoster oftalmico.

La diagnosi clinica presuntiva può essere confermata dall'esame del materiale ottenuto con lo *scraping* delle lesioni cutanee, ricorrendo al test citodiagnostico di Tzanck (sensibilità del 60%), o a metodiche di biologia molecolare (a sensibilità molto elevata, ma ancora sperimentali); raro impiego trovano nelle *routine* clinica le metodiche colturali. Per la terapia si rinvia alla Tabella 2.

10.4.3 Aspergillosi

Al genere *Aspergillus* appartengono muffe ubiquitarie nell'ambiente, che nell'ospite immunocompromesso possono provocare gravi manifestazioni cliniche, gravate da una letalità estremamente elevata. L'incidenza di queste infezioni è in incremento per la diffusione dei trattamenti immunosoppressivi. Fattori di rischio per l'aspergillosi invasiva sono la neutropenia protratta, l'utilizzo cronico di corticosteroidi, il trapianto di midollo osseo.

Il fungo raggiunge l'encefalo per via ematogena, nell'80-95% dei casi secondariamente ad una forma polmonare invasiva. Il micete, che presenta un caratteristico tropismo vascolare, ostruisce con ammassi di ife le arteriole cerebrali di medio e grande calibro (più coinvolte sono le lenticolostriate e perforanti talamiche), provocando un danno ischemico di tipo vasculitico. La letalità è molto elevata (90-100%).

L'esordio clinico è in genere costituito da un *deficit* neurologico focale associato a febbre non responsiva alla terapia antibatterica, che si accompagna spesso ad una polmonite bilaterale con segni di escavazione. Alla TAC cerebrale sono presenti una o più lesioni cerebrali di tipo ischemico o vasculitico localizzate nei centri profondi e confermate dall'indagine RMN che può evidenziare diversi stadi evolutivi. La diagnosi di certezza è esclusivamente istologica. La ricerca dell'antigene di *Aspergillus spp.* su sangue periferico può essere d'aiuto, ma la sua negatività non esclude la malattia.

La terapia antifungina è stata a lungo basta sull'impiego dell'amfotericina B; oggi il farmaco di prima scelta è il voriconazolo, un derivato azolico di nuova concezione, disponibile anche per via orale, che viene impiegato alla dose di 6 mg/kg b.i.d. il primo giorno e poi 4 mg/kg b.i.d. L'uso del voriconazolo ha notevolmente migliorato la risposta clinica grazie alla buona diffusione nel SNC e alla spiccata attività fungicida su *Aspergillus* [5]. L'intervento chirurgico radicale di evacuazione dell'ascesso, preceduto e seguito dalla terapia antifungina, è da considerare in caso di lesioni piccole e aggredibili.

10.4.4 Neurotoxoplasmosi

L'incidenza varia nelle diverse aree geografiche; in Italia la maggior parte degli adulti sono portatori di infezione latente da *Toxoplasma gondii*, e quindi a rischio di neurotoxoplasmosi in caso di sviluppo di immunodeficienza. Nelle persone con sierologia specifica (IgG) negativa, l'infezione da toxoplasma può essere efficacemente prevenuta evitando l'assunzione di carni crude o poco cotte, lavando accuratamente frutta e verdure crude e limitando i contatti con i gatti; nei portatori di infezione latente da *Toxoplasma gondii* (sierologia positiva), la profilassi della neurotoxoplasmosi si attua assumendo cronicamente farmaci attivi verso il protozoo (trimetoprim/sulfametossazolo, dapsone/pirimetamina, atovaquone).

La presentazione clinica è espressione della focalità delle lesioni: *deficit* motori o sensitivi, convulsioni, alterazioni dello stato di coscienza.

La presentazione TAC tipica è quella di lesioni ipodense, multiple, bilaterali, con *enhancement* periferico, più frequentemente localizzate in corrispondenza dei gangli basali e alla giunzione cortico-midollare; la RMN è più sensibile, ma necessaria solo occasionalmente in caso di reperti TAC non univoci. La sierologia per *Toxoplasma gondii* è quasi costantemente positiva tanto che, in caso di sierologia negativa, è opportuno ricercare con accanimento ipotesi eziologiche alternative. Sono in fase di sviluppo metodiche di biologia molecolare, per ora non ancora disponibili sul mercato.

In presenza di un quadro clinico e neuroradiologico suggestivo, deve essere iniziata empiricamente la terapia per neurotoxoplasmosi (vedi Tabella 9); nei pazienti ad evoluzione clinica non favorevole (mancato miglioramento clinico e radiologico dopo 10-14 giorni di terapia) è indicata una rivalutazione diagnostica.

La terapia di attacco deve essere protratta per due mesi; il mantenimento deve proseguire sino ad avvenuta immunoricostituzione.

BIBLIOGRAFIA

1. Redington JJ, Tyler KL (2002) Viral infections of the nervous system. Arch Neurol 59:712-718
2. Tunkel AR, Hartman BJ, Kaplan SL et al (2004) Practice guidelines for the management of bacterial meningitis CID 39:1267-1283
3. Boivin G (2004) Diagnosis of herpesvirus infections of the central nervous system. Herpes 11:48A-56A
4. Pruitt AA (2003) Nervous system infections in patients with cancer. Neurol Clin 21:193-219
5. Herbrecht R, Denning DW, Patterson T et al; Invasive Fungal Infections Group of the European Organisation for Research and Treatment of Cancer and the Global Aspergillus Study Group (2002) Voriconazole versus amphotericin B for primary therapy of invasive aspergillosis. New Engl J Med 347:408-415

Capitolo 11

Sindromi neurologiche paraneoplastiche

Angelo Sghirlanzoni, Giuseppe Lauria

Si definiscono paraneoplastiche le sindromi che si verificano a distanza dal tumore che le provoca e dalle sue metastasi [1].

Le lesioni neurologiche paraneoplastiche coinvolgono potenzialmente qualsiasi parte del sistema nervoso in modo diffuso o strettamente localizzato [2]. Si va dalla encefalomielite paraneoplastica che è caratterizzata da lesioni contemporanee in più strutture nervose, a sindromi localizzate in una singola regione, come avviene nel caso dell'encefalite limbica o addirittura limitate ad una singola popolazione cellulare, come avviene nella degenerazione cerebellare subacuta in cui sono interessate le sole cellule del Purkinje.

Le sindromi paraneoplastiche sono riscontrabili nell'1% circa dei tumori. La sindrome miasteniforme di Eaton-Lambert si manifesta, però, nel 3% dei pazienti con microcitoma [3] e il 50% dei pazienti con plasmocitoma osteosclerotico è affetto da POEMS (polineuropatia, organomegalia, endocrinopatia, proteina M o gammopatia monoclonale, alterazioni cutanee/*skin*) [4].

La sintomatologia delle sindromi varia, ma alcune caratteristiche sono comuni:

1. le malattie sono in genere gravi, spesso disabilitanti, qualche volta letali;
2. i *deficit* neurologici precedono anche di anni la diagnosi del tumore;
3. la sintomatologia neurologica può rivelarsi tumultuosamente in giorni o mesi;
4. le neoplasie responsabili di queste sindromi sono spesso asintomatiche, qualche volta occulte, tanto che è la sintomatologia neurologica, piuttosto che quella tumorale, ad indurre il paziente a consultare il medico.

11.1 EZIOPATOGENESI

Gran parte delle sindromi neurologiche paraneoplastiche è mediata per via immunitaria da meccanismi collegati alle cellule T citotossiche o da anticorpi (Ab) diretti contro antigeni che possono essere di superficie, come nella neuromiotonia paraneoplastica, o intracellulari, come nel caso della sindrome anti-Hu.

Il ruolo relativo dell'immunità umorale rispetto a quella cellulare T-linfocitaria non è chiaro, anche perché le malattie paraneoplastiche possono avere meccanismi patogenetici differenti. Sembra consolidato che il tumore esprima una proteina neuronale considerata *non-self* dal sistema immunitario. Le cellule tumorali apoptopiche vengono fagocitate da cellule dendritiche che migrano successivamente nei linfonodi dove attivano cellule CD4+, CD8+ e linfociti B antigene-specifici. Le cellule B maturano a plasmacellule che producono anticorpi contro gli antigeni tumorali. Gli Ab e/o i linfociti T citotossici rallentano la crescita del tumore, ma reagiscono anche con porzioni del sistema nervoso che esprimono antigeni uguali a quelli del tumore [2].

Meccanismi immuno-mediati da anticorpi sono stati dimostrati nella sindrome miasteniforme di Lambert-Eaton (LEMS), per la *miastenia gravis* e la neuromiotonia. Nella LEMS gli anticorpi sono diretti contro i canali calcio voltaggio-dipendenti (VGCC) localizzati nella parte presinaptica della giunzione neuromuscolare e agiscono bloccando l'ingresso del calcio necessario per il rilascio dell'acetilcolina.

La *miastenia gravis* (MG) è provocata da un attacco anticorpale contro i recettori per l'acetilcolina siti nella parte post-sinaptica della giunzione neuromuscolare; nel 10-15% dei pazienti la malattia è associata a timoma.

Ancora il timoma è il tumore più frequentemente diagnosticato nella neuromiotonia paraneoplastica. In questa malattia sono presenti anticorpi anti-canali potassio voltaggio dipendenti siti nella parte pre-sinaptica della placca neuromuscolare.

È possibile, per esempio con la plasmaferesi (PE), rimuovere gli anticorpi diretti contro antigeni collocati alla superficie cellulare ed esterni alla barriera emato-encefalica. Questo fatto comporta la disponibilità di un trattamento efficace delle malattie determinate da tali anticorpi [5].

Le sindromi paraneoplastiche del sistema nervoso centrale (SNC) sono invece associate ad anticorpi diretti contro antigeni interni alla cellula, prevalentemente citoplasmatici, come Tr e amfifisina, o nucleari, come le proteine della famiglia Hu, che sono di difficile rimozione.

La presenza di anticorpi nel siero o nel *liquor* di pazienti affetti da sindromi paraneoplastiche è di grande importanza diagnostica in quanto gli anticorpi sono marcatori specifici sia delle sindromi sia dei tumori ad esse associati. Ciononostante, non è stata dimostrata la patogenicità degli anticorpi antineuronali anche se specificamente associati a sindromi paraneoplastiche del SNC.

Il reperto di anticorpi anti-neuronali ha importanti implicazioni [5]:

I. per una diagnosi più rapida. Circa il 60% dei pazienti con sindromi paraneoplastiche sviluppa sintomi neurologici fino a 5 anni prima della diagnosi del tumore. Il 50% dei portatori di microcitoma ha alti titoli di Ab anti-Hu;
II. per rendere più mirata la ricerca del tumore. Gli Ab anti-Hu, ad esempio, sono assai spesso associati a microcitoma. Va però tenuto presente che gli stessi anticorpi possono essere associati con sindromi neurologiche diverse e che, al contrario, anticorpi diversi possono essere associati con la stessa sindrome neurologica;
III. per la prognosi. Il rilievo di Ab anti-Hu in un paziente con atassia cerebellare subacuta indica che la sintomatologia è parte di una sindrome encefalomielitica con probabile compromissione di altre aree del SNC. Se invece si ha positività per gli Ab anti-Yo è probabile che le lesioni siano limitate al solo cervelletto. Ancora, la presenza di Ab anti-Tr (usualmente associati all'Hodgkin) suggerisce la possibilità di un miglioramento dei segni cerebellari che può esser spontaneo o legato al trattamento del tumore.

11.1.1 Anticorpi (Ab) onconeurali ben caratterizzati

La sola dimostrazione di Ab onconeurali ben caratterizzati, cioè più specificamente associati a neoplasia, come gli anti-Hu, Yo, CV2, Ri, Ma2, amfifisina, può classificare la sindrome paraneoplastica come definita anche in assenza di dimostrazione di tumore (Tabella 1) [6]. Al contrario, anche in presenza di tumore, gli anticorpi come gli anti-Tr non possono essere utilizzati per classificare la sindrome associata come paraneoplastica definita perché l'11% dei pazienti con questi anticorpi non sviluppa malattia di Hodgkin e in alcuni pazienti gli anticorpi si negativizzano durante *follow-up* [7].

La saltuaria presenza di anticorpi onconeurali ben caratterizzati come gli anti-Hu, Yo, CV2, Ri, Ma2, amfifisina anche in pazienti non tumorali, rende plausibile l'ipotesi che il tumore possa essere stato eliminato dalla risposta immunitaria da esso stesso provocata [2].

11.1.2 Produzione di anticorpi tumorali

Un gruppo di sindromi neurologiche paraneoplastiche risulta associata a neoplasie linfoidi. Gran parte di queste malattie paraneoplastiche colpisce il sistema nervoso periferico causando neuropatie sensitivo-motorie o motorie.

Tabella 1. Criteri per la diagnosi di sindrome neurologia paraneoplastica (PNS) [6]

PNS definita

1. Presenza di sindrome classica e di tumore che si manifesta entro 5 anni dalla diagnosi della malattia neurologica.
2. Sindrome non classica che si risolve o migliora significativamente dopo la terapia del tumore e senza una contemporanea immunoterapia. La sindrome non deve essere suscettibile a remissioni spontanee.
3. Una sindrome non classica con anticorpi onconeurali (ben caratterizzati o meno) e tumore che si sviluppa entro 5 anni dalla diagnosi della malattia neurologica.
4. Sindrome neurologica (classica o no) con anticorpi onconeurali ben caratterizzati (anti-Hu, Yo, CV2, Ri, Ma2, o amfifisina), senza tumore dimostrabile.

PNS possibile

1 Sindrome classica, non anticorpi onconeurali, nessun tumore, ma un alto rischio della presenza di un tumore sottostante.
2 Sindrome neurologica (classica o no) con anticorpi onconeurali parzialmente caratterizzati e nessuna neoplasia dimostrabile.
3 Sindrome non classica, assenza di anticorpi onconeurali, presenza di neoplasia entro i 2 anni dalla diagnosi.

In alcune situazioni, come nella macroglobulinemia di Waldeström, la gammopatia monoclonale può essere caratterizzata da attività anticorpali contro antigeni noti del sistema nervoso periferico, in questo caso contro la glicoproteina associata alla mielina (MAG). Situazioni simili possono essere riscontrabili nei linfomi. In altre patologie, come avviene nella neuropatia della POEMS, non è noto quale sia né se esista un antigene del nervo periferico che funga da specifico *target*.

11.1.3 Meccanismi collegati alle cellule-T

Le evidenze che nelle sindromi paraneoplastiche del SNC sono in gioco meccanismi patogenetici legati alle cellule-T derivano da diverse osservazioni:

1. l'autopsia di pazienti con sindromi paraneoplastiche del SNC è risultata positiva per la presenza di infiltrati infiammatori mononucleari comprendenti CD4 e CD8; gli infiltrati prevalgono nelle aree sintomatiche;
2. cellule-T citotossiche sono reperibili negli infiltrati infiammatori del sistema nervoso dei pazienti con sindrome anti-Hu;
3. nei pazienti con sindrome anti-Hu è riscontrabile un aumento delle cellule-T *helper* di lunga memoria;
4. i tumori dei pazienti con sindromi paraneoplastiche esprimono molecole MHC di classe I e II e antigeni che le rendono più "visibili" alla reazione immunitaria.

11.1.4 Meccanismi non mediati per via immunitaria

In medicina generale la cachessia da tumore, l'ipercalcemia o la sindrome di Cushing sono esempi ampiamente riconosciuti di sindromi paraneoplastiche [2] non mediate per via immunitaria, ma da [5]:

1. sintesi di sostanze simil-ormonali come l'ormone adrenocorticotropo o il paratormone a loro volta causa di malattie dell'encefalo;
2. competizione per il substrato tra tumore e sistema nervoso. Nella sindrome da carcinoide fino al 50% del triptofano dietetico è utilizzato dal tumore per la produzione di serotonina; ne consegue una ridotta disponibilità di triptofano da convertire in niacina il cui *deficit* può provocare pellagra, cioè demenza, dermatite, diarrea;
3. secrezione di citochine tumorali con rilascio di fattori di mobilizzazione dei lipidi e induzione di proteolisi con conseguente cachessia.

11.2 DIAGNOSI, ANATOMIA PATOLOGICA E TERAPIA

11.2.1 Diagnosi

I criteri diagnostici per il riconoscimento delle sindromi paraneoplastiche sono basati su [6]:

a. presenza o assenza di tumore;
b. definizione di una sindrome come classica;
c. presenza concomitante di anticorpi onconeurali ben caratterizzati, cioè assai frequentemente associati a tumori specifici.

Una sindrome paraneoplastica è "classica" se è spesso associata a tumore (Tabella 2). La diagnosi di sindrome "classica" rinvia alla necessità di ricercare un tumore occulto indipendentemente dalla presenza di anticorpi onconeurali ben caratterizzati. Non solo, in caso di reperimento di un tumore non caratteristicamente associato alla sindrome, le indagini dovranno proseguire per la ricerca di un secondo tumore più tipico (Tabella 3).

La tomografia *whole-body* ad emissione di protoni (PET) è probabilmente il metodo migliore di screening per identificare una eventuale neoplasia che resti occulta dopo indagini più usuali quali TAC, RMN ed altro [7].

Tabella 2. Sindromi neurologiche paraneoplastiche *classiche e non classiche* [6]

Sindromi paraneoplastiche del sistema nervoso centrale (SNC)
• *Encefalomielite*
• *Encefalite libica*
• Encefalite del tronco
• *Degenerazione cerebellare subacuta*
• *Opsoclono-mioclono**
• *Neurite ottica*
• Retinopatia
• *Stiff-man*
• Mielopatia necrotizzante‡
• Malattia del motoneurone‡
Sindromi paraneoplastiche del sistema nervoso periferico (SNP)
• *Neuronopatia sensitiva subacuta* (m. subacuta della cellula sensitiva)
• Neuropatia acuta sensitiva e motoria
• Sindrome di Guillain-Barré‡
• Neurite brachiale‡
• Neuropatie sensitive e motorie subacute/croniche*
• Neuropatie associate a paraproteinemia
• Neuropatie associate a vasculiti‡
• Neuropatie autonomiche
• *Pseudoostruzione intestinale cronica*
• Pandisautonomia acuta‡
Sindromi del muscolo e della giunzione neuromuscolare
• *Miastenia gravis*
• *Sindrome miastenica di Lambert-Eaton*‡
• Neuromiotonia acquisita‡
• Miopatia necrotizzante acuta‡

Le sindromi classiche sono sottolineate
*Solo in caso di particolari tumori sono associate ad anticorpi onconeurali; ‡ Sindromi neurologiche non associate a anticorpi onconeurali noti.

Tabella 3. Relazioni tra anticorpi, sindromi neurologiche e tumori [6]

	Anticorpi	Sindrome neurologiche paraneoplastiche	Tumore
Anticorpi ben caratterizzati	Anti-Hu (ANNA1)	Encefalomielite; neuronopatia sensitiva pseudoostruzione gastrointestinale cronica; degenerazione cerebellare subacuta; encefalite libica	Microcitoma polmonare (*small cell lung cancer* = SCLC)
	Anti-Yo (PCA1)	Degenerazione cerebellare subacuta	Ovaio, mammella
	Anti-CV2 (CRMP5)	Encefalomielite; corea; neuronopatie sensitive; neuropatia sensitiva e motoria; pseudoostruzione gastrointestinale cronica; degenerazione cerebellare subacuta; encefalite limbica.	SCLC, timoma
	Anti-Ri (ANNA2)	Encefalite del troncoencefalo	Mammella, SCLC
	Anti-Ma2 (Ta)	Encefalite limbica - diencefalica; encefalite del tronco - PCD+	Testicolo, polmone
	Anti-amfifisina	Sindrome dello *Stiff-man*; sindromi varie	Mammella, SCLC
Anticorpi onconeurali solo parzialmente caratterizzati	Anti-Tr (PCA-Tr)	Degenerazione cerebellare subacuta	Hodgkin's
	ANNA3	Sindromi varie	SCLC
	PCA2	Sindromi varie	SCLC
	Anti-Zic4	Degenerazione cerebellare subacuta	SCLC
	Anti-mGluR1	Degenerazione cerebellare subacuta	Hodgkin's

11.2.2 **Anatomia patologica**

Le caratteristiche anatomopatologiche sono estremamente varie nelle diverse sindromi paraneoplastiche. La degenerazione cerebellare subacuta provoca perdita totale delle cellule cerebellari del Purkinje senza concomitanti infiltrati infiammatori; la encefalomielite paraneoplastica è invece caratterizzata dalla presenza di infiammazione florida con estesa distruzione neuronale e depositi intraneuronali di anticorpi. Nell'opsoclono-mioclono l'esame dell'encefalo può essere del tutto normale. Nella sindrome miasteniforme di Lambert-Eaton l'esame al microscopio elettronico dimostra invece le alterazioni della membrana presinaptica provocata dagli Ab contro i canali calcio siti nella parte presinaptica della giunzione neuro-muscolare.

11.2.2.1 ***Liquor***

Nel *liquor* dei pazienti con sindrome paraneoplastica è in genere riscontrabile una lieve pleiocitosi (30-40 cell/mm^3) che appare nella fase di introduzione della malattia per risolversi nelle fasi più tardive. Una più marcata pleiocitosi è piuttosto indicativa di infiammazione o di disseminazione neoplastica.

Le proteine liquorali possono essere aumentate per tutta la durata della malattia paraneoplastica.

Il riscontro di bande oligoclonali è frequente e permanente; quello di anticorpi onconeurali è possibile [8].

11.2.3 **Terapia**

Le sindromi paraneoplastiche sono immuno-mediate, possono quindi essere razionalmente affrontate con due modalità di trattamento:

- la prima prevede la rimozione della sorgente antigenica grazie al trattamento del tumore sottostante;
- la seconda mira alla soppressione della risposta immunitaria e, soprattutto in caso di malattie provocate da antigeni posti sulla superficie di membrane cellulari, alla rimozione degli anticorpi con metodiche aferetiche.

Nello specifico, la LEMS risponde al trattamento immunosoppressore associato a quello del tumore sottostante. La neuropatia periferica associata a mieloma osteosclerotico trae spesso beneficio dalla terapia radiante della neoplasia. L'opsoclono-mioclono dell'adulto, che non comporta distruzione cellulare e nemmeno alterazioni anatomopatologiche, può rispondere alla terapia del tumore associata o meno ad immunosoppressione.

Le sindromi che coinvolgono il SNC, come la encefalomielite e la degenerazione cerebellare paraneoplastica, seguono la legge delle affezioni che comportano distruzione di strutture del SNC e rispondono generalmente poco alla terapia sebbene possano stabilizzarsi in caso di trattamento efficace del tumore. È comunque da ritenere che la prognosi delle malattie paraneoplastiche sia positivamente influenzata dalla diagnosi precoce e dal trattamento efficace del tumore [9]. Non c'è evidenza che l'eventuale efficacia del trattamento di una sindrome paraneoplastica possa stimolare la crescita del tumore causale riducendo la reazione immunitaria contro la neoplasia.

11.3 SINDROMI PARANEOPLASTICHE

11.3.1 Sindromi che colpiscono più livelli del sistema nervoso centrale e periferico

11.3.1.1 Encefalomielite paraneoplastica

L'encefalomielite paraneoplastica è caratterizzata dalla compromissione di più aree del SNC, dei gangli delle radici dorsali, del plesso mienterico (Tabella 4).

Tabella 4. Principali sindromi osservate nella "encefalomielite paraneoplastica"

Sindrome	Localizzazione patologica
Encefalite limbica	Ippocampo, amigdala
Encefalite del tronco (prevalentemente bulbare)	Midollo allungato
Degenerazione cerebellare	Cellule di Purkinje
Mielite (corna anteriori)	Motoneuroni
Neuronopatia sensitiva (malattia cell. sensitiva)	Gangli delle radici dorsali
Pseudoostruzione gastrointestinale cronica	Plesso mienterico

La sindrome anti-HU, che fa parte dell'encefalomielite paraneoplastica, è caratterizzata dalla presenza di anticorpi anti-nucleo neuronale (ANNA-1), neoplasia, compromissione del sistema nervoso centrale, periferico ed autonomico. Nel 55% dei pazienti gli anticorpi anti-Hu sono connessi a compromissione del neurone sensitivo, nell'85% a neoplasia polmonare: microcitoma (SCLC) in oltre il 75% dei casi [10].

La specificità degli anti-Hu nell'indicare una sindrome paraneoplastica è superiore al 90%; è così alta da far ritenere che il reperto di Ab anti-Hu in assenza di tumore dimostrabile derivi dalla eliminazione della neoplasia ad opera della reazione immunitaria.

Le sindromi che fanno parte dell'encefalomielite paraneoplastica si differenziano per le diverse localizzazioni lesionali del SN, ma evidenziano caratteristiche patologiche comuni che includono la perdita neuronale, la gliosi reattiva, l'iperplasia della microglia e l'infiltrazione linfocitaria B e T. A loro volta, le cellule microgliali possono essere sparse nel tessuto nervoso o disposte in modo nodulare attorno vasi ed ai neuroni [11].

11.3.2 Sindromi che colpiscono il sistema nervoso centrale

11.3.2.1 Encefalite limbica

L'encefalite limbica è una malattia non del tutto rara che esordisce in giorni o settimane, fino a 12. L'amnesia subacuta per i fatti recenti ne è il sintomo più caratteristico ed è solitamente accompagnata da confusione, progressivo deterioramento intellettuale, crisi comiziali.

La patogenesi della sindrome è tipicamente, non unicamente, paraneoplastica.

Il *liquor* è infiammatorio, con aumento del contenuto proteico e delle cellule. L'elettroencefalogramma può essere contraddistinto sia da anomalie lente che irritative.

Le lesioni anatomo-patologico sono localizzate all'ippocampo, al giro cingolato, alla corteccia piriforme, alla parte fronto-orbitaria del lobo temporale, all'insula e all'amigdala (Tabella 4). È però frequente la compromissione di strutture come il cervelletto ed il tronco, non correlate al sistema limbico [12].

La diagnosi definitiva di encefalite limbica è in genere raggiunta con la risonanza magnetica nucleare (RMN) che dimostra alterazioni di segnale a carico delle regioni temporo-mesiali in circa il 50% dei pazienti, ma che può anche risultare negativa o evidenziare atrofia cerebrale, possibile esito di un processo infiammatorio (Fig. 1).

La prognosi dell'encefalite limbica è in generale sfavorevole, ma contrariamente ad altre sindromi paraneoplastiche, questa encefalite può anche regredire: 44% di pazienti risulta migliorato dopo un *follow-up* medio di 8 mesi [12]. Anche il tipo di anticorpi anti-neuronali può influenzare

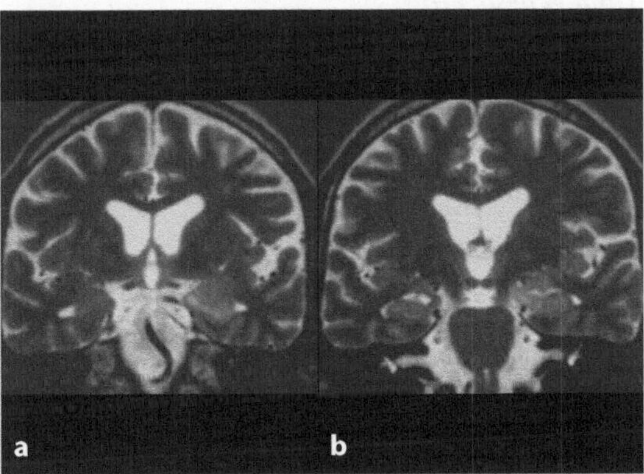

Fig. 1a, b. Paziente di 52 anni affetto da carcinoma polmonare con disturbi mnesici ad esordio subacuto. L'esame RM (sequenze appesantite in T2 sul piano coronale) mostra rigonfiamento e alterazione di segnale dell'amigdala **a**, della testa dell'ippocampo sinistro **b**. Si pone il sospetto di encefalite limbica

la prognosi. Si ha miglioramento nel 38% dei pazienti con positività anti-Hu, nel 30% dei pazienti anti-Ta positivi e nel 64% dei pazienti privi di anticorpi [12]. Nell'ambito delle sindromi amnesico-confusionali è estremamente importante differenziarla dalle forme passibili di trattamento efficace come il Korsakoff (vedi capitolo 9.1.1) o come l'encefalite temporo-mesiale associata ad anticorpi anti-canali potassio voltaggio-dipendenti (*voltage-gated potassium channel*, VGKC-Ab) che può essere trattata efficacemente con steroidi, plasmaferesi, immunoglobuline endo-vena [13].

11.3.2.2 **Encefalite del tronco**

Nel caso di mancata diagnosi tumorale, questo sottogruppo sindromico pone considerevoli problemi diagnostici differenziali con altre malattie del tronco, quali i disturbi vascolari, le malattie del motoneurone, la sclerosi multipla. La sintomatologia è in generale caratterizzata dalla presenza contemporanea di segni di sofferenza della cellula motoria e di *deficit* sensitivi, sofferenza delle vie lunghe, eventuale nistagmo.

Perdita dei movimenti oculari volontari sul piano orizzontale, spasmi della muscolatura del viso, di quella masticatoria e faringea, lieve atassia della marcia sono stati descritti in una sindrome da encefalite del tronco associata carcinoma prostatico [14].

Nelle encefaliti paraneoplastiche la immunoterapia (plasmaferesi, cortisonici, ciclofosfamide) è in gran parte inefficace.

È invece importante il trattamento del tumore sottostante, il cui controllo sembra a volte poter preludere ad un miglioramento anche neurologico.

Tumori associati

Tumore polmonare nel 50-60% dei pazienti, nel 20% tumore della cellula germinativa del testicolo

Anticorpi associati

36% anti-Hu, 20%, anti-Ta, 4% anti-Ma.

11.3.2.3 **Mielite**

I suoi sintomi sono quelli della sofferenza midollare acuta o subacuta con atrofia muscolare, segni piramidali, atassia, livello sensitivo.

È incerta la possibilità di forme pure di malattia dei motoneuroni. Le segnalazioni di malattie motoneuronali associate a tumore polmonare o a linfoma sono così rare da rendere probabile che siano dovute a pura coincidenza.

La diagnosi di sindrome paraneoplastica è possibile solo in caso di dimostrazione del tumore sottostante e di eventuali anticorpi onconeurali ad esso associati.

11.3.2.4 **Degenerazione cerebellare subacuta**

È classicamente paraneoplastica quando si presenti con i sintomi di una grave sindrome pancerebellare senza evidenza di atrofia cerebellare alla RMN e raggiunga, in meno di 12 settimane, il punteggio di tre alla scala di Rankin [6].

Nella fase di esordio, l'atassia della marcia è il solo sintomo o quello principale. Spesso i sintomi indicano una sofferenza più diffusa del sistema nervoso. La certezza diagnostica richiede la dimostrazione di *deficit* del tronco encefalico e di disfunzioni cerebellari emisferiche. La coincidenza con altre sindromi paraneoplastiche o la positività di Ab-anti-VGCC (*voltage gated calcium channels*), presente in circa il 40% dei pazienti con degenerazione cerebellare e tumore polmonare, può confermarne l'origine paraneoplastica.

La prognosi di questa sindrome è grave. Solo l'istologia del tumore è variabile indipendente, significativa per la sopravvivenza. In caso di associazione della sindrome cerebellare con il linfoma di Hodgkin, il successo nel trattamento della neoplasia può portare a miglioramento dei sintomi neurologici. Sono stati riportati casi aneddotici di miglioramento dopo immunoterapia con plasmaferesi, steroidi, immunoglobuline endovena. Ma anche questa è una malattia di cui non si conosce terapia certamente efficace.

Tumori associati

Solitamente microcitoma, tumori ovarici e linfoma.

Anticorpi associati

Anti-Yo nei pazienti con tumori della mammella e dell'ovaio; anti-Tr nei pazienti con linfoma di Hodgkin; anti-VGCC in qualche paziente con microcitoma e alterazione cerebellare; anti-Hu in caso di encefalomielite; anti-mGluR1 in alcuni pazienti.

11.3.2.5 **Opsoclono-mioclono paraneoplastico (OMP)**

L'opsoclono è costituito da oscillazioni involontarie, grossolane, aritmiche degli occhi sia sul piano orizzontale che verticale. Può presentarsi come sintomo neurologico unico o essere accompagnato da atassia e mioclono che origina dal tronco encefalico e che può coinvolgere la muscolatura assiale, quella degli arti, del palato e del diaframma. Il mioclono di origine spinale è invece del tutto eccezionale [15]. In casi rari si possono manifestare rigidità muscolare, alterazione autonomiche e demenza.

OMP può essere idiopatico o paraneoplastico, associato alla presenza di anticorpi anti-Ri.

Nei bambini, la sindrome OMP è in genere legata al neuroblastoma. Negli adulti è associato a diversi altri tumori quali il microcitoma, il linfoma di Hodgkin, le neoplasie della mammella, della tiroide e della vescica.

Sebbene la OMP sia presente in solo il 2% dei bambini affetti da neuroblastoma, questo tumore è stato diagnosticato nel 20-50% dei bambini con OMP [11].

L'esame liquorale può dimostrare una modesta, aspecifica linfocitosi.

La RMN, spesso del tutto normale, può dimostrare anomalie della sostanza bianca pontina e del cervelletto, correlabili alla sintomatologia clinica [16].

È tipico che nei pazienti con OMP non siano rilevabili lesioni neuropatologiche. Questo spiega la possibilità di guarigione della sindrome. Possono comunque essere autopticamente presenti alterazioni che vanno dalla perdita dei neuroni olivari alla presenza di piccoli infiltrati infiammatori nel grigio periacqueduttale [11].

Terapia
Sono segnalate remissioni spontanee o dopo terapia con clonazepam e con tiamina. Pur efficace, la terapia steroidea ad alte dosi lo è meno in caso di OMP paraneoplastico. Nel bambino la terapia migliore è probabilmente la chemioterapia del tumore.

Anticorpi associati
Anti-Ri in un piccolo gruppo di pazienti. Solo il 50% dei pazienti con Ab anti-Ri presenta opsoclono. OMP può far parte della encefalomielite paraneoplastica ed essere associato ad Ab anti-Hu e a microcitoma. Nel 15% dei neuroblastomi sono reperibili Ab anti-Hu, indipendentemente dalla presenza di OMP.

Tumori associati
Tumori polmonari e della mammella negli adulti, neuroblastoma nei bambini.

11.3.2.6 Retinopatia paraneoplastica

La *cancer associated retinopathy* (CAR) è una sindrome rara, caratterizzata da grave fotosensibilità, scotomi centrali o ad anello, perdita della percezione dei colori, perdita della visione notturna. Meno frequentemente, le sindromi visive paraneoplastiche coinvolgono l'uvea ed i nervi ottici.

I sintomi possono iniziare in modo unilaterale, tipicamente precedono la scoperta del tumore sottostante, progrediscono senza dolore fino alla cecità.

Il quadro anatomo-patologico è caratterizzato da diffusa degenerazione retinica da riduzione di calibro delle arteriole, degenerazione dei fotorecettori con relativo risparmio dei coni e con quasi completa perdita delle cellule degli strati molecolari esterni che sono invasi da macrofagi ripieni di melanina [11].

Terapia
Stabilizzazione e minimo miglioramento visivo sono stati aneddoticamente riportati dopo immunoterapia con steroidi, plasmaferesi o immunoglobuline.

Tumori associati
Nel 90% dei casi la CAR è associata al microcitoma, ma può esserlo ad altri tumori polmonari, al carcinoma della mammella, a quello prostatico e al rabdomiosarcoma embrionario.

Anticorpi associati
L'anti-CAR, che riconosce la ricoverina, proteina del fotorecettore, è l'anticorpo meglio caratterizzato.

11.3.2.7 *Stiff-Person syndrome*

È una malattia eterogenea dal punto di vista clinico, neurofisiologico e sierologico. Diversa è anche la patogenesi, paraneoplastica in qualche paziente.

Tipicamente questa malattia comincia insidiosamente con ipereflessia, rigidità dolorosa e spasmi muscolari ingravescenti spontanei o precipitati da fattori psicologici, da stimoli uditivi e tattili. La rigidità colpisce prevalentemente il tronco e gli arti inferiori; può essere migliorata dal sonno e dall'anestesia generale. Contrariamente a quanto avviene nel tetano, i nervi cranici sono in genere risparmiati.

Gli esami neurofisiologici dimostrano un'attività continua dell'unità motoria, più evidente a carico dei muscoli paraspinali.

Esiste una variante encefalomielitica della sindrome, spesso paraneoplastica, che è caratterizzata da rigidità e che ha andamento progressivo fino alla morte in pochi mesi.

Il *liquor* dei pazienti con encefalomielite può contenere un numero aumentato di linfociti.

La risonanza magnetica è, in genere, normale.

Terapia
La rigidità e gli spasmi spesso rispondono alla terapia con baclofen e diazepam. Sono state riportate risposte alla terapia con steroidi, plasmaferesi e immunoglobuline che va aggiunta a quella del tumore sottostante.

Tumori associati
Della mammella, microcitoma, Hodgkin e timoma.

Anticorpi associati
Anti-GAD (acido glutammico decarbossilasi); questi Ab sono però più frequenti in pazienti non-paraneoplastici. Gli Ab anti-amfifisina, segnalati in casi di tumore della mammella, non sono specifici di questa sindrome perché reperibili anche in pazienti non tumorali.

11.3.3 Sindromi a carico del sistema nervoso periferico, dei muscoli e della retina

11.3.3.1 Malattia del neurone sensitivo (MNS) o neuronopatia sensitiva subacuta o gangliopatia

La più frequente sindrome neurologica paraneoplastica è data dalla sofferenza del corpo della cellula sensitiva dei gangli delle radici dorsali (GRD).

La diagnosi della sua forma "classica" prevede la verifica dei seguenti criteri: 1) esordio subacuto; 2) punteggio di almeno tre alla scala di Rankin entro le prime 12 settimane dall'esordio (cioè i sintomi devono interferire significativamente con lo stile di vita o impedire una vita completamente indipendente); 3) marcata asimmetria dei sintomi all'esordio; 4) coinvolgimento degli arti superiori; 5) ipoestesia propriocettiva; 6) esame neurofisiologico che dimostri un diffuso e marcato coinvolgimento delle fibre sensitive con assenza dei potenziali sensitivi in almeno uno dei nervi studiati [6].

La malattia paraneoplastica della cellula sensitiva è molto frequentemente associata a microcitoma e a positività degli anticorpi anti-Hu; nel 20% dei casi è complicata da coinvolgimento di nervi motori, del sistema nervoso autonomo, di aree cerebrali diverse (Tabella 4).

La sintomatologia neurologica varia a seconda delle caratteristiche del neurone prevalentemente coinvolto ed è costituita da:

- atassia della marcia, perdita di sensibilità propriocettiva e areflessia osteo-tendinea diffusa in caso di degenerazione dei neuroni di grande diametro;
- dolore, bruciore, allodinia e iperestesia per coinvolgimento dei neuroni di medio e piccolo diametro.

La marcata atassia già riscontrabile nelle fasi di esordio della malattia e tipicamente assente nelle fasi precoci delle polineuropatie assonali, deriva dalla compromissione delle fibre afferenti chinestesiche dalle regioni prossimale del corpo e dalle articolazioni [9]. La forza è comunemente conservata, nonostante non siano rare le alterazioni neurofisiologiche dei nervi motori [17].

La compromissione delle fibre nervose postgangliari provoca sintomi autonomici. Aritmie cardiache, ipotensione posturale, ipoventilazione centrale sono cause frequenti di morte.

Neurofisiologia

I potenziali sensitivi sono ridotti in modo simile sia agli arti superiori che inferiori; la compromissione può essere asimmetrica o prevalere agli arti superiori. I potenziali d'azione somato-sensoriali sono alterati sia perifericamente che centralmente, perché la degenerazione del corpo cellulare sensitivo provoca la contemporanea sofferenza del ramo periferico e di quello centrale della T assonale [9].

Neuroradiologia

La presenza di iperintensità in T2 delle colonne midollari posteriori alla RMN è segno di degenerazione dei prolungamenti centrali dei neuroni sensitivi di maggior diametro. Questo reperto, se contemporaneo alla sofferenza assonale sensitiva periferica, è indicativo di degenerazione del corpo cellulare (Fig. 2) [9].

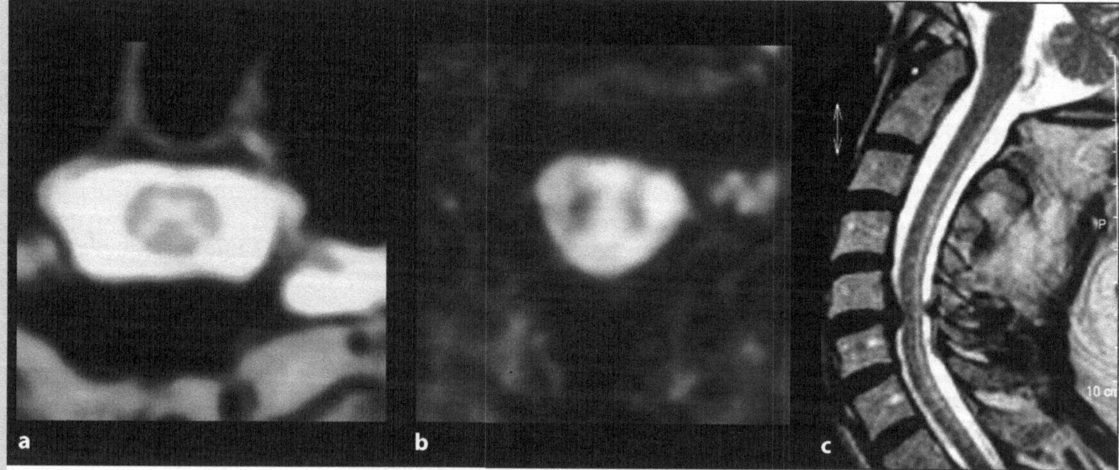

Fig. 2a-c. Sindrome anti-Hu: sofferenza del neurone sensitivo gangliare. NMR del midollo cervicale: sezioni assiali T2-weighted gradient echo (TR 450 ms, TE 9 ms, FA 20°). **a** Aspetto nel normale della sostanza bianca delle colonne posteriori e delle corna anteriori e posteriori. **b** Paziente con malattia paraneoplastica dei neuroni sensitivi: la sostanza bianca delle colonne posteriori appare diffusamente iperintensa. **c** Sezione sagittale del midollo. Le colonne dorsali appaiono diffusamente iperintense

Terapia
Il trattamento del tumore può migliorare la prognosi neurologica, ma la malattia neurologica decorre spesso in modo indipendente dal tumore. La immunoterapia (plasmaferesi, cortisonici, ciclofosfamide) è inefficace in gran parte dei casi ed è impossibile consigliarne una particolare forma. È stato invece saltuariamente segnalato un miglioramento della sintomatologia neurologica in caso di trattamento efficace di un sottostante linfoma di Hodgkin.

Anticorpi associati
Anti-Hu in gran parte dei casi.

Tumori associati
Microcitoma in gran parte dei casi.

11.3.4 **Neuropatie associate a disglobulinemia**

11.3.4.1 **POEMS**
La POEMS (polineuropatia, organomegalia, endocrinopatia, gammopatia monoclonale, alterazioni cutanee-*skin*) è una sindrome multisistemica relativamente comune in Giappone, meno in occidente, spesso associata a mieloma osteosclerorico.

La compromissione polineuropatica e la gammopatia monoclonale sono gli elementi che meglio caratterizzano la sindrome e sono obbligatori per la diagnosi. La sofferenza nervosa periferica è demielinizzante, prevalentemente motoria, ad esordio soprattutto distale, senza blocchi di conduzione. Per gran parte la gammopatia è IgA o IgG-lambda.

Circa metà dei pazienti presenta epatomegalia; frequente è la splenomegalia con edemi fino all'anasarca.

Impotenza, intolleranza al glucosio, ipotiroidismo sono le alterazioni endocrinologiche più comuni.

La sintomatologia più evidente è quella cutanea con ipercheratosi, ipertricosi e iperpigmentazione rugginosa caratteristica, provocata da iperproduzione di ormone melanocito-stimolante.

Molto frequenti sono l'iperproteinorachia e l'edema della papilla ottica.

Patogenesi
I pazienti con POEMS hanno un più alto livello di interleukina-1beta, di interleukina-6, e di α-*tumor necrosis factor* rispetto ai pazienti con mieloma multiplo non associato a POEMS. Nel siero dei pazienti con POEMS si ha inoltre aumento del *vascular endothelial growth factor* (VEGF), una citochina che provoca angiogenesi e accresce la permeabilità microvascolare. L'alta concentrazione di VEGF è *marker* della sindrome ed ha probabilmente significato prognostico perché si mantiene con il prolungarsi della malattia e si riduce in caso di trattamento efficace [18]. Nel 50% dei casi di POEMS le radiografie dello scheletro dimostrano lesioni osteosclerotiche, magari con un orletto sclerotico in una lesione peraltro litica. La mortalità è del 50% anche dopo trattamento radiante del tumore.

Tumori associati
Plasmocitoma osteosclerotico 50% dei pazienti. Nel 40% dei casi la lesione è solitaria. La variante osteosclerotica costituisce a sua volta solo il 2-3% di tutti i mielomi. Infrequenti il mieloma litico, il plasmocitoma extra-midollare, la iperplasia linfonodale angiofollicolare (malattia di Castleman), saltuariamente è presente soltanto una gammopatie monoclonale di significato non noto o *monoclonal gammopathy of undetermined significance* (MGUS) [4].

Terapia
Le IgIV non sono efficaci. La PE ottiene benefici solo transitori. La Rx-terapia sul tumore e i chemioterapici alchilanti (melfalan) sono invece efficaci. Miglioramento della POEMS è stato anche ottenuto con il tamoxifene [19] e, più recentemente, con talidomide [20].

11.3.4.2 **Neuropatie con gammopatie monoclonali e altre neuropatie disglobulinemiche**
Circa il 10% delle polineuropatie demielinizzanti infiammatorie croniche è associato alla presenza di gammopatie monoclonali benigne (MGUS = *monoclonal gammopathy of undetermined* significance). Il significato patogenetico dell'associazione è sconosciuto; per le gammopatie IgG e IgA, la terapia è quella della CIDP.

Neuropatia da anticorpi anti-MAG
La più omogenea tra le neuropatie associate a gammopatia monoclonale di tipo IgM è caratteristicamente demielinizzante, cronica, lentamente progressiva, prevalentemente distale. La compromissione periferica, spesso solo sensitiva all'esordio, resta preminente, ma si associa a coinvolgimento motorio nelle fasi successive.

Macroglobulinemia di Waldeström
È spesso connessa a paraproteinemia IgM con attività *anti-myelin-associated glycoprotein* (anti-MAG). Queste caratteristiche sono anche del linfoma, da cui il Waldeström si distingue per la mancanza di una localizzazione nodulare presente invece nel linfoma. Attività anti-MAG è reperibile anche nel linfoma B-cellulare e nella leucemia B-linfocitica associati a paraproteinemia IgM. Anche le MGUS possono evolvere a Waldeström nel tempo [21]. In tutti questi casi la sintomatologia neurologica è quella delle neuropatie anti-MAG (v. sopra).

Terapia
Nella anti-MAG vengono impiegati chemioterapici, plasmaferesi e IVIG, in monoterapia o in combinazione. Nessuna delle terapie disponibili è in grado di eliminare completamente gli Ab monoclonali o i cloni B che li producono; questo rende necessario un trattamento ripetuto o di mantenimento.

Chemioterapici
Il clorambucil è il farmaco più frequentemente usato. La ciclofosfamide in boli mensili ev è una possibile alternativa, ma ha elevata tossicità. Agenti promettenti sono gli analoghi della purina come la fludarabina e la cladribina. Gli steroidi sono spesso inefficaci. IVIG e plasmaferesi lo sono occasionalmente.

Promettente appare il rituximab, anticorpo monoclonale anti-CD20 in grado di indurre lisi dei linfociti B e che rimane attivo nella circolazione per un periodo prolungato. Nella anti-MAG è stato impiegato settimanalmente (375 mg/m^2 ev per 4 settimane). I risultati possono essere favorevoli ed il farmaco è ben tollerato [22, 23].

Il trattamento delle neuropatie associate a malattie emoproliferative (macroglobulinemia, linfomi, mieloma multiplo) è sostanzialmente quella della malattia principale. La neuropatia può migliorare con il controllo della neoplasia.

11.3.4.3 **Neuropatia autonomica paraneoplastica**
È normalmente associata ad altre sindromi come la sindrome miasteniforme di Lambert-Eaton o la encefalomielite. La condizione può essere di per sé mortale ed è caratterizzata da riduzione della motilità gastro-intestinale fino alla pseudo-ostruzione, aritmie cardiache e ipotensione posturale. Altri sintomi possono essere secchezza delle fauci, anidrosi.

La terapia è sintomatica e prevede l'uso di calze elastiche e di corsetti addominali per ridurre la ipotensione ortostatica. I pazienti devono bere molto per aumentare la volemia e dormire con il capo rialzato di 20-30 centimetri dal piano del letto; questa posizione stimola il sistema renina-angiotensina. Il farmaco di scelta nei pazienti con ipotensione ortostatica neurogena è il 9-a-fluoridrocortisone che agisce incrementando il volume plasmatico con riduzione della natriuresi. Utile può essere l'impiego di FANS quali l'indometacina e il flurbiprofene che inducono vasocostrizione inibendo la produzione di sostanze vasodilatatrici quali le prostaglandine [24].

Tumori associati
La sindrome può esser associata a neoplasie diverse quali il microcitoma, tumori testicolari e del pancreas, carcinoidi e linfomi.

Anticorpi associati
Anti-Hu, anti-CV2/Crmp5.

11.3.5 **Neuropatie delle giunzioni neuro-muscolari e del muscolo**

11.3.5.1 **Sindrome miasteniforme di Lambert-Eaton**
È una sindrome paraneoplastica caratterizzata dalla presenza di auto-anticorpi contro i canali calcio (*voltage-gated calcium channels*: VGCC) siti nella parte presinaptica della giunzione neuro-muscolare. L'attacco anticorpale provoca una riduzione nel rilascio di acetilcolina con esauribilità muscolare sovrapponibile a quella della *miastenia gravis*.

Il quadro clinico della Lambert-Eaton si differenzia però da quello della miastenia per lo scarso rilievo del coinvolgimento della muscolatura oculare estrinseca e della muscolatura bulbare. Frequenti sono invece l'astenia e l'esauribiltà della muscolatura prossimale degli arti e di quella respiratoria. La ripetizione immediata di uno sforzo può aumentare transitoriamente la forza muscolare. I riflessi osteo-tendinei sono ridotti o assenti.

Caratteristico nella Lambert-Eaton è l'interessamento del sistema nervoso autonomo con secchezza delle fauci, stipsi, ipotensione ortostatica.

La sindrome può non essere provocata da tumore, ma in circa il 50% dei pazienti si associa a microcitoma polmonare.

La diagnosi viene confermata dal dosaggio degli Ab contro i canali del calcio e con la stimolazione ripetitiva ad alta frequenza (50-100 Hz) dei nervi periferici che provoca un marcato aumento del potenziale di sommazione muscolare. L'esame elettromiografico ad ago è invece caratterizzato dalla ridotta ampiezza dei potenziali d'azione motori.

Terapia
È basata sul controllo del tumore causale. Per quanto riguarda l'aspetto più strettamente neurologico, il trattamento della Lambert-Eaton prevede l'impiego di steroidi e degli immunosoppressori ai dosaggi normalmente impiegati nella *miastenia gravis* (prednisone 1-1,5 mg/kg/die; azatioprina fino a 2-3 mg/kg al giorno, come dosi di attacco) [25].

I pazienti più gravi vanno sottoposti a plasmaferesi con sottrazione, magari ripetute, di un volume plasmatico in due sedute, intervallate di un giorno. Ultimamente è stata anche segnalata l'efficacia della terapia con immunoglobuline endovena ad alte dosi (400 mg/kg/die x 5 giorni consecutivi).

Sono anche previsti trattamenti sintomatici con

farmaci che facilitino il rilascio di acetilcolina dalle terminali nervosi (3,4-diaminopiridina ad un dosaggio massimo di 5-20 mg 2-4 volte al giorno; piridostigmina 30-60 mg ogni 4 ore).

Tumori associati
Microcitoma nel 50% dei pazienti.

Anticorpi associati
Anti-VGCC presinaptici.

11.3.5.2 **Neuromiotonia**
È una canalopatia immunitaria provocata dalla presenza di anticorpi contro i canali potassio voltaggio dipendenti (VGKC) siti nella parte presinaptica della giunzione neuro-muscolare.

I sintomi sono costituiti da movimenti continui del muscolo, focali o generalizzati, tali da provocare crampi, contrazioni muscolari, rigidità esacerbata dall'esercizio fisico.

Molti sono i termini impiegati per descrivere il fenomeno clinico: neuromiotonia, attività muscolare continua, sindrome di Isaacs, corea fibrillare di Morvan. Anche in quest'ultima sindrome sono presenti Ab anti-VGKC, ma la corea di Morvan è contraddistinta da manifestazioni encefalopatiche come insonnia, allucinazioni, confusione mentale, dovute a compromissione dei VGKC del SNC.

Sia la neuromiotonia che la miochimia (movimento muscolare spontaneo, vermicolare, continuo, che non provoca spostamento del segmento), sono caratterizzate da alterazioni neurofisiologiche che assumono l'aspetto di scariche miochimiche e neuromiotoniche ad alta frequenza (150-300 Hz), della durata di pochi secondi, ad esordio e cessazione improvvisi. Le scariche sono spontanee o sono provocate dai movimenti dell'ago e dallo sforzo volontario.

Terapia
Il trattamento sintomatico prevede l'uso della carbamazepina 200-600 mg al giorno o della fenitoina 200-400 mg al giorno. La plasmaferesi può essere efficace nei pazienti che non rispondono alla terapia sintomatica. L'efficacia degli steroidi è incerta.

Anticorpi associati
Gli Ab anti-VGKC sono presenti nel 50% dei pazienti.

Tumori associati
Polmonari, timoma, linfoma di Hodgkin.

11.3.5.3 **Miopatia necrotizzante**
La polimiosite e la dermatomiosite hanno patogenesi paraneoplastica nel 25% dei pazienti. Patogenesi paraneoplastica è riconosciuta anche nel determinismo della miopatia acuta necrotizzante.

La sindrome è caratterizzata da astenia muscolare rapidamente ingravescente che coinvolge gli arti, la muscolatura faringea e respiratoria. L'esito è spesso mortale. Gli esami bioumorali dimostrano un aumento degli enzimi muscolari; la biopsia muscolare è caratterizzata da estese aree necrotiche.

Gli steroidi e la terapia del tumore risultano in genere inefficaci nel controllo della malattia.

Tumori associati
Microcitoma, tumori gastro-intestinali, della mammella, del rene e della prostata.

11.3.5.4 **Vasculiti del nervo e del muscolo**
Prevalgono nella tarda età e coinvolgono prevalentemente pazienti affetti da microcitoma e da linfoma.

BIBLIOGRAFIA

1. Brain WR, Norris F (1965) The remote effect of cancer on the nervous system. Grune & Stratton, New York
2. Darnell RB, Posner JB (2003) Paraneoplastic syndromes involving the nervous system. N Engl J Med 349:1543-1554
3. Sculier JP, Feld R, Evans WK et al (1987) Neurologic disorders in patients with small cell lung cancer. Cancer 60:2275-2283
4. Latov N (1995) Pathogenesis and therapy of neuropathies associated with monoclonal gammopathies. Ann Neurol 37 [Suppl 1]:S32-42
5. Dalmau J, Gultekin HS, Posner JB (1999) Paraneoplastic neurologic syndromes: pathogenesis and physiopathology. Brain Pathol 9:275-284
6. Graus F, Delattre JY, Antoine JC et al (2004) Recommended diagnostic criteria for paraneoplastic neurological syndromes. J Neurol Neurosurg Psychiatry 75:1135-1140
7. Linke R, Schroeder M, Helmberger T, Voltz R (2004) Antibody-positive paraneoplastic neurologic syndromes: value of CT and PET for tumor diagnosis. Neurology 63:282-286
8. Bernal F, Shams'ili S, Rojas I et al (2003) Anti-Tr antibodies as markers of paraneoplastic cerebellar degeneration and Hodgkin's disease. Neurology 60:230-234
9. Sghirlanzoni A, Pareyson D, Lauria G (2005) Sensory neuron diseases. Lancet Neurol 4:349-361
10. Graus F, Keime-Guibert F, Rene R et al (2001) Anti-Hu-associated paraneoplastic encephalomyelitis: analysis of 200 patients. Brain 124:1138-1148
11. Scaravilli F, An SF, Groves M, Thom M (1999) The neuropathology of paraneoplastic syndromes. Brain Pathol 9:251-260
12. Gultekin SH, Rosenfeld MR, Voltz R et al (2000)

Paraneoplastic limbic encephalitis: neurological symptoms, immological findings and tumour association in 50 patients. Brain 123:1481-1494
13. Vincent A, Buckley C, Schott JM et al (2004) Potassium channel antibody-associated encephalopathy: a potentially immunotherapy-responsive form of limbic encephalitis. Brain 127:701-712
14. Baloh RW, DeRossett SE, Cloughesy TF et al (1993) Novel brainstem syndrome associated with prostate carcinoma. Neurology 43:2591-2596
15. Salsano E, Ciano C, Romano S et al (in press) Life-threatening propriospinal myoclonus as paraneoplastic presentation of breast cancer. J Neurol Neurosurg Psychiatry
16. Ducrocq X, Petit J, Taillandier L et al (1999) Paraneoplastic opsoclonus-myoclonus syndrome revealing T-cell lymphoma. Presse Med 28:330-333
17. Camdessanche JP, Antoine JC, Honnorat J et al (2002) Paraneoplastic peripheral neuropathy associated with anti-Hu antibodies. A clinical and electrophysiological study of 20 patients. Brain 125:166-175
18. Scarlato M, Previtali SC, Carpo M et al (2005) Polyneuropathy in POEMS syndrome: role of angiogenic factors in the pathogenesis. Brain 128:1911-1920
19. Enevoldson TP, Harding AE (1992) Improvement in the POEMS syndrome after administration of tamoxifen. J Neurol Neurosurg Psychiatry 55:71-72
20. Sinisalo M, Hietaharju A, Sauranen J, Wirta O (2004) Thalidomide in POEMS syndrome: case report. Am J Hematol 76:66-68
21. Rudnicki SA, Harik SI, Dhodapkar M et al (1998) Nervous system dysfunction in Waldenstrom's macroglobulinemia: response to treatment. Neurology 51:1210-1213
22. Renaud S, Gregor M, Fuhr P et al (2003) Rituximab in the treatment of polyneuropathy associated with anti-MAG antibodies. Muscle Nerve 27:611-615
23. Lunn MPT, Nobile-Orazio E (2003) Immunotherapy for IgM anti-myelin-associated glycoprotein paraprotein-associated peripheral neuropathies. Cochrane Database Syst Rev (1):CD002827
24. Mandrioli J, Cortelli P (2004) Patologie del sistema nervoso vegetativo. In: Sghirlanzoni A, Lauria G, Nardocci N, Pareyson D (eds) Terapia delle Malattie Neurologiche. Edi-ermes, Milano, pp 309-328
25. Antozzi C, Confalonieri P, Morandi L (2004) Malattie dei muscoli scheletrici. In: Sghirlanzoni A, Lauria G, Nardocci N, Pareyson D (eds) Terapia delle malattie neurologiche. Edi-ermes, Milano, pp 258-287

PARTE 4

Complicazioni della terapia

Capitolo 12

Complicazioni della chemioterapia

Alessandra Erbetta, Giuseppe Lauria, Angelo Sghirlanzoni

Sono circa 3.500.000 nel mondo occidentale i pazienti annualmente sottoposti a chemioterapia con composti la cui tossicità è dose-limitante per il sistema nervoso centrale (SNC) e per il periferico (SNP).

Tra questi farmaci il metotressato, la citarabina la ifosfamide sono particolarmente temibili per i loro effetti collaterali acuti e tardivi sul SNC.

Gli alcaloidi della vinca, il cis-platino, i tassani, si collocano tra i composti che più frequentemente inducono danno periferico.

12.1 ASPETTI GENERALI

12.1.1 Sindromi da compromissione centrale

L'encefalopatia acuta è effetto collaterale tra i più frequenti e può essere provocato da una grande varietà di farmaci somministrati per via endovenosa (ev) e intratecale (it) (Tabella 1). In generale, i pazienti presentano inizialmente disturbi del sonno spesso seguiti da stato confusionale con stupore o agitazione, crisi epilettiche, *deficit* neurologici.

Tabella 1. Neurotossicità dei chemioterapici

Classe farmacologica	Farmaco	Neurotossicità	
		SNP	SNC
Ormoni sessuali	Dietilstilbestrolo	-	-
	Stilbestrolo	-	-
Antiestrogeni	Tamoxifene	-	+
Alcaloidi	Vincristina	++	+
	Vinblastina	+	+
	Paclitaxel	-	±
Antibiotici	Bleomicina	-	-
	Adriamicina	-	-
Antimetaboliti	Metotressato	-	++
	5-fluorouracile	-	++
	6-mercaptopurina	-	-
	Citarabina	+	+
Alchilanti	Ciclofosfamide	-	?+
	Melfalan	-	-
	CCNU	-	+
	BCNU	-	+
	Tiotepa	-	+
	Clorambucile	-	?+
	Cisplatino	++	++

Legenda: SNP = sistema nervoso periferico; SNC = sistema nervoso centrale

Gli immunosoppressori e, raramente, i chemioterapici possono causare la encefalopatia posteriore reversibile, caratterizzata da cefalea, alterazione dello stato di coscienza, da sonnolenza a stupor, vomito, cecità corticale, crisi convulsive. Le lesioni interessano la sostanza bianca delle regioni posteriori, talvolta la grigia e, solitamente, sono reversibili. Farmaci quali il metotressato e la ciclosporina causano invece un danno della sostanza bianca cerebrale e cerebellare profonda con analoga sintomatologia acuta e reversibile.

L'encefalopatia cronica è in genere provocata dall'associazione della chemioterapia con la radioterapia dell'encefalo e assume le caratteristiche di una "demenza sottocorticale" grandemente variabile per gravità e latenza rispetto al trattamento. La sintomatologia, di regola ingravescente, è caratterizzata da apatia, decadimento intellettuale, disturbi del sonno, *deficit* sfinterici e della deambulazione. Il metotressato è tra i farmaci più frequentemente implicati [1].

Sindromi cerebellari sono state descritte dopo trattamento con 5-fluorouracile o citarabina (Ara-C) ad alte dosi. La sintomatologia varia dalla atassia della marcia alla sindrome pancerebellare.

La mielite traversa è una sindrome rara provocata dal trattamento intratecale con metotressato, Ara-C e tiotepa.

12.1.2 Sindromi da compromissione periferica

La chemioterapia provoca sul SNP danni proteiformi e potenzialmente disabilitanti la cui prevalenza è del 3-7% nei pazienti trattati con un singolo farmaco e del 38% in quelli sottoposti a terapia farmacologica multipla. La predisposizione a manifestare sintomi da sofferenza periferica è maggiore nei pazienti che abbiano precedentemente contratto una malattia del SNP, oppure siano stati sottoposti a trattamenti neurotossici o ancora, risultino portatori di neuropatie anche sub-cliniche da cause diverse come il diabete e l'alcool, oppure genetiche [2, 3].

I derivati del platino, possono provocare neuronopatia, cioè malattie del neurone sensitivo (MNS), sensitive pure e dolorose [4]; la talidomide causa invece una neuropatia, cioè provoca sofferenza dell'assone sensitivo piuttosto che del corpo cellulare; la vincristina, il paclitaxel, la suramina sono alla base di neuropatie sensitive e motorie associate o meno a compromissione autonomica; ancora la vincristina e l'Ara-C possono anche determinare forme motorie pure. Disturbi autonomici quali stipsi, ipotensione ortostatica, disturbi della minzione sono a volte associati ai disturbi sensitivi [1].

In generale, il sistema nervoso periferico ha grande capacità di rigenerazione; la sua guarigione presuppone il risparmio del corpo cellulare ed è spesso parziale, persino quando il tumore sia stato trattato con successo.

12.2 DERIVATI DEL PLATINO

12.2.1 Cis-platino

Il cis-platino (CDDP = cis-diamino-dicloro-platino) provoca una neuronopatia che nel 20% circa dei pazienti è dose-limitante. La sintomatologia periferica appare spesso un mese dopo l'inizio della terapia e ha gravità correlata alla dose complessiva. Dosi di cis-platino superiori ai 400-600 mg/m^2 [5] provocano danno neuronale pressoché costante, ma la neuropatia può apparire anche a 200 mg/m^2. Il cis-platino danneggia in primo luogo i neuroni sensitivi di grande calibro dei gangli delle radici dorsali con una sintomatologia dominata dall'atassia secondaria alla sofferenza delle grandi fibre. I sintomi iniziali sono costituiti da parestesie che iniziano generalmente dai piedi; successivamente si ha perdita della sensibilità propriocettiva e areflessia con atassia della marcia. Dolore, "bruciore", allodinia sono sintomi positivi dovuti al coinvolgimento dei neuroni di piccolo e medio calibro.

La tossicità da cis-platino può coinvolgere anche altre aree del sistema nervoso. Particolarmente rilevante è la sua oto-tossicità che deriva da sofferenza delle cellule ciliate della coclea. Il danno può essere subclinico; raramente giunge a provocare sordità [6].

In qualche paziente i sintomi si manifestano dopo la sospensione della terapia per un fenomeno definito come *"coasting"* che può essere presente anche in occasione di terapia con talidomide [7].

Nei modelli animali il CDDP ed i suoi derivati carboplatino e ossaliplatino si accumulano nei gangli delle radici dorsali e danno origine a composti con alta affinità per il DNA nucleare o mitocondriale che indurrebbero apoptosi.

Gli studi neurofisiologici confermano la presenza di una neuronopatia sensitiva assonale con una marcata riduzione di ampiezza dei potenziali di azione sensitivi (SAPs). In qualche paziente i nervi sensitivi possono essere più compromessi agli arti superiori rispetto agli inferiori. Queste caratteristiche distinguono le neuronopatie dalle neuropatie da *dying-back*, in cui si ha una compromissione più precoce e prevalente dei nervi degli arti inferiori. I potenziali d'azione somato-sensoriali (SEP) sono spesso alterati sia perifericamente che centralmente perché la degenerazione del corpo cellulare sensitivo provoca la contemporanea sofferenza del ramo periferico e di quello centrale della T assonale [4] (vedi capitolo 11). I nervi motori sono normalmente risparmiati.

La tossicità del cis-platino sul SNC varia dal 3 al 10% [8], non sembra strettamente dose-dipendente, ma nei casi riportati in letteratura il dosaggio non è inferiore a 200 mg/m^2.

Il rischio è maggiore se il farmaco viene iniettato direttamente in carotide nei pazienti con tumore cerebrale. In questo caso, la sintomatologia è acuta e caratterizzata da cecità corticale, crisi epilettiche, cefalea e alterazioni dello stato di coscienza [6]. L'esordio può verificarsi subito o dopo mesi dalla somministrazione. I sintomi sono solitamente reversibili con la sospensione del farmaco [9].

Il quadro neuroradiologico può essere negativo; talvolta è caratterizzato da lesioni della corteccia e della sostanza bianca sottocorticale delle regioni posteriori dell'encefalo, riproducendo il *pattern* tipico della sindrome da encefalopatia posteriore reversibile [10]. Il cis-platino non oltrepassa facilmente la barriera ematoencefalica quando essa è integra e studi anatomopatologici dimostrano uno scarso accumulo di farmaco nel SNC. Il meccanismo patogenetico implica un danno diretto alle cellule degli endoteli vasali e alterazioni della vaso-regolazione, associate ad alterazioni elettrolitiche, quali l'ipomagnesemia, l'ipocalcemia e l'iponatriemia, secondarie però a tossicità renale. In rari casi l'esordio dell'encefalopatia è subacuto e caratterizzato da rallentamento ideo-motorio, disturbi mnesici e del comportamento, tremore extrapiramidale [11]. I *deficit* visivi non sempre sono imputabili a danno della corteccia occipitale, ma possono essere causati da tossicità sul nervo ottico [12].

12.2.2 Oxaliplatino

L'oxaliplatino è derivato del platino, analogo al cisplatino e al carbiplatino, soprattutto impiegato nel trattamento delle neoplasie del colon. A differenza del cisplatino, l'oxaliplatino porta a ritenzione di platino dovuta a più lenta eliminazione. Provoca disturbi neurologici ad un dosaggio cumulativo di circa 800 mg/m^2. Il 15% dei pazienti trattati con dosi maggiori di 780 mg/m^2 e il 50% di quelli cui vengano somministrati 1.170 mg/m^2 presenta ipoestesia o disestesie tali da interferire con le attività della vita quotidiana. Nell'80% dei pazienti i sintomi neurologici sono acuti, ma reversibili. La sofferenza sensitiva periferica da oxaliplatino, in genere simile a quella del cis-platino, può anche essere caratterizzata da scariche neuro-miotoniche e parestesie da freddo.

Prevenzione e terapia

Solo la riduzione del dosaggio e, forse, un più lungo intervallo tra le dosi risultano protettivi nei confronti degli effetti collaterali da cis-platino. È stata anche segnalata la possibilità di diminuire la neurotossicità da oxaliplatino con la somministrazione di agenti come il glutatione in grado di prevenire l'accumulo dei metaboliti del platino nei gangli delle radici dorsali [13]. Il *nerve grow factor* sembra essere protettivo, ma non è terapeutico nei confronti della neuronopatia da cisplatino. Org-2766, una corticotropina sintetica, è apparsa un primo tempo neuroprotettiva, ma non si è dimostrata efficace in studi ulteriori [3]. Esperienze non controllate suggeriscono un ruolo protettivo sulla neuropatia da cis-platino della vitamina E somministrata a 600 mg/die [14, 15].

12.3 ALCALOIDI DELLA VINCA

12.3.1 Vincristina

Come altri alcaloidi della vinca, vincristina solfato e vinblastina solfato, la vincristina può causare sia sofferenza del sistema nervoso centrale che del periferico. Il farmaco, legandosi alla tubulina, provoca degenerazione dei microtubuli dell'apparato mitotico con blocco della divisione cellulare in metafase. L'alterazione dei microtubuli coinvolti nel trasporto assonale, è alla base della neuropatia assonale.

Il farmaco è neurotossico in modo prevedibile ed uniforme. La gravità dei sintomi è correlata al dosaggio totale e alla durata del trattamento. Nel 50% dei pazienti la neuropatia si manifesta con parestesie distali e con crampi muscolari. Di seguito, si evidenziano ipoestesia e ipostenia dei muscoli distali degli arti con *deficit* dell'estensione del carpo, delle dita delle mani, dei piedi con marcia steppante. Il danno motorio è spesso più evidente di quello sensitivo, ma il *deficit* sensitivo, contrariamente al motorio, tende a permanere.

La neuropatia è assonale; la compromissione dei nervi cranici, ottico compreso, è rara e tendenzialmente bilaterale. La tossicità del farmaco sul nervo trigemino può provocare dolore mandibolare. Va ricordato che la sofferenza monolaterale dei nervi cranici è piuttosto provocata dalla disseminazione metastatica della neoplasia primitiva. Un terzo dei pazienti ha sofferenza autonomica con stipsi, disturbi sfinterici, ipotensione ortostatica.

Anche la vincristina non attraversa facilmente la barriera ematoencefalica. Il danno del SNC sarebbe causato dall'accumulo del farmaco negli endoteli vasali con conseguente alterazione della vasoregolazione, vasocostrizione fino a fenomeni ipossici e ischemici prevalenti nel circolo posteriore. Si osservano infatti encefalopatie acute con lesioni nelle regioni parieto-occipitali caratterizzate da cecità corticale, alterazioni dello stato di coscienza e crisi epilettiche. In genere il quadro è reversibile, ma sono stati descritti casi di necrosi laminare e *deficit* permanenti [16].

Prevenzione e terapia
Dosi minori di vincristina o più lunghi intervalli tra le dosi comportano una minor tossicità nervosa. Il trattamento viene normalmente interrotto al manifestarsi di debolezza muscolare.

I pazienti con insufficienza epatica sono soggetti ad effetti collaterali anche per basse dosi di farmaco. La neuropatia tende a risolversi con la sospensione del farmaco.

12.4 TASSANI

12.4.1 Paclitaxel (taxolo) e docetaxel (taxotere)

Il paclitaxel è un alcaloide diterpenico di largo impiego. Con la mielosoppressione, la neurotossicità periferica può essere dose-limitante ad un dosaggio di taxolo pari a 135-250mg/m^2 ogni tre settimane o dopo un singolo alto dosaggio di 500-800 mg/m^2. La tossicità è più rilevante se il taxolo è combinato con il cisplatino.

Come usuale per le assonopatie da "*dying-back*", i sintomi neuropatici di esordio sono le parestesie e l'ipoestesia tatto-puntoria delle regioni distali degli arti. Nel 20% dei pazienti questi farmaci possono provocare ipostenia prossimale aggiuntiva al disturbo sensitivo.

In alcuni pazienti l'esame neurofisiologico dimostra la presenza di assonopatia distale, in altri la denervazione è motoria e prossimale come da danno motoneuronale o da sofferenza radicolare motoria [17]. Spesso i sintomi sensitivi e motori migliorano dopo sospensione del trattamento.

La sofferenza del SNP è dovuta ad alterazione dell'assemblaggio dei microtubuli coinvolti nel trasporto assonale [18]. Al microscopio il danno risulta assonale con demielinizzazione secondaria.

Il farmaco non passa la barriera emato-encefalica; assai raramente e solo ad alto dosaggio (600 mg/m^2) provoca encefalopatia; la stessa complicanza può essere provocata da dose *standard*, ma dopo panirradiazione dell'encefalo. L'encefalopatia si manifesta acutamente, dopo poche ore o dopo qualche settimana dalla somministrazione del farmaco, con uno stato confusionale che può essere grave fino al coma, ma che è in genere reversibile con la sospensione del farmaco. Si associano allucinazioni e deliri paranoici. L'*exitus* è stato riportato solo in tre pazienti portatori di scompenso metabolico [19, 20].

Il quadro neuroradiologico non è specifico.

Il paclitaxel può invece provocare neuropatia ottica [21]; i sintomi visivi derivati dalla sua assunzione sembrano compatibili con una alterazione del flusso ematico retinico o con un meccanismo ischemico a carico del nervo ottico [22].

Prevenzione e terapia
I dolori neuropatici muscolari indotti dal paclitaxel possono migliorare con la somministrazione di triciclici. In uno studio di fase due, l'amifosfina non ha dimostrato effetto protettivo nei confronti della neurotossicità da paclitaxel [3].

12.5 ANTIMETABOLITI

12.5.1 5-fluorouracile

È un antimetabolita analogo della pirimidina che interferisce nella sintesi del DNA. Se impiegato ad alte dosi il fluorouracile può provocare sindromi pancerebellari. Solo in rari casi può causare, neuropatia ottica, disturbi oculomotori, sindrome extrapiramidale o neuropatia periferica [23]. La combinazione di fluorouracile e levamisole può indurre leucoencefalopatia infiammatoria multifocale. La combinazione di fluorouracile e allopurinolo può causare sindromi cerebellari con esordio acuto o subacuto, disturbi visivi e raramente crisi epilettiche.

12.5.2 5'-dFUrd (doxifluridina)

È un derivato della fluoropirimidina; ad alte dosi questo composto può provocare danno cerebellare e una sindrome simil-Wernicke-Korsakoff caratterizzata da diplopia, atassia, stato confusionale. I sintomi si risolvono 4-8 settimane dopo la sospensione del trattamento [24].

12.5.3 Metotressato

È un antimetabolita antagonista dell'acido folico che passa la barriera ematoencefalica. Può provocare neurotossicità sia acuta che ritardata dopo somministrazione intratecale o endo-venosa ad alte dosi [1].

12.5.3.1 Neurotossicità acuta
Meningite asettica che esordisce circa 2-4 ore dopo l'iniezione intratecale del composto e si protrae per

12-72 ore. I sintomi sono quelli della meningite, febbre compresa. Il *liquor* può dimostrare un aumento della cellularità. I sintomi sono autolimitati e raramente si giunge all'exitus [1]. Non è disponibile trattamento specifico.

La sindrome "*stroke-like*" è una sindrome che interessa il 3-10% degli adulti e dei bambini trattati settimanalmente con alte dosi di metotressato ev [25, 26].

La sintomatologia è simil-ictale con *deficit* neurologici focali, quali emiparesi alternante, emisindrome sensitiva, afasia, atassia, qualche volta associati a disturbi della coscienza fino al coma. Le crisi epilettiche sono assai rare, ma l'EEG appare rallentato. L'esordio si verifica mediamente ad una settimana dalla somministrazione. Abitualmente i sintomi sono transitori e si risolvono spontaneamente in 48-72 ore.

La RMN eseguita in fase acuta mostra un danno selettivo della sostanza bianca profonda e del corpo calloso. Queste alterazioni vengono rilevate inizialmente solo con le sequenze in diffusione che dimostrano un'alterata diffusività delle molecole d'acqua nei tessuti dovuta a rigonfiamento e a edema citotossico degli oligodendrociti [27]. Molto spesso il quadro clinico-radiologico è reversibile. Se il danno degli oligodendrociti è grave e se si verifica demielinizzazione compaiono alterazioni di segnale anche nelle sequenze FLAIR e T2 della RMN convenzionale. Nella leucoencefalopatia da metrotressato l'esame di spettroscopia del protone dimostra un importante calo del picco della colina.

La sindrome tendenzialmente non si ripropone con la ripetizione del ciclo [1].

La mielopatia trasversa è una rara complicazione subacuta del trattamento intratecale con metotressato. I sintomi consistono in dolore lombare rapidamente irradiato agli arti inferiori, *deficit* sensitivi, paraparesi, disturbi sfinterici. La sintomatologia comincia in generale 30 min-48 ore dopo la somministrazione del farmaco [28]. Dal punto di vista anatomo-patologico si tratta di una mielopatia necrotica priva di evidenti segni infiammatori, causata da anormalità vascolari di probabile natura idiosincrasica.

La tossicità subacuta da metotressato si manifesta entro settimane o mesi dalla somministrazione del metotressato; dosaggi medio-alti del farmaco possono provocare *deficit* neurologici focali e sindromi psicoorganiche.

12.5.3.2 **Neurotossicità tardiva**

La tossicità tardiva da metotressato si manifesta ad oltre 6 mesi dal trattamento intratecale ed endovenoso, più frequentemente se associato a radioterapia, con una encefalopatia che può anche essere mortale.

La leucoencefalopatia necrotizzante è raramente provocata dal trattamento con il solo metotressato ev o it ad alte dosi; è invece molto più comune quando il farmaco è combinato con la radiazione cranica, come avviene ad esempio nelle leucemie linfatiche acute. Il danno neurologico esordisce entro l'anno dalla terapia ed è caratterizzato da disturbi piramidali, sindromi pseudobulbari, atassia, disturbi sfinterici, convulsioni, decadimento intellettuale fino alla demenza. Il decorso è solitamente progressivo. Le proteine liquorali sono aumentate.

È remota la possibilità di un miglioramento o addirittura di una stabilizzazione dei sintomi.

La sostanza bianca cerebrale appare ipodensa alla TAC e iperintensa alla RMN; le alterazioni prevalgono nelle aree periventricolari e possono essere associate ad aumento degli spazi liquorali e calcificazioni sottocorticali.

Al microscopio, le lesioni risultano dovute ad aree di necrosi multifocale, non infiammatoria, con caratteristici rigonfiamenti assonali e mineralizzazione.

L'incidenza e la gravità della leucoencefalopatia sono direttamente correlate alla dose totale dell'irradiazione, alla somministrazione intratecale del metotressato e allo schema di somministrazione: il rischio è minore se il metotressato precede la radioterapia; il rischio è massimo se il farmaco e la terapia radiante sono contemporanei o il metotressato segue la radioterapia. Altri fattori di rischio di leucoencefalopatia includono la giovane età, la presenza di insufficienza renale o epatica, di disseminazione neoplastica meningea e di anomalie del flusso liquorale.

Prevenzione e terapia - Non c'è terapia efficace.

La microangiopatia mineralizzante da trattamento combinato con metotressato più Rx-terapia dell'encefalo, è caratterizzata da deposizione di minerali nei piccoli vasi della sostanza bianca. Dal punto di vista clinico i pazienti possono essere asintomatici o presentare sintomi variabili dalla cefalea, all'atassia, alle convulsioni e al decadimento intellettuale. La TAC dimostra calcificazioni dei gangli della base e in sede sottocorticale. La giovane età è fattore predisponente. La patogenesi di questa entità non è nota; può in parte dipendere dalle proprietà radiosensibilizzanti del metotressato e dalle alterazioni della barriera emato-encefaliche secondarie a Rx-terapia.

Decadimento intellettuale isolato è riportato soprattutto nei bambini, ma anche in adulti che siano sopravvissuti a lungo dopo Rx-terapia cranica e trattamento parenterale con metotressato per leucemie linfocitiche acute o linfomi. L'incidenza del decadimento intellettuale interessa circa il 50% dei pazienti sottoposti a test neuropsicologici [29].

Prevenzione e terapia - La somministrazione

di acido folinico antagonizza la tossicità gastrointestinale e quella sul midollo osseo, ma non previene e non migliora i danni neurologici.

12.5.4 Citosinarabinoside (Ara-C)

È un antimetabolita analogo della pirimidina che inibisce la α-polimerasi del DNA. Per via intratecale il farmaco può causare meningite asettica e, in rare occasioni, mielopatia. Gli studi anatomopatologici dimostrano una demielinizzazione segmentaria del midollo con processi di microvacuolizzazione che si estendono anche alla sostanza bianca cerebrale. Ad alte dosi il farmaco può provocare una sindrome pancerebellare; il rischio è maggiore nei pazienti che hanno più di quarant'anni [1] o che siano portatori di insufficienza renale o epatica. I sintomi regrediscono dopo la sospensione del farmaco, ma in modo incompleto nel 30% dei pazienti.

In fase acuta la RMN dimostra una diffusa e transitoria alterazione di segnale nella sostanza bianca cerebellare, mentre nelle fasi successive si osserva atrofia vermiana ed emisferica. Il farmaco provoca diffusa degenerazione delle cellule del Purkinje. Occasionalmente si possono avere encefalopatia con alterazioni dello stato di coscienza e crisi epilettiche [30] o sindromi extrapiramidali.

Oltre alla caratteristica alterazione cerebellare, alte dosi di Ara-C provocano: 1) neuronopatia subacuta del tronco e dei motoneuroni spinali con paralisi della muscolatura innervata dai nervi cranici [31]; 2) sindromi simili alla Guillain-Barré; 3) neuropatie del plesso brachiale.

Prevenzione e terapia - Non c'è specifico trattamento, ma gran parte dei pazienti si riprende spontaneamente in giorni o mesi.

12.5.5 Ifosfamide

È un analogo della ciclofosfamide che, contrariamente a quest'ultima, ha una importante neurotossicità. Nel 10-40% dei casi il suo più importante effetto collaterale è una encefalopatia diffusa con disturbi del tono dell'umore, allucinazioni, alterazioni dello stato di coscienza a volte progressivi fino al coma e all'*exitus*. Un recente *trial* su una coorte di 60 pazienti trattati con ifosfamide [32] indica un'incidenza di encefalopatie reversibili nel 26% dei casi, senza correlazioni significative con il dosaggio e l'età. Frequentemente, l'encefalopatia da ifosfamide è stata associata a uno stato epilettico non convulsivo anche se il meccanismo causale non è stato chiarito [33, 34] (vedi Figura 2, capitolo 17).

Prevenzione e terapia - Tra i fattori di rischio di encefalopatia da ifosfamide sono compresi l'infusione rapida, l'insufficienza renale o epatica, i bassi livelli di albuminemia, l'ipocalcemia e una precedente terapia con cisplatino. Anche l'associazione con barbiturici può aumentarne la neurotossicità [35]. Il blu di metilene può essere impiegato come antidoto, ma la sua efficacia è controversa.

12.5.6 Ciclofosfamide

Ha effetti collaterali neurologici scarsi o nulli. Ad alte dosi può forse provocare offuscamento visivo e confusione mentale [3].

12.6 NITROSUREE

Sono composti alchilanti che per la loro liposolubilità passano facilmente la barriera emato-encefalica. Trovano largo impiego nel trattamento dei tumori cerebrali primitivi, ma sono utilizzati anche per il trattamento dei melanomi e dei linfomi. La lomustina (CCNU) e la carmustina (BCNU) sono tra i composti maggiormente impiegati; l'estramustina viene particolarmente utilizzata nella terapia del carcinoma prostatico. Normalmente le nitrosouree non provocano tossicità neurologica se non per somministrazione intraarteriosa o endovenosa ad alte dosi. L'iniezione intracarotidea può provocare tossicità oculare ed encefalopatia con atassia, disartria e alterazioni dello stato di coscienza. La neuropatia ottica fino alla cecità è anche rara complicazione del trattamento orale con lomustina associata a radio-terapia [3]. L'associazione di BCNU intracarotide con la Rx-terapia dell'encefalo può provocare necrosi miliariforme nel territorio di irrorazione dell'arteria; il danno è limitato alla sostanza bianca e può essere indistinguibile dalla radionecrosi [36]. L'esame TAC può mostrare calcificazioni.

12.6.1 Tiotepa

È un alchilante neurotossico solo alle alte dosi previste negli schemi di preparazione al trapianto di midollo osseo. In questi casi la neurotossicità può essere grave con sintomi di cerebropatia variabili dallo stato confusionale fino al coma e alla morte soprattutto in pazienti che hanno più di 60 anni. Il quadro neuropatologico è quello di una leucoencefalopatia. Una dose di 30 mg/m^2 è in genere ben tollerata [37]. Ad un dosaggio di 10 μg/m^2 per via endotecale questo farmaco può provocare un grave risentimento mielo-radicolopatico.

12.6.2 Procarbazina

È un farmaco ormai somministrato solo per via orale il cui meccanismo d'azione non è ben definito. Trova impiego nel trattamento dei gliomi, dei linfomi e dei tumori polmonari. Può causare encefalopatia di gravità variabile dalla sonnolenza al coma; raramente induce psicosi maniacale. In qualche paziente è stata descritta una sofferenza del SNP reversibile dopo sospensione del trattamento.

12.6.3 Talidomide

Ha proprietà antiangiogeniche ed è farmaco impiegato per la terapia del mieloma multiplo, dei gliomi, del sarcoma di Kaposi e delle neoplasie mammarie. Per il 40-60% dei pazienti l'effetto collaterale più comune è la sonnolenza. Il 3-32% dei pazienti presenta una neuropatia periferica sensitiva che, come accade per i taxani, è primitivamente assonale e si manifesta tipicamente con parestesie e ipoestesia distali. Altri effetti collaterali includono la depressione, l'atassia, i tremori e la cefalea.

12.6.4 Fludarabina

A basse dosi (18-25 mg/m^2/die) può provocare sonnolenza o un'encefalopatia transitoria con crisi epilettiche, offuscamento visivo, alterazioni dello stato di coscienza [38]. L'incidenza dell'encefalopatia è intorno al 16% dei casi [39]. A dosi superiori ai 40 mg/m^2 /die può causare una grave leucoencefalopatia necrotizzante, più accentuata a carico dei lobi occipitali, con cecità corticale, demenza, coma. I reperti autoptici mostrano una demielinizzazione diffusa dell'encefalo e del midollo.

12.6.5 Asparaginasi

Può provocare encefalopatia però secondaria a danno epatico. Questo farmaco induce complicazioni trombotiche riducendo l'attività dell'antitrombina e del plasminogeno e alterando i rapporti tra fattore VIII e fattore von Willebrand. Il rischio trombotico aumenta quando si associno cortisonici che facilitino stati ipofibrinolitici [40]. L'asparaginasi va quindi utilizzato con particolare cautela nei pazienti che presentino disturbi vascolari o che siano portatori di alterazioni della coagulazione. Gran parte delle neoplasie produce un effetto protrombotico sia attivando direttamente le piastrine e le cellule endoteliali, sia aumentando i livelli di trombina come si osserva nella leucemia linfatica acuta. Nei bambini affetti da leucemia linfatica acuta trattati con asparaginasi e steroidi l'incidenza di eventi tromboembolici varia tra 1,1% e 37%. Nella metà dei casi tali eventi si manifestano nel SNC e si tratta perlopiù di trombosi venose, complicate o meno da infarto emorragico. La mortalità può raggiungere il 20% dei casi mentre i reliquati neurologici si attestano intorno al 15-20 % [41].

La RMN e l'angio-RMN venosa sono assai utili nell'evidenziare l'eventuale area cerebrale infartuata ed il trombo nel seno venoso durale, senza necessità di un esame angiografico diretto [42].

12.6.6 Suramina

È un farmaco originariamente sviluppato per il trattamento delle infestazioni parassitarie. La sua neurotossicità, dose-limitante, si manifesta sotto forma di polineuropatia sensitiva e motoria assonale distale oppure come polineuropatia demielinizzante infiammatoria solo parzialmente reversibile.

12.6.7 Ciclosporina A

È un peptide dotato di proprietà immunosoppressive che viene utilizzato per ridurre il rischio di rigetto nei trapianti d'organo. La sua neurotossicità, acuta o cronica, si manifesta nel 25-59% dei pazienti.

L'encefalopatia acuta sembra essere legata a dosaggi ematici più elevati rispetto a quelli raccomandati (200 μg/ml) ed è reversibile con la riduzione del dosaggio o la sospensione del farmaco. Il quadro clinico radiologico più frequente è quello dell'encefalopatia posteriore reversibile.

Il danno neurologico si manifesta con cecità corticale, crisi epilettiche, afasia, atassia e disturbi dello stato di coscienza.

L'encefalopatia cronica si manifesta in pazienti con concentrazione ematica del farmaco nei limiti indicati, ma in trattamento cronico. La sintomatologia non è molto differente rispetto alla forma acuta, ma non regredisce prontamente con la sospensione della terapia, probabilmente perché gli effetti tossici sul SNC sono provocati dai metaboliti del farmaco [43].

La RMN mostra un quadro caratterizzato da lesioni prevalenti nelle regioni parieto-occipitali, in minor misura in quelle frontali e temporali, con rigonfiamento corticale e edema della sostanza bianca come si osserva nell'encefalopatie posteriori reversibili (vedi Fig. 2, capitolo 14). Sono molto utili le sequenze in diffusione perché possono mostrare alterazioni di segnale precocemente, prima che il danno sia strutturale. I meccanismi d'azione sono quelli comuni ad altri farmaci: alterazioni elettrolitiche, ipertensione e alterazioni della vaso-regolazione che conducono a fenomeni ipossici e ischemici.

12.7 CHEMIOTERAPIA E RADIOTERAPIA

La combinazione di chemioterapia e radioterapia potenzia gli effetti collaterali di ciascuno dei due trattamenti perché:

1. i chemioterapici e le radiazioni possono avere un effetto di sommazione lesivo per le stesse strutture cellulari;
2. la chemioterapia può agire da sensibilizzatore nei confronti della radioterapia;
3. la radioterapia può aumentare la permeabilità della barriera emato-encefalica ai farmaci.

In vitro il cis-platino agisce come radio sensibilizzante. Le radiazioni aumentano la sua audiotossicità. Anche farmaci come la citarabina, la vincristina o il VP-16 possono potenziare gli effetti tossici delle radiazioni.

Quando combinato con la radio terapia il metotressato è il farmaco maggiormente implicato nella produzione di effetti collaterali centrali con decadimento intellettuale da leucoencefalopatia necrotizzante e microangiopatia mineralizzante.

La combinazione di chemioterapia ad alte dosi con la irradiazione *total-body* necessaria per la preparazione al trapianto di midollo osseo facilita l'insorgenza di complicazioni neurologiche che coinvolgono fino al 60-70% dei pazienti (vedi capitolo 13).

12.8 DIAGNOSI DIFFERENZIALE

Le sindromi neurotossiche da chemioterapia sono spesso non specifiche tanto che la loro diagnosi è sostanzialmente clinico-anamnestica e basata sulla esclusione di altre possibili cause di malattia quali: 1) progressione della malattia di base; 2) comparsa di metastasi; 3) comparsa di sindromi paraneoplastiche; 4) comparsa di altre complicazioni neurologiche: crisi epilettiche, ictus, emicrania, neuropatia; 5) comparsa di infezioni; 6) comparsa di tossicità da farmaci associati agli antineoplastici (steroidi); 7) effetti collaterali da radiazione; 8) sovrapposizione di altre malattie (insufficienza renale, epatica, diabete, ipertensione) [1].

Il paziente oncologico può ovviamente contrarre tutte le affezioni ipotizzabili in un soggetto sano e presenta fattori di rischio spesso aumentati per molte malattie associate che risultano però in grande parte facilmente diagnosticabili. La comparsa di nuovi sintomi neurologici rinvia però sempre alla diagnosi differenziale, spesso difficile, tra la loro possibile genesi da chemioterapici, la sovrapposizione di una sindrome paraneoplastica o la comparsa di metastasi rendendo indispensabile il contributo della neuroradiologia e in particolare quello della risonanza magnetica dell'encefalo e del midollo.

Nel processo diagnostico in primo luogo è necessario escludere la presenza di secondarismi cerebrali, responsabili in genere di *deficit* focali, atassia, *deficit* visivi, vertigini, crisi epilettiche. La TAC con somministrazione di mezzo di contrasto può essere sufficiente per evidenziare lesioni focali, in genere sottocorticali, caratterizzate da *enhancement* nodulare o a cercine, circondate da esteso edema, localizzate nelle regioni di maggiore irrorazione, come le circonvoluzioni motorie, le parietali ascendenti, le aree occipitali e il cervelletto. Se il paziente presentasse anche alterazioni dello stato di coscienza o qualche segno di irritazione meningea diventa necessario escludere l'ipotesi di una carcinomatosi, più frequentemente descritta nei tumori della mammella, del polmone e nei linfomi, o di una disseminazione lungo le vie liquorali in tumori primitivi del SNC. La RMN è indispensabile perché in grado di mostrare un ispessimento della dura madre o un patologico *enhancement* leptomeningeo e dell'ependima. In casi gravi, gli esami neuroradiologici possono dimostrare blocco delle vie liquorali con dilatazione focale degli spazi subaracnoidei e del sistema ventricolare (Fig. 1) (vedi figure, capitolo 4).

12.8.1 Encefalopatia posteriore reversibile

Sintomi deficitari, cecità corticale, crisi epilettiche e alterazioni di grado variabile dello stato di coscienza, sono anche tipiche dell'encefalopatia posteriore reversibile che, in oncologia, è più spesso causata dall'uso degli immunosoppressori ma è stata messa in relazione occasionalmente anche con diversi chemioterapici (cis-platino, Ara-C, vincristina). In questi casi la RMN è dirimente, perché esclude i secondarismi o la carcinomatosi; con le sequenze convenzionali, ma soprattutto con quelle in diffusione, dimostra inoltre eventuali alterazioni di segnale strettamente corticali o sottocorticali. L'aspetto neuroradiologico dell'encefalopatia posteriore reversibile è caratterizzato da rigonfiamento della corteccia che ha segnale alterato (Fig. 2) e soprattutto evidenzia restrizione della diffusività delle molecole d'acqua nelle regioni posteriori dell'encefalo; le alterazioni dell'*imaging*, come la sintomatologia clinica, sono molto spesso reversibili. La patogenesi di questa sindrome non è del tutto nota, ma è simile a quella della grave ipertensione arteriosa e implica un'alterazione elettrolitica e del meccanismo di autoregolazione vasale. Il circolo posteriore è maggiormente interessato per un minor fisiologico controllo della vasoregolazione [44, 45]. Una sintomatologia ad esordio acuto, con sintomi deficitari e alterazioni dello stato di coscienza è causata anche da farmaci, come il

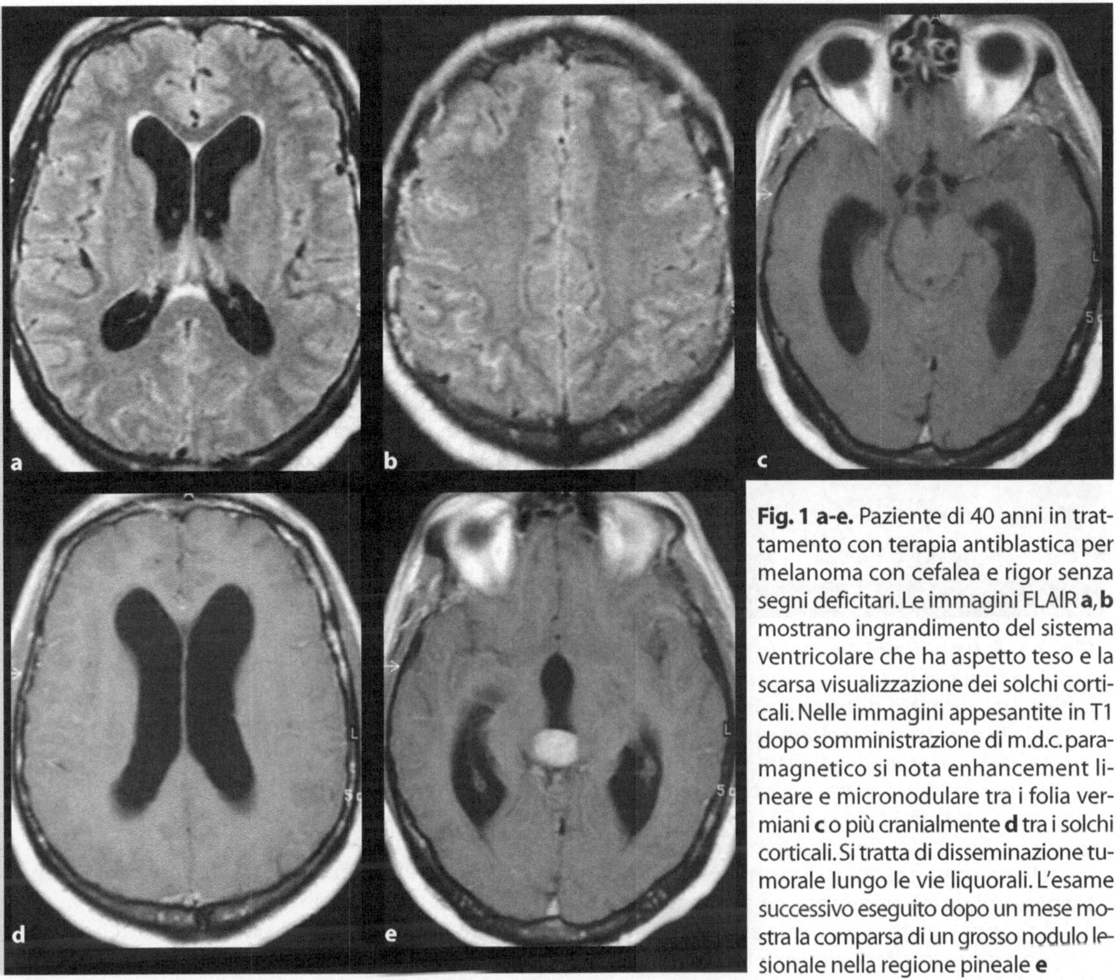

Fig. 1 a-e. Paziente di 40 anni in trattamento con terapia antiblastica per melanoma con cefalea e rigor senza segni deficitari. Le immagini FLAIR **a, b** mostrano ingrandimento del sistema ventricolare che ha aspetto teso e la scarsa visualizzazione dei solchi corticali. Nelle immagini appesantite in T1 dopo somministrazione di m.d.c. paramagnetico si nota enhancement lineare e micronodulare tra i folia vermiani **c** o più cranialmente **d** tra i solchi corticali. Si tratta di disseminazione tumorale lungo le vie liquorali. L'esame successivo eseguito dopo un mese mostra la comparsa di un grosso nodulo lesionale nella regione pineale **e**

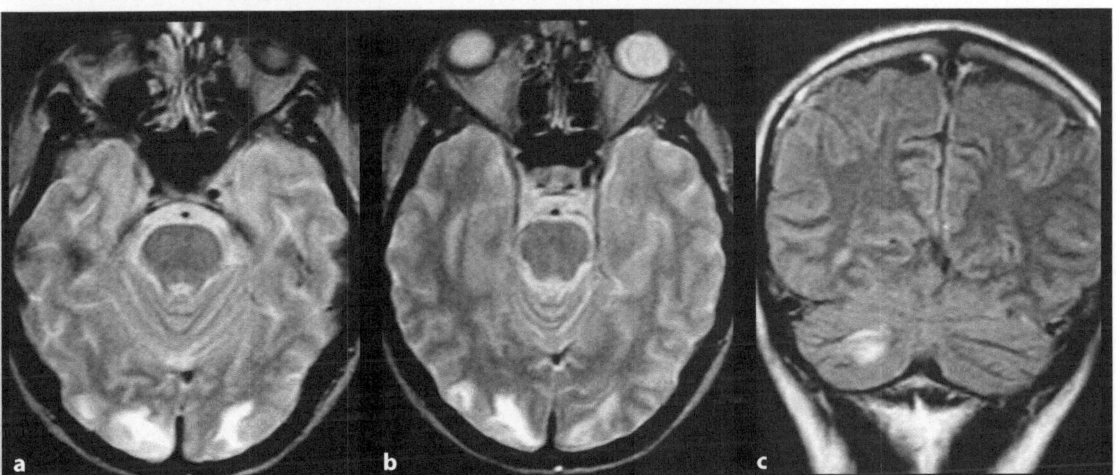

Fig. 2 a-c. Paziente di 27 anni in trattamento con metotressato per leucemia acuta sviluppa improvvisamente atassia della marcia, crisi epilettiche, cecità corticale. L'esame RM mostra alterazioni di segnale che interessano la corteccia e la sostanza bianca sottocorticale delle regioni posteriori dell'encefalo **a, b**. In **c** è evidente anche una lesione nell'emisfero cerebellare destro. Le lesioni regrediscono in maniera completa nell'arco di un mese. Si tratta di encefalopatia posteriore reversibile probabilmente indotta dal farmaco

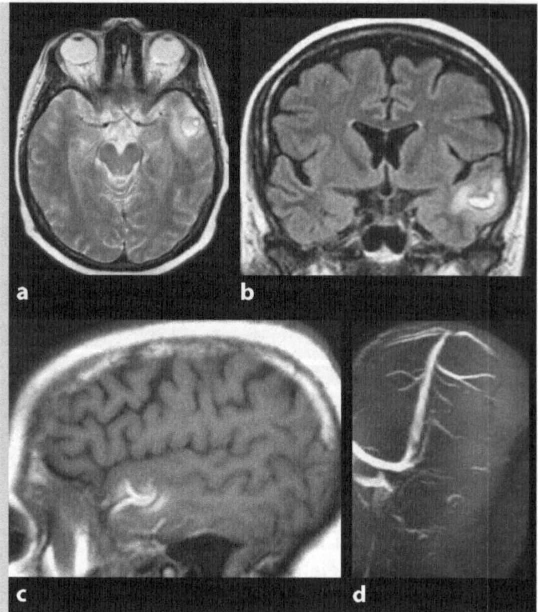

Fig. 3 a-d. Paziente di 49 anni in trattamento con asparaginasi per leucemia presenta una crisi epilettica. Nel sospetto di secondarismo esegue esame RM che mostra una lesione situata nel polo anteriore del lobo temporale sinistro. La lesione ha forma tondeggiante e appare iperintensa nelle immagini appesantite in T2 **a** e FLAIR **b**. Dirimente è la sequenza sagittale T1 dipendente **c** che dimostra un infarcimento emorragico della corteccia che pone il sospetto di trombosi venosa. La sequenza angio-RM **d** dimostra infatti la completa assenza di segnale nel seno traverso, sigmoideo e nella giugulare dello stesso lato

metrotressato, che provocano un danno preponderante della sostanza bianca cioè una leucoencefalopatia, con apoptosi degli oligodendrociti e secondaria demielinizzazione. Anche in questi casi l'esame RMN è in grado di localizzare la sede del danno e di indirizzare la diagnosi.

Sintomi deficitari isolati o crisi epilettiche possono essere la conseguenza di infarti cerebrali o emorragie cerebrali, secondari ad alterazioni della coagulazione. La RMN visualizza al meglio l'eventuale infarto emorragico e, con un supplemento di angio-RMN venosa, può dimostrare trombosi di un seno durale, possibile complicanza neoplastica o della terapia (v. asparaginasi) (Fig. 3). Anche la TAC può dimostrare un ematoma intraparenchimale o un infarto emorragico, ma spesso non dirime il dubbio di un possibile sanguinamento all'interno di un secondarismo.

12.8.2 Sindromi psico-organiche

Maggiori difficoltà diagnostiche pongono le sindromi psico-organiche - tra le quali, la forma più comune è il *delirium* (vedi capitolo 17) - caratterizzate da alterazioni del tono dell'umore, del ritmo-sonno-veglia, *deficit* della memoria, decadimento cognitivo, con o senza crisi epilettiche. Questi sintomi si manifestano solitamente in pazienti già da tempo in trattamento chemioterapico o radiante e hanno un esordio subacuto. La sindrome va differenziata dalle patologie paraneoplastiche, in particolare dall'encefalite limbica (vedi capitolo 11). La RMN può essere positiva in circa il 50% dei ca-

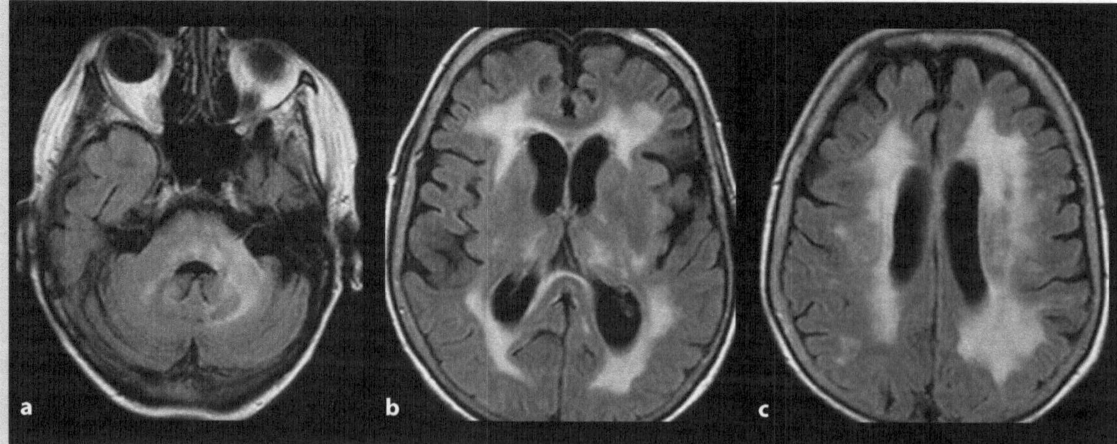

Fig. 4 a-c. Paziente di 72 anni affetta da linfoma primitivo del Sistema Nervoso Centrale e sottoposta a trattamento con metotressato. L'esame RM (sequenze FLAIR nel piano assiale) mostra una diffusa alterazione di segnale che interessa la sostanza bianca cerebellare, il ponte e il peduncolo cerebellare medio di sinistra **a**. Alterazioni di segnale confluenti sono visibili anche nella sostanza bianca emisferica. Nota l'interessamento dei talami **b** e la dilatazione del sistema ventricolare **c**. La paziente presenta un lieve deterioramento mentale e riduzione della destrezza motoria

si di encefaliti paraneoplastiche [46] e può evidenziare alterazioni di segnale in varie strutture del sistema limbico e in particolare negli ippocampi che appaiono molto spesso ingrossati e rigonfi (vedi Fig. 1, capitolo 11). Nella sindrome psicoorganica da neurotossicità farmacologica si osserva invece una diffusa alterazione di segnale della sostanza bianca profonda cerebrale e cerebellare che è espressione di demielinizzazione con progressiva dilatazione del sistema ventricolare (Fig. 4). Assai rari, ma patognomonici di sofferenza da metotressato, sono i quadri di leucoencefalopatia con calcificazioni ben evidenziabili alla TAC. Deterioramento cognitivo e *deficit* neurologici ad insorgenza subacuta sono anche possibili nei pazienti immunosoppressi con alte dosi di chemioterapici in attesa di trapianto per neoplasia. In questi casi va esclusa la leucoencefalopatia multifocale progressiva (PML) da JC virus che ha però aspetto RMN abbastanza specifico con estese alterazioni di segnale della sostanza bianca prevalentemente sottocorticale e nelle regioni posteriori dell'encefalo (vedi Fig. 2, capitolo 14), in rari casi del cervelletto, senza danno di barriera.

12.8.3 **Cerebellopatie**

Le alterazioni cerebellari possono avere patogenesi paraneoplastica strettamente cerebellare, o essere provocate da farmaci con specifica tossicità cerebellare. Nelle sindromi paraneoplastiche il quadro RMN è in genere negativo, mentre la tossicità da Ara-C si può manifestare con alterazione di segnale e progressiva atrofia della sostanza bianca cerebellare.

12.8.4 **Sindromi midollari**

Sono in genere acute o subacute. Gli esami neuroradiologici sono mirati ad escludere la presenza di compressione midollare da metastasi. I secondarismi midollari sono solo aneddottici. La somministrazione di alcuni chemioterapici per via intratecale o endovenosa (metotressato, Ara-C, Tiotepa) può provocare una mielite asettica.

12.8.5 **Tossicità periferica**

La neurotossicità periferica è frequente e le sue espressioni sono molteplici. Nella sofferenza del SNP, la distribuzione topografica dei *deficit* ha significato tassonomico-patogenetico ed è elemento fondamentale di diagnosi differenziale. La localizzazione delle lesioni richiede che l'esame clinico sia completato dall'esame elettrofisiologico per determinare: 1) se la lesione sia dovuta a sofferenza primitiva del nervo o sia invece primitivamente muscolare; 2) la sua origine demielinizzante o assonale; 3) la localizzazione prossimale e/o distale dei *deficit*; 4) la compromissione generalizzata (polineuropatia) o la compromissione asimmetrica e casuale di più nervi (moneuriti multiple); 5) la presenza di segni di malattia in distretti apparentemente indenni.

Si possono in questo modo distinguere:

- mononeuropatie o monoradicolopatie che coinvolgono un singolo nervo o una radice; nel primo caso l'esame neurofisiologico dimostra una riduzione dei potenziali di azione sensitivi (SAP) periferici alla lesione; nel secondo, i SAP restano normali perché la compromissione sensitiva è pregangliare e la lesione di un ramo della T dell'assone del neurone sensitivo primario non determina degenerazione transneuronale;
- plessopatie che possono essere da compressione e invasione tumorale anche se sono più spesso traumatiche, infiammatorie o da raggi [47];
- mononeuropatie multiple che compromettono in modo asimmetrico due o più nervi. Le mononeuropatie multiple assonali sono in genere da malattie sistemiche come le vasculiti, quelle demielinizzanti rientrano quasi sempre nel capitolo delle poliradiculoneuropatie demielinizzanti infiammatorie croniche (CIDP). Nelle mononeuropatie multiple il danno è postgangliare ed i SAP ridotti;
- poliradiculoneuropatie, i *deficit*, in genere prevalentemente motori, possono coinvolgere le radici come le terminazioni nervose distali con paralisi della muscolatura degli arti, del tronco, bulbare e respiratoria. Queste sindromi sono caratterizzate dalla comparsa di blocchi della conduzione nervosa dovuta a demielinizzazione focale. La contemporanea compromissione di segmenti corporei distali e prossimali indica quasi sempre una patogenesi "infiammatoria" della lesione periferica. Eccezione apparente a questa regola è la neuropatia diabetica che può apparire come mononeuropatia assonale e prossimale, forse infiammatoria, come quella femorale, ma più frequentemente assume l'aspetto di una polineuropatia assonale prevalentemente sensitiva ad andamento disto-prossimale *lunghezza dipendente*. La neuropatia tomaculare (HNPP), autosomica dominante con rallentamenti della conduzione nei punti di più frequente intrappolamento nervoso, è l'ultima eccezione alla regola;
- polineuropatie, sono di norma simmetriche, *lunghezza dipendenti*, distali. Poiché gli assoni ven-

gono coinvolti in modo direttamente proporzionale alla loro lunghezza, quelli per la sensibilità delle dita dei piedi sono coinvolti per primi; le parti del corpo innervate da assoni di lunghezza paragonabile, ad esempio le mani e le cosce, sono colpite contemporaneamente. Le polineuropatie sono solitamente provocate da cause che alterano il SNP in modo diffuso: 1) per effetto di farmaci come il taxolo e la talidomide; a causa di tossici come l'alcool; negli stati carenziali; 2) in corso di alterazioni metaboliche e genetiche; 3) in occasione di reazioni immunitarie.

12.8.6 Malattie del neurone sensitivo (MNS) (poliganglionopatie sensitive o neuronopatie)

Sono malattie rare non lunghezza dipendenti che coinvolgono le cellule dei gangli dorsali ed i loro assoni a T. Le MNS maligne fanno tipicamente parte di sindromi paraneoplastiche, come la sindrome anti-Hu che è spesso associata al carcinoma polmonare a piccole cellule (SCLC). Le MNS non maligne possono essere di origine: 1) idiopatica, 2) tossica da farmaci (derivati del platino), 3) carenziale e 4) genetica. In questi casi l'esame neurofisiologico dimostra SAP asimmetrici o ugualmente compromessi ai 4 arti o maggiormente agli arti superiori con distribuzione non lunghezza dipendente: le immagini RMN T_2-pesate dimostrano iperintesità dei cordoni midollari posteriori da degenerazione del ramo assonale centrale della cellula sensitiva [48] (vedi Fig. 2, capitolo 11).

In sintesi:

1. il paziente trattato con chemioterapici che presenti una compromissione periferica simmetrica e distale, a progressione disto-prossimale, con *deficit* sensitivi distribuiti a calza, è probabile sia affetto da polineuropatia di origine tossica da farmaci o dismetabolica;
2. se la compromissione è assonale, sensitiva, asimmetrica con atassia più grave di quanto atteso rispetto al deficit delle sensibilità elementari, è probabile si tratti di una malattia paraneoplastica del neurone sensitivo (Tabella 2);
3. la diagnosi è di sindrome di Guillain-Barré se la compromissione è esclusivamente o prevalentemente motoria, coinvolge contemporaneamente i segmenti prossimali e distali degli arti ed il peggioramento si esaurisce entro un mese; la diagnosi più probabile diventa invece quella di poliradicoloneurite demielinizzante infiammatoria cronica (CIDP) se il peggioramento si protrae oltre i due mesi. Alcuni farmaci l'Ara-C, la vincristina e la suramina possono provocare compromissione prevalentemente motoria, ma le prime due sono assonali ed hanno distribuzione tipica dei *deficit* (v. sopra). Dal canto suo la suramina provoca una neuropatia demielinizzante sensitiva e motoria nei casi eccezionali in cui raggiunge concentrazioni ematiche di 380 μg/ml, cioè nettamente superiori alle usuali;
4. l'infiltrazione neoplastica delle meningi è spesso caratterizzata da violenti dolori radicolari con segni di irritazione meningea (rigor e Lasègue). L'andamento è ingravescente, la distribuzione asimmetrica e multifocale; è frequente il riscontro di ipoacusia e di disturbi da compromissione della cauda equina perché le cellule tendono a disporsi per gravità e si raccolgono preferenzialmente alla base del cranio e sul fondo del sacco durale. Questa condizione è inoltre spesso accompagnata da sintomi centrali da *bulky-disease* e da ipertensione endocranica dovuta a *deficit* di riassorbimento liquorale. Il *liquor* è alterato per la presenza di cellule neoplastiche, riduzione del glucosio e aumento del contenuto proteico. I SAP sono conservati.

12.9 TERAPIA

La comparsa di compromissione del SNP è comune complicanza della chemioterapia. Un ruolo fondamentale della valutazione neurologica è di riconoscere l'intensità della tossicità da chemioterapia sul SNP per poter modificare il trattamento per do-

Tabella 2. Diagnosi differenziale tra neuropatie assonali sensitive e malattie dei neuroni sensitivi

	Neuropatie sensitive assonali	M. neurone sensitivo
Esordio	sintomi sensitivi distali (dita piedi), atassia tardiva e lieve	atassia, sintomi sensitivi prossimali (faccia, tronco, aa. sup.) e autonomici
SAP	ridotti aa. inferiori	ridotti ai 4 arti
Decorso	cronico	subacuto o cronico
Deficit motori	successivi ai sensitivi	assenti
Distribuzione	lunghezza dipendente	non lunghezza dipendente
RMN	normale	degenerazione dei cordoni midollari posteriori

Legenda: SAP = potenziali di azione sensitivi: RMN = risonanza magnetica nucleare

saggio o tipo di farmaci prima che gli effetti neurologici possano compromettere la funzione neurologica in modo grave per la qualità della vita del paziente. Complessivamente, non essendo disponibili agenti efficaci per la prevenzione ed il trattamento del danno periferico, l'attenzione del medico è focalizzata sull'alleviamento dei sintomi positivi: disestesie e dolori, urenti o lancinanti che siano. I sintomi negativi, dalla sensazione di ottusità all'astenia, non sono passibili di trattamento efficace. Il dolore neuropatico è sempre stato considerato relativamente refrattario alla terapia con oppioidi, ma recentemente si è riscontrato che questi farmaci sono efficaci nel trattamento del dolore neuropatico grave, purché impiegati seguendo le linee guida suggerite per i pazienti portatori di tumore (vedi capitolo 18).

Contrariamente agli oppioidi che producono un effetto analgesico globale, gli antidepressivi triciclici sono diventati sinonimo di "trattamento specifico" del dolore neuropatico e restano tra i farmaci di prima scelta. Il dosaggio dei triciclici deve essere lentamente aumentato fino a raggiungere i 100-150 mg/die; il raggiungimento di questa dose complessiva è spesso però reso impossibile dalla comparsa di effetti collaterali. Ove i triciclici siano controindicati o sia impossibile utilizzarli a dosi adeguate, vanno associati o sostituiti con antiepilettici bloccanti dei canali ionici, come la carbamazepina, il gabapentin o il pregabalin [49]. La carbamazepina (600-1200 mg al giorno) è particolarmente efficace nel trattamento dei sintomi dolorosi che appaiono all'inizio del trattamento con oxaliplatino.

In modelli sperimentali, sono stati impiegati diversi ed eterogenei composti allo scopo di prevenire la comparsa di sofferenza del SNP; alcuni di questi, come gli analoghi dell'ormone adrenocorticotropo (ACTH), l'aminofostina, il glutatione ridotto, l'*insuline-like growth factor*, il *nerve growth factor* e la neurotrofina-3, sono giunti allo stadio della sperimentazione sull'uomo, ma per la gran parte non hanno dimostrato di essere efficaci già nei *trials* preclinici [2, 50].

BIBLIOGRAFIA

1. Keime-Guibert F, Napolitano M, Delattre JY (1998) Neurological complications of radiotherapy and chemotherapy. J Neurol 245:695-708
2. Quasthoff S, Hartung HP (2002) Chemotherapy-induced peripheral neuropathy. J Neurol 249:9-17
3. Verstappen CC, Heimans JJ, Hoekman K, Postma TJ (2003) Neurotoxic complications of chemotherapy in patients with cancer: clinical signs and optimal management. Drugs 63:1549-1563
4. Sghirlanzoni A, Pareyson D, Lauria G (2005) Sensory neuron diseases. Lancet Neurol 4:349-361
5. Peltier AC, Russell JW (2002) Recent advances in drug-induced neuropathies. Curr Opin Neurol 15:633-638
6. Guthrie TH Jr, Gynther L (1985) Acute deafness. A complication of high-dose cisplatin. Arch Otolaryngol 111:344-345
7. Isoardo G, Bergui M, Durelli L, Barbero P, Boccadoro M, Bertola A, Ciaramitaro P, Palumbo A, Bergamasco B, Cocito D (2004) Thalidomide neuropathy: clinical, electrophysiological and neuroradiological features. Acta Neurol Scand 109:188-193
8. Ito Y, Arahata Y, Goto Y, Hirayama M, Nagamutsu M, Yasuda T, Yanagi T, Sobue G (1998) Cispatin neurotoxicity presenting as reversible posterior leucoencephalopathy syndrome. AJNR Am J Neuroradiol 19:415-417
9. Philip PA, Carmichael J, Harris AL (1991) Convulsions and transient cortical blindness after cisplatin. BMJ 302:416
10. Rangi PS, Partridge WJ, Newlands ES, Waldman AD (2005) Posterior reversible encephalopathy syndrome: a possible late interaction between cytotoxic agents and general anaesthesia. Neuroradiology 47:586-590
11. Verschraegen C, Conrad CA, Hong WK (1995) Subacute encephalopathy toxicity of cisplatin. Lung Cancer 13:305-309
12. Cascinu S, Catalano V, Cordella L, Labianca R, Giordani P, Baldelli AM, Beretta GD, Ubiali E, Catalano G (2002) Neuroprotective effect of reduced glutathione on oxaliplatin-based chemotherapy in advanced colorectal cancer: a randomized, double-blind, placebo-controlled trial. J Clin Oncol 20:3478-3483
13. Caraceni A, Martini C, Spatti G et al (1997) Recovering optic neuritis during systemic cisplatin and carboplatin chemotherapy. Acta Neurologica Scandinavica 96:260-261
14. Pace A, Savarese A, Picardo M et al (2003) Neuroprotective effect of vitamin E supplementation in patients treated with cisplatin chemotherapy. J Clin Oncol 21:927-931
15. Argyriou AA, Polychronopoulos P, Iconomou G et al (2005) Paclitaxel plus carboplatin-induced peripheral neuropathy A prospective clinical and electrophysiological study in patients suffering from solid malignancies. J Neurol 252:1459-1464
16. Bargallò N, Burrel M, Berenguer J, Cofan F, Bunesch L, Mercader M (2000) Cortical laminar necrosis caused by immunosuppressive therapy and chemotherapy. AJNR Am J Neuroradiol 21:479-484
17. Freilich RJ, Balmaceda C, Seidman AD, Rubin M, DeAngelis LM (1996) Motor neuropathy due to docetaxel and paclitaxel. Neurology 47:115-118
18. Mita C, Chatelut E, Bekradda M, Soulie P, Canal P,

Misset JL, Cvitkovic E, Bugat R (2003) Phase I and pharmacological study of an oxaliplatin and carboplatin combination in advanced malignancies. Ann Oncol 14:1776-1782
19. Ziske CG, Schottker B, Gorschluter M, Mey U, Kleinschmidt R, Schlegel U, Sauerbrucher T, Schmidt-Wolf IGH (2002) Acute transient encephalopathy after paclitaxel infusion: report of three cases. Ann Oncol 13:629-631
20. Nieto Y, Cagnoni PJ, Bearman SI, Shpall EJ, Matthes S, DeBoom T, Baron A, Jones RB (1999) Acute encephalopathy: a new toxicity associated with high-dose paclitaxel. Clin Cancer Res 5:501-506
21. Plotkin SR, Wen PY (2003) Neurologic complications of cancer therapy. Neurol Clin 21:279-318
22. Scaioli V, Caraceni A, Martini C, Curzi S, Capri G, Luca G (2005) Electrophysiological evaluation of visual pathways in paclitaxel-treated patients. J Neurooncol 25:1-9
23. van Laarhoven HW, Verstappen CC, Beex LV, Kappelle AC, Punt CJ (2003) 5-FU-induced peripheral neuropathy: a rare complication of a well-known drug. Anticancer Res 23:647-648
24. Heier MS, Fossa SD (1986) Wernicke-Korsakoff-like syndrome in patients with colorectal carcinoma treated with high-dose doxifluridine (5'-dFUrd). Acta Neurol Scand 73:449-457
25. Rubnitz JE, Relling MV, Harrison PL, Sandlund JT, Ribeiro RC, Rivera GK, Thompson SJ, Evans WE, Pui CH (1998) Transient encephalopathy following high-dose methotrexate treatment in childhood acute lymphoblastic leukemia. Leukemia 12:1176-1181
26. Rollins N, Winick N, Bash R, Booth T (2004) Acute methotrexate neurotoxicity: findings on diffusion-weighted imaging and correlation with clinical outcome. AJNR Am J Neuroradiol 25:1688-1695
27. Fisher JM, Khademian ZP, Simon EM, Zimmerman RA, Bilaniuk LT (2005) Diffusion-weighted MR imaging of the early methotrexate-related neurotoxicity in children. AJNR Am J Neuroradiol 26:1686-1689
28. Gagliano RG, Costanzi JJ (1976) Paraplegia following intrathecal methotrexate: report of a case and review of the literature. Cancer 37:1663-1668
29. Packer RJ, Sposto R, Atkins TE, Sutton LN, Bruce DA, Siegel KR, Rorke LB, Littman PA, Schut L (1987) Quality of life in children with primitive neuroectodermal tumors (medulloblastoma) of the posterior fossa. Pediatr Neurosci 13:169-175
30. Cho SG, Moon H, Lee JH, Lee SY, Kim CC, Lee KS (1999) Behenoyl cytarabine-associated reversible encephalopathy in a patient with acute myelogenenous leukemia. J Korean Med Sci 14:89-92
31. Vogel H, Horoupian DS (1993) Filamentous degeneration of neurons. A possible feature of cytosine arabinoside neurotoxicity. Cancer 71:1303-1308
32. Rieger C, Fiegl M, Tischer J, Ostermann H, Schiel X (2004) Anticancer Drugs 15:347-350
33. Wengs WJ, Talwar D, Bernard J (1993) Ifosfamide-induced nonconvulsive status epilepticus. Arch Neurol 50:1104-1105
34. Meyer T, Ludolph AC, Munch C (2002) Ifosfamide encephalopathy presenting with asterixis. J Neurol Sci 199:85-88
35. Pelgrims J, De Vos F, Van den Brande J, Schrijvers D, Prove A, Vermorken JB (2000) Methylene blue in the treatment and prevention of ifosfamide-induced encephalopathy: report of 12 cases and a review of the literature. Br J Cancer 82:291-294
36. Rosenblum MK, Delattre JY, Walker RW, Shapiro WR (1989) Fatal necrotizing encephalopathy complicating treatment of malignant gliomas with intra-arterial BCNU and irradiation: a pathological study. J Neurooncol 7:269-281
37. Omuro AMP, De Angelis LM, Yahalom J, Abrey LE (2005) Chemotherapy for primary CNS lymphoma: an intent-to-treat analysis with complete follow-up. Neurology 64:69-74
38. Adkins JC, Peters DH, Markham A (1997) Fludarabine An update of its pharmacology and use in the treatment of haematological malignancies. Drugs 53:1005-1037
39. Cheson BD, Vena DA, Foss FM (1994) Neurotoxicity of purine analogs: a review. J Clin oncol 12:2216-2228
40. Athale UH, Chan AKC (2003) Thrombosis in children with acute lymphoblastic leukemia Part II. Pathogenesis of thrombosis in children with acute lymphoblastic leukemia: effects of the disease and therapy. Thromb Res 111:199-212
41. Athale UH, Chan AKC (2003) Thrombosis in children with acute lymphoblastic leukemia Part I. Epidemiology of thrombosis in children with acute lymphoblastic leukemia. Thromb Res 111:125-131
42. Dietemann JL, Botelho C, Nogueira T, Vargas MI, Audibert C, Abu Eid M, Bogorin A, Bernardo R, Jacques C, Kremer S, Zollner G (2004) Imaging in acute toxic encephalopathy. J Neuroradiol 31:313-326
43. Serkova NJ, Christians U, Benet LZ (2004) Biochemical mechanisms of cyclosporine neurotoxicity. Mol Interv 4:97-107
44. Casey SO, Ricardo C, Sampaio C, Truwit EM, Truwit CL (2000) Posterior reversible encephalopathy syndrome: utility of Fluid-attenuated Inversion Recovery MR imaging in the detection of cortical and subcortical lesions. AJNR Am J Neuroradiol 21:1199-1206
45. Lamy C, Mas JL (2001) Reversible posterior leukoencephalopathy. A new syndrome or a new name for an old syndrome? Presse Med 30:915-920
46. Gultekin SH, Rosenfeld MR, Voltz R, Eichen J, Po-

sner JB (2000) Paraneoplastic limbic encephalitis: neurological symptoms, immunological findings and tumour association in 50 patients. Brain 123:1481-1494
47. Mandrioli J, Cortelli P (2004) Patologie del sistema nervoso vegetativo. In: Sghirlanzoni A, Lauria G, Nardocci N, Pareyson D (eds) Terapia delle malattie neurologiche. Edi-Ermes, Milano, pp 309-328
48. Lauria G, Pareyson D, Grisoli M, Sghirlanzoni A (2000) Clinical and magnetic resonance imaging findings in chronic sensory ganglionopathies. Ann Neurol 47:104-109
49. Uhm JH, Yung WK (1999) Neurologic complications of cancer therapy. Curr Treat Options Neurol 1:428-437
50. Cavaletti G, Zanna C (2002) Current status and future prospects for the treatment of chemotherapy-induced peripheral neurotoxicity. Eur J Cancer 38:1832-1837

Capitolo 13

Complicazioni della radioterapia

Angelo Sghirlanzoni, Giuseppe Lauria

La terapia radiante è un trattamento fisico che danneggia ogni tessuto che si trovi nel suo raggio d'azione. L'entità del danno prodotto dalle radiazioni varia con:

1. la diversa sensibilità dei diversi tipi cellulari;
2. la fase moltiplicativa delle cellule coinvolte: le cellule a riposo sono più resistenti rispetto alle cellule in moltiplicazione;
3. l'ossigenazione cellulare: le cellule ipossiche mostrano maggiore resistenza;
4. le modalità di radiazione, cioè la dose totale, il numero di frazioni, la loro scansione nel tempo, il tipo di radiazione ionizzante utilizzata.

Come la chirurgia, anche la terapia radiante ha lo scopo di ottenere la riduzione volumetrica o l'eliminazione permanente delle neoplasie e delle metastasi regionali. Questo prerequisito, ovvio per la cura del paziente, ha però valore complessivo incerto quando la eventuale presenza di metastasi può diventare il più importante fattore prognostico.

Di principio, l'intervento terapeutico sui tumori deve essere:

- rapido, anche se i tempi di diffusione metastatica non sono in genere noti in quanto variabili per i diversi tipi istologici e all'interno degli stessi istotipi;
- ben ponderato nel rapporto efficacia/tossicità, perché non necessariamente il raggiungimento del controllo del tumore si traduce in una miglior prognosi per il paziente.

Data la relativa lentezza del suo ricambio, il sistema nervoso (SN) dell'adulto è relativamente resistente alle radiazioni. La soglia per lo sviluppo di necrosi ritardata è di 20-25 Gy per la sostanza bianca di molte specie animali [1]. Gli oligodendrociti sono più sensibili degli astrociti e dei neuroni. Le radiazioni bloccano le mitosi e uccidono le cellule sensibili, probabilmente per apoptosi, soprattutto nella fase G1 tardiva e nella fase S del ciclo mitotico. Inoltre esse inattivano gli enzimi di riparazione del DNA e inducono produzione di protoni e di gruppi idrossilici liberi tossici per i tessuti. Le alterazioni dell'encefalo sono probabilmente secondarie al danneggiamento sia degli oligodendrociti in moltiplicazione che dei microvasi. Le alterazioni provocate dalla radioterapia sono morfologicamente simili a quelle di origine vascolare o ipertensiva; non è però noto il ruolo dell'ipertensione e del diabete mellito nell'influenzarne l'evoluzione.

13.1 SISTEMA NERVOSO CENTRALE

13.1.1 Fattori di rischio

La sensibilità del sistema nervoso centrale (SNC) alla radioterapia è dose limitante. Gli effetti collaterali sono più pronunciati nel bambino e nell'anziano rispetto all'adulto; possono essere esacerbati dalla chemioterapia e, a loro volta, esacerbarne la tossicità, probabilmente per accentuazione della permeabilità ai farmaci della barriera ematoencefalica [1].

Nel caso della Rx-terapia dei gliomi, il rischio di encefalopatia ritardata è più grande nei pazienti trattati con dosaggi maggiori, specialmente se sono incrementate le dosi per frazione [2].

La tollerabilità è di circa 50 Gy per frazioni di 2 Gy una volta al giorno. Valori di dose/frazione maggiori o uguali a 2,5 Gy comportano un rischio di radionecrosi uguale al 4,6% in 10 anni; quelli di 4 Gy provocano radionecrosi nel 18,6% dei pazienti.

L'irradiazione locale di circa 70 Gy provoca necrosi acuta della sostanza bianca e della sostanza grigia, mentre dosi di 50-70 Gy inducono solo necrosi tissutale parziale [1].

La percentuale di radionecrosi è compresa tra 26 e 64% dopo terapia radiochirurgica e brachiterapia [3].

Nella radioterapia tradizionale con fasci esterni dei gliomi cerebrali non c'è correlazione tra volume irradiato e incidenza di radionecrosi.

Il midollo spinale è generalmente più vulnerabile dell'encefalo.

13.1.2 Clinica

Il danno da radiazioni si può verificare praticamente in ogni periodo di tempo compreso tra i minuti fino a due o più anni dal trattamento. Può essere classificato come acuto, che corrisponde all'edema, subacuto, da demielinizzazione, tardivo, da necrosi.

13.1.2.1 Reazioni acute

Le risposte acute del parenchima alla Rx-terapia si verificano durante o nei giorni immediatamente successivi al trattamento. In qualche modo fisiologiche, sono clinicamente e morfologicamente simili sia dopo radiochirurgia, dove sono più frequenti, che dopo radioterapia convenzionale. Si evidenziano tanto più rapidamente quanto più è alto il dosaggio della radiazione. Sono in genere del tutto reversibili e si limitano ad un rigonfiamento transitorio del parenchima cerebrale che appare 12-48 ore dopo il trattamento e non prelude generalmente ad ulteriori complicazioni. Nelle due settimane successive al trattamento radiante sull'encefalo, un terzo circa dei pazienti accusa lievi disturbi in genere costituiti da nausea e vomito, astenia, sensazione di instabilità, cefalea, confusione, sonnolenza. Il 10% circa dei pazienti presenta aggravamento di una precedente epilessia o nuove crisi. Deterioramento neurologico si manifesta nel 15% dei pazienti con metastasi cerebrali trattati con frazioni di 7,5-10 Gy. Eccezionalmente, in pazienti portatori di espansi cerebrali, soprattutto se già neurologicamente compromessi, le complicazioni possono però essere gravi fino a provocare la morte per erniazione cerebrale [4].

La somministrazione rutinaria di un breve ciclo di steroidi può prevenire o ritardare la comparsa dei *deficit* [5].

In circa la metà dei pazienti gli esami neuroradiologici dimostrano la presenza di edema perilesionale o intralesionale. Alla RMN, le alterazioni di segnale interessano sia la sostanza bianca che la grigia. Gli effetti collaterali sono significativamente correlati con l'aumento del dosaggio complessivo e delle dosi di radioterapia sui margini peritumorali. Non sembra invece ci sia associazione significativa tra effetti collaterali acuti e volume del *target*, numero degli isocentri, presenza di edema pre-trattamento, pregressa assunzione di steroidi [6], ma resta opportuno sottoporre ad un trattamento profilattico con steroidi i pazienti a rischio (desametazone 8-16 mg/die).

Le tecniche che impiegano apparecchi *proton-beam* per l'irradiazione craniospinale riducono la dose di raggi al tessuto normale [7].

13.1.2.2 Reazioni subacute

Sono piuttosto comuni. I danni ritardati precoci da radiazione intervengono solitamente entro quattro mesi dalla terapia e sono associati ad aumento del segnale alla risonanza magnetica nucleare pesata in T_2 (RMN-T_2). Nei pazienti con neoplasia cerebrale primitiva o metastatica i sintomi subacuti possono mimare una progressione del tumore. I disturbi hanno normalmente un picco a due mesi e si risolvono spesso spontaneamente in circa sei mesi; lo stesso avviene per le immagini RMN che sono caratterizzate da aumento delle aree che prendono contrasto e da edema perilesionale. La terapia steroidea ne facilita la risoluzione.

Encefalopatia focale

È questa una sindrome che può essere provocata da irradiazione ad alte dosi anche di tumori extra cranici come quelli dell'orecchio o dell'occhio, specialmente quando il tronco encefalico è incluso nel campo di trattamento. In questi casi i sintomi si manifestano da otto a undici settimane dopo la terapia e dipendono ovviamente dalla sede della radiazione. I segni da sofferenza del tronco includono atassia, diplopia, disartria, nistagmo.

Alla RMN si possono evidenziare iperintensità transitorie suggestive di demielinizzazione. Gran parte dei pazienti guarisce spontaneamente in 6-8 settimane [8].

Le reazioni subacute possono anche manifestarsi come lievi sindromi encefalopatiche caratterizzate da stanchezza generalizzata, sonnolenza, confusione mentale, nausea e vomito, disfagia e disartria, atassia. Nel 15% dei pazienti possono simulare una recidiva tumorale. Molto rara è una forma di leucoencefalopatia grave, transitoria o permanente, caratterizzata da sintomi pseudobulbari e *deficit* intellettuali che interessa soprattutto pazienti anziani o in chemioterapia.

Nei bambini, più frequentemente che nell'adulto, una forma comune di reazione ritardata precoce da trattamento *whole-brain* (WBRT) è la sindrome da sonnolenza associata ad atassia. La sindrome si risolve normalmente in 3-6 settimane, anche senza terapia.

Le reazioni da radiochirurgia stereotassica sono in genere più tardive di quelle da radioterapia convenzionale frazionata; possono essere completamente o parzialmente reversibili, oppure evolvere e diventare permanenti rendendo sfumata la loro differenza dalle reazioni tardive, che sono tendenzialmente permanenti [5].

13.1.2.3 **Reazioni tardive**

Provocano danno permanente del sistema nervoso e possono essere sia diffuse che focali.

Encefalopatia clinica da raggi

È la principale e più frequente complicazione della irradiazione cerebrale; è dose limitante e può essere letale [5]. È definita dalla presenza di due o più *deficit* compresi tra: perdita progressiva della memoria, apatia, rallentamento ideativo, mancanza di concentrazione, minzione precipitosa/incontinenza urinaria, disturbi della marcia, *deficit* neurologici focali non altrimenti spiegabili [9]. I tempi di irradiazione sono cruciali nel determinarne la comparsa.

Cerebropatia da raggi

Esordisce più di quattro mesi (generalmente, 8-24 mesi) dopo la fine del trattamento. Intervalli di circa 20 anni non sono eccezionali e sono riportate latenze di oltre 30 anni [10]. In media, sette mesi dopo la radioterapia compare atrofia che è il primo segno di encefalopatia. In un terzo dei pazienti, l'atrofia è seguita dopo circa un anno da lesioni della sostanza bianca e encefalopatia clinica. Importanti fattori di rischio per lo sviluppo della encefalopatia sono l'età maggiore di 40 anni e la WBRT che provoca atrofia 3-4 volte più frequentemente rispetto alla *focal brain radiotherapy* (FBRT) [2].

L'atrofia cerebrale è effetto collaterale più frequente rispetto alla necrosi ed è presente in gran parte dei pazienti sottoposti ad irradiazione di importanti volumi encefalici, come avviene nella profilassi delle complicazioni neurologiche della leucemia. Le conseguenze possono variare dai lievi *deficit* neuropsicologici fino alla demenza.

La demenza da radiazioni ha decorso progressivo nell'80% dei pazienti che, in poche settimane o mesi, perdono la capacità di provvedere a se stessi. La prognosi può essere infausta anche in 1-48 mesi. Gli esami neuroradiologici dimostrano gravi alterazioni della sostanza bianca, atrofia corticale, allargamento ventricolare. Spongiosi della sostanza bianca, piccoli e multipli focolai di necrosi, demielinizzazione, perdita di oligodendrociti ne sono le caratteristiche microscopiche.

Necrosi da radiazioni

Appare 6-36 mesi dopo la terapia [11], l'intervallo è più breve nel caso delle brachiterapia interstiziale. La necrosi si manifesta in circa il 3-5% dei pazienti sottoposti a dosaggi maggiori di 50 Gy; è dose-dipendente, con dosaggio soglia relativo di 50-55 Gy se il trattamento è praticato con uno schema di frazionamento convenzionale di 1,8-2 Gy dose/frazione giornaliera [12]. L'alterazione tissutale si verifica usualmente nelle immediate vicinanze della neoplasia persino quando il paziente riceve una radioterapia WBRT ed è contraddistinta dalla comparsa di nuovi segni focali, variabili con la sede di radiazione: la radiazione del naso-faringe o di tumori dell'ipofisi può provocare amnesia da lesione della parte mesiale del lobo temporale.

Anatomia patologica e diagnosi differenziale

Istologicamente, quella da radiazione è una necrosi coagulativa della sostanza bianca con relativo risparmio delle fibre a "U" e degli strati profondi della sostanza grigia. I vasi vanno incontro a ispessimento ialino della parete e necrosi fibrinoide con trombosi ed emorragie.

La terapia *whole-brain* a dosi di 30 Gy provoca alterazioni che alla RMN-T_2, hanno l'aspetto di iperintensità di segnale prevalenti nella sostanza bianca periventricolare.

La leucoencefalopatia necrotizzante diffusa è effetto collaterale esclusivo della Rx-terapia combinata con la chemioterapia, in particolare con metotressato.

Dopo irradiazione focale dell'encefalo, nei pressi o all'interno del campo irradiato, si può manifestare reazione focale che si sviluppa come una massa in tutto simile anche clinicamente ad una neoplasia. La necrosi focale è difficilmente differenziabile dalla recidiva di una neoplasia primitiva. Alla RMN appare come una massa che assume contrasto, frequentemente ad anello.

Le lesioni focali e diffuse da raggi possono essere subcliniche, rilevabili solo con la RMN, ma possono essere molto gravi e addirittura mortali nel caso della necrosi cerebrale. I sintomi neurologici e le alterazioni alla RMN, ancora presenti a due anni di distanza dal trattamento radiante, indicano danni cicatriziali tardivi o necrosi [5] anche se, in caso di tumore cerebrale primitivo, associato alla necrosi è molto frequente il reperto di una recidiva della neoplasia.

Il danno diffuso da radiazioni è caratterizzata da ipodensità periventricolare alla TAC e aumento di segnale alla RMN-T_2 ed in densità protonica.

La risonanza magnetica è il metodo migliore per evidenziare le variazioni di segnale provocate dalla leucoencefalopatia da raggi, ma come la TAC, è spesso incapace di distinguere la necrosi da radiazione da una recidiva tumorale. La tomografia ad emissione protonica (PET) e la risonanza magnetica spettroscopica (SPECT) possono invece dimostrare una riduzione del metabolismo del glucosio nella necrosi da radiazione, un suo aumento nel tessuto tumorale. La capacità della PET di differenziare una ricorrenza tumorale dalla necrosi da radioterapia è dell'80-90%.

Nelle aree di necrosi la SPECT può dimostrare un'alta concentrazione di lattato concomitante con una ridotta concentrazione di colina.

La diagnosi definitiva richiede però spesso la biopsia della lesione.

Terapia

Sebbene possa risolversi spontaneamente o dopo terapia steroidea, la necrosi che si comporti come una massa in espansione può richiedere l'asportazione chirurgica; questa è di solito riservata ai pazienti con Karnofsky superiore a 70 e buona aspettativa di vita.

Segnalazioni anedottiche indicano la possibile utilità della terapia con anticoagulanti.

13.1.2.4 **Disfunzioni endocrine**

Sono relativamente comuni dopo radioterapia. La radiazione del naso-faringe o dell'ipofisi per via diretta può provocare alterazioni endocrinologiche. Il dosaggio scatenante può variare tra i 40 e i 60 Gy con sintomi che diventano clinicamente evidenti dopo circa 3,8 anni dal trattamento. L'ormone della crescita è il più sensibile alla terapia radiante; mentre quello tireostimolante è il meno sensibile.

ACTH, prolattina e le gonodotropine hanno sensibilià intermedia.

Gravi sono i problemi endocrinologici connessi all'irradiazione del collo, particolarmente importanti nei pazienti trattati per malattia di Hodgkin. Il 52% dei pazienti irradiati a mantello presenta disturbi tiroidei nei vent'anni successivi. Ulteriore rischio delle radiazione è lo sviluppo di nuovi tumori a distanza di anni.

13.1.2.5 **Grandi vasi**

La terapia radiante può provocare accelerazione dei processi aterosclerotici e aumento del rischio di ictus a distanza di mesi o anni (vedi capitolo 8.4.1). A volte l'occlusione dei vasi si può verificare per ispessimento dell'intima anche in assenza di arteriosclerosi [13]. La radioterapia può anche provocare aneurismi delle arterie cerebrali diversi per localizzazione e caratteristiche microscopiche dai più usuali aneurismi sacciformi che hanno sede preferenziale alla biforcazione dei vasi.

La carotide è tra i vasi più sensibili.

13.1.2.6 **Mielopatia da raggi**

Le radiazioni possono provocare sofferenza transitoria o permanente anche del midollo spinale.

Circa due settimane dopo irradiazione a mantello per malattia di Hodgkin, il 15% dei pazienti presenta transitoria positività del segno di Lhérmitte [14], cioè una sensazione di scossa irradiata dal collo alle regioni distali del corpo che è evocata dalla flessione del capo; il segno è indice di alterazione dei cordoni midollari posteriori.

La *mielopatia transitoria* si sviluppa e si risolve in mesi dalla sospensione della Rx-terapia. Il maggior fattore di rischio è dato dal dosaggio delle radiazioni. Importanti anche la dose per frazione, il livello di ossigenazione dei tessuti, l'associazione con la chemioterapia.

La mielopatia permanente da radioterapia è l'equivalente spinale della necrosi cerebrale.

I segni della *mielopatia cronica post-attinica* insorgono almeno 6 mesi dopo il trattamento (mediana, 20 mesi) e hanno andamento ingravescente. La mielopatia tardiva è dose dipendente, interessa circa il 5% dei pazienti che sopravvivono almeno 18 mesi dopo un trattamento mediastinico di 50 Gy per un tumore polmonare [8]. La latenza si abbrevia con l'aumento della dose complessiva, con la ripetizione della terapia, nel bambino e nel giovane. Il rischio globale di mielopatia cronica è inferiore al 2% se si somministrano fino a 55 Gy in frazioni di 2 Gy al giorno [15,16], mentre frazioni superiori ai 2,5 Gy provocano un netto aumento degli effetti collaterali. Il segmento toracico del midollo sembra il più sensibile.

I sintomi classici delle lesioni midollari sono costituiti da paresestesie, *deficit* sensitivi, vari gradi di paralisi e disturbi sfinterici fino alla grave disabilità fisica o alla morte, in genere da infezioni secondarie.

Spesso la mielopatia da raggi assume l'aspetto della emisezione midollare (sindrome di Brown-Séquard) con ipostenia, ipereflessia, Babinski e ipoestesia profonda omolaterali alla lesione; ipoestesia superficiale controlaterale al danno midollare.

Il *liquor* è generalmente normale, ma la concentrazione delle proteine può essere aumentata.

In fase acuta, la RMN può dimostrare rigonfiamento del midollo con possibile assunzione di contrasto. Negli stadi tardivi il midollo appare atrofico.

L'anatomia patologica è in tutto simile a quella della necrosi cerebrale.

La sopravvivenza a lungo termine è pari al 30% nei pazienti con mielopatia cervicale, al 70% se la compromissione è toracica.

La mielopatia da raggi deve essere differenziata dalla compressione tumorale o metastatica del midollo spinale e dalla mielopatia necrotica subacuta, che è sindrome paraneoplastica. La risonanza magnetica dimostra nel primo caso la presenza di masse epi o intra-durali; iperintensità in T_2 con possibili ipointensità in T_1 nella necrosi midollare (Fig. 1).

Terapia

Non esiste trattamento efficace. Gli steroidi sembrano rallentare occasionalmente la progressione della lesione. La terapia anticoagulante sembra portare qualche beneficio.

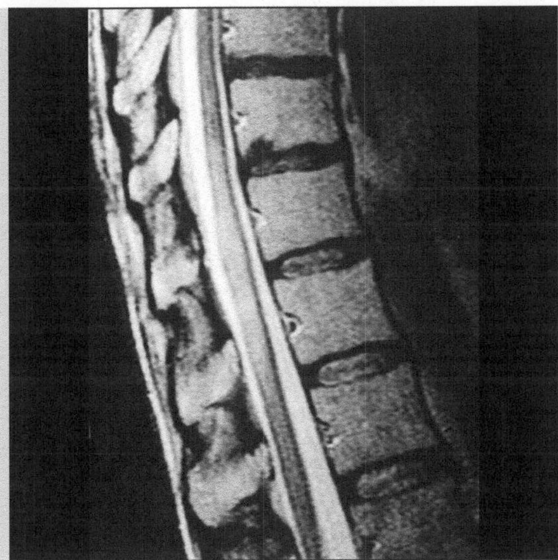

Fig. 1. Mielite postattinica: immagine sagittale del midollo alla RMN, senza uso mezzo di contrasto, acquisizione in T2 che evidenzia una ampia regione di midollo con modesto incremento dimensionale come da edema e un'alterazione del segnale evidente alla stessa zona. Sulla regione era stata effettuata una radioterapia per probabili lesioni ossee metastatiche di tumore della mammella anni prima, per un dosaggio totale di 40 Gy in frazioni giornaliere di 2.5 Gy

13.1.2.7 **Malattia del motoneurone**

In caso di radioterapia della pelvi, del testicolo oppure dell'asse cranio-spinale, si può avere astenia flaccida areflessica degli arti inferiori, senza *deficit* sensitivi né disturbi sfinterici. Le paralisi motorie pure, forse motoneuronali, si instaurano in modo insidioso in mesi o anni e hanno tendenza ad una qualche stabilizzazione; occasionalmente possono anche parzialmente regredire [17]. La sindrome è difficilmente differenziabile dalle malattie del motoneurone di altra origine. Al di là dell'anamnesi, la chiave di volta per la diagnosi è data dalla compromissione limitata a gli arti inferiori.

13.1.2.8 **Leucemie e linfomi**

Particolarmente importanti sono le conseguenze neuropsicologiche nei bambini sottoposti a radioterapia sul nevrasse per leucemia linfoblastica acuta. Le conseguenze sono più gravi se la radioterapia è associata alla somministrazione di metotressato endo-rachide. Si possono infatti verificare significativi *deficit* dell'attenzione, della concentrazione e, nel 44% dei pazienti, della destrezza motoria.

Nel 63% dei pazienti la TAC e la RMN evidenziano alterazioni della sostanza bianca e/o aumento del volume ventricolare [18].

Sempre nei bambini sottoposti a terapia radiante profilattica sul nevrasse per leucemia linfoblastica acuta, aumenta anche l'incidenza di meningiomi tardivi [19].

13.2 **SISTEMA NERVOSO PERIFERICO**

13.2.1 **Nervi cranici**

I primi due nervi cranici, olfattorio e ottico, fanno parte del sistema nervoso centrale e sono molto radiosensibili. Occasionalmente le loro lesioni sono associate a necrosi cerebrale da radiazione. Gli altri nervi cranici non sono normalmente coinvolti da irradiazioni esterne alla scatola cranica mentre è più probabile che lo sia il tronco dell'encefalo che, oltretutto, ha una minore soglia di tolleranza. In questo caso la radionecrosi può essere letale (Tabella 1).

I nervi cranici inferiori (VII, XI e XII e ricorrente laringeo) sono spesso interessati dal trattamento di carcinomi della regione oro-faringe-laringea. In questo caso, il vago può essere compromesso nel suo decorso parallelo a quello dell'arteria carotide e l'ipoglosso nell'area sottomandibo-

Tabella 1. Relazione tra sede di radiazione e localizzazione del danno periferico

Regione irradiata	Sede lesione periferica	Sintomatologia
Mammella	Plesso brachiale	Dolore; ipoestesia; paralisi
Ghiandole salivari	Nervo facciale	Ipostenia mimica
Naso-faringe*	Nervo e chiasma ottico	Deficit visivi
Bilaterale para-faringea	Tronco dell'encefalo, midollo spinale	Paralisi, ipoestesia, lesione vie lunghe
Mastoide e rocca petrosa	Nervo acustico	Ipoacusia
Collo	Barocettori carotidei	Labilità pressoria e ipotensione ortostatica [Sharabi *et al.*, 2003]
Grandi arterie	Ispessimento intima; necrosi della parete	Ictus anni dopo il trattamento [Valk e Dillon, 1991]

* La perdita di vista è ulteriormente facilitata dalla Rx-terapia combinata con il cis-platino. Anche il tronco dell'encefalo e il midollo spinale sono potenzialmente a rischio particolarmente nei casi di estensione bilaterale para-faringea. Il trattamento con dosi uguali o maggiori di 70 Gy può avere per conseguenza necrosi del lobo temporale con perdita di memoria e convulsioni

lare. Il nervo linguale può essere interessato dall'irradiazione della lingua. L'intervallo di tempo per la comparsa dei primi sintomi può variare da 1 a 14 anni. La latenza è tanto più breve quanto più alto il dosaggio [17].

13.2.2 **Plesso brachiale**

Per il plesso brachiale è considerata sicura una dose focale di 50 Gy in 30-35 giorni, con dosi refratte 3-5 volte la settimana; oppure dosi di 40-44 Gy somministrate in 18 giorni [20].

La plessopatia da raggi coinvolge circa l'1,8-4,9% dei pazienti trattati. Il periodo latente medio per una lesione post-attinica del plesso brachiale varia da 12 a 20 mesi (*range* da 6 mesi a 15-20 anni). La plessopatia interessa il 5% delle pazienti sottoposte a radioterapia per neoplasia mammaria; la percentuale sale al 9% in caso di associazione con chemioterapia [21].

I sintomi sono dapprima caratterizzati da ipodisestesia e dolore che dalla radice dell'arto tendono ad estendersi alla mano. Il coinvolgimento comincia dalla parte superiore o inferiore del plesso a seconda della regione di massima irradiazione e interessa prevalentemente i nervi lunghi. Il dolore grave è però tipico della infiltrazione neoplastica. I *deficit* motori si manifestano solo a mesi dall'esordio. Fascicolazioni e miochimie sono spesso i segni più evidenti. Il dolore può attenuarsi quando la lesione del nervo è completa, ma può persistere e assumere carattere simile a quello della causalgia. Ovviamente la sintomatologia neurologica è spesso accompagnata da alterazioni cutanee da radioterapia.

L'elettromiografia evidenzia segni di denervazione attiva con potenziali di fibrillazione e onde positive; i potenziali di unità motoria appaiono ridotti in ampiezza. L'esame neurofisiologico evidenzia la presenza di scariche miochimiche ad intervalli variabili dall'inizio dei sintomi. Le velocità di conduzione sono in genere normali, le onde F hanno latenza prolungata o sono assenti. Lungo il decorso dei tronchi nervosi sono spesso presenti blocchi di conduzione.

Diagnosi differenziale

Si pone in primo luogo con la infiltrazione neoplastica, ma le due affezioni possono essere contemporanee. Anche la disseminazione metastasica può dare segno di sé fino a 20 anni dalla diagnosi del tumore primitivo [17], ma, una volta iniziata, ha decorso più rapido; la sua diagnosi diventa tanto più probabile quanto più il *deficit* neurologico si aggrava rapidamente, in settimane o mesi, e quanto più piccola sia stata la dose di radiazione.

La disseminazione metastatica coinvolge prevalentemente la parte inferiore del plesso dove è più fitta la rete linfatica. La presenza di sindrome di Horner indica interruzione della catena simpatica cervicale ed è più facilmente riscontrabile nelle metastasi (s. di Pancoast dell'apice polmonare). Il linfedema da radiazione si sviluppa in generale entro il primo anno mentre ha una incidenza trascurabile dopo il terzo anno; la comparsa tardiva di linfedema è quindi più frequentemente dovuta a carcinomatosi (Tabella 2). Una diagnosi differenziale alternativa è la infiltrazione meningea ma questo vale per tutti i *deficit* neurologici di tipo periferico che si verificano nel paziente oncologico (Fig. 2).

La *terapia* delle lesioni da raggi è sostanzialmente di supporto.

Tabella 2. Diagnosi differenziale tra plessopatia da raggi e da infiltrazione carcinomatosa [modificata da 17]

Criteri di diagnosi differenziale	Danno da raggi	Infiltrazione del plesso
Intervallo minore ai 6 mesi	-	+
Dolore	-/+**	+
Deficit rapidamente progressivo dopo intervallo maggiore di 5 anni	-	+
Lesioni cutanee da radiazione	+	- (solitamente)
Dose focale di 4500 rads in 4 settimane con frazionamento normale (1500-1600 ret NSD*)	+	±
Coinvolgimento parte inferiore del plesso	±	+
Coinvolgimento parte superiore del plesso	+	±
Lesioni simpatiche (CBH, anidrosi)	-	±
Presenza di masse alla palpazione	±	+
Miochimie (e.m.g.)	+	-
Biopsia o esplorazione chirurgica con dimostrazione di tumore	-	+
Enhancement dei nervi alla RMN	- (solitamente)	+

* nominal standard dose; ** meno grave, non progressivo eventualmente più disestesico, nel caso della infiltrazione neoplastica il dolore è severo e progressivo con caratteristiche neuropatiche e nocicettive

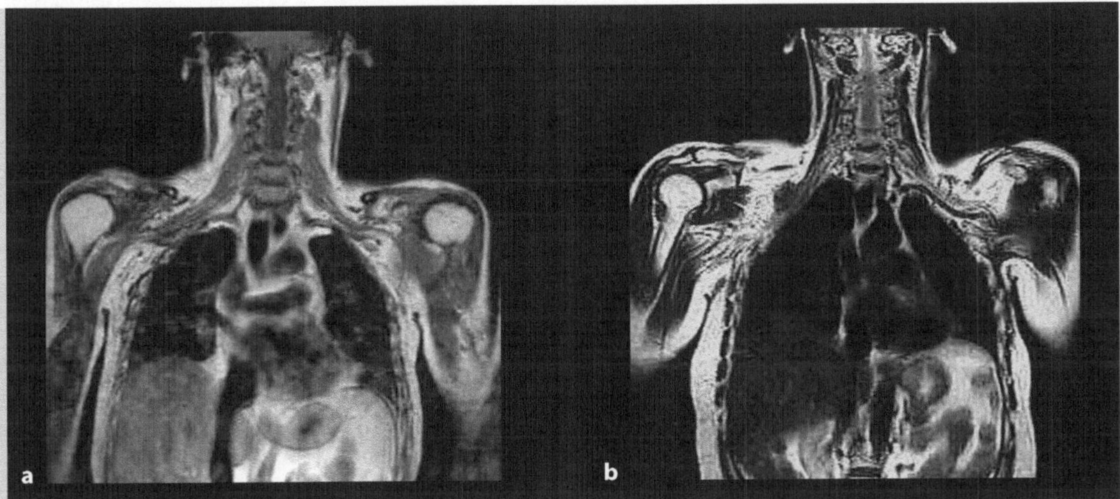

Fig. 2. La RMN è fondamentale nella diagnosi differenziale delle lesioni post-attiniche del plesso brachiale: **a** lesione post-attinica bilaterale del plesso brachiale dopo irradiazione per linfoma di Hodgkin. Soprattutto alla sinistra di chi guarda, il plesso appare ispessito e vi è una modesta captazione di contrasto. **b** Probabile metastasi linfonodale da carcinoma della mammella che comprime i plesso brachiale destro (alla sinistra nella figura): un nodulo tondeggiante comprime dall'alto il plesso brachiale e assume modestamente il mezzo di contrasto, quando l'infiltrazione del plesso è diffusa e non nodulare e la presa di contrasto, come in questi casi, modesta, la RMN da sola non è dirimente per la diagnosi, che si giova molto della storia clinica del paziente e dell'evoluzione della lesione

13.2.3 **Radici e plesso lombosacrale**

L'irradiazione della cavità pelvica per tumori dell'utero, della vescica e del retto può provocare *deficit* motori o sensitivo-motori dei nervi degli arti inferiori. Il periodo latente può variare da 2 a 16 anni, fino a 31 [22]. Le neuropatie periferiche da raggi possono risultare reversibili. Il danno è più frequente nel plesso sacrale e nel nervo femorale con *deficit* motorio del gluteo o, rispettivamente dei muscoli della gamba o del quadricipite femorale. La compromissione può essere puramente motoria.

L'irradiazione dei linfonodi aortici può provocare compromissione glutea, dei flessori della gamba e dei muscoli perineali. Nel caso, i sintomi appaiono con latenza di circa 4 mesi e scompaiono in settimane o mesi.

Diagnosi differenziale
In contrasto con quanto avviene per il plesso-brachiale, il dolore non è una caratteristica della plessopatia lombosacrale da radiazione, ma è piuttosto indicativo di metastasi.

Gran parte dei pazienti con plessopatia metastatica trova sollievo sdraiandosi su un fianco con ginocchia e cosce flesse. Il dolore provocato dallo stiramento femorale o il suo miglioramento dopo terapia steroidea ad alte dosi, suggerisce una diagnosi di localizzazione tumorale. Lo stesso vale per un *deficit* di sudorazione, spesso secondario ad infiltrazione neoplastica del simpatico.

L'*elettromiografia* indica la presenza di sofferenza neurogena in evoluzione con fibrillazione, onde positive, scariche bizzarre ad alte frequenza, fascicolazioni.

La *TAC o la RMN* possono differenziare la plessopatia da raggi da quella tumorale. Nelle paralisi anche puramente motorie da irradiazione dei linfonodi paraortici è a volte riscontrabile una elevazione delle proteine liquorali e delle CPK.

13.2.4 **Nervi periferici**

I nervi sono relativamente resistenti alle radiazioni tanto che le loro lesioni da radioterapia sono da considerare sporadiche. Il danno deriva da una primitiva lesione dell'assone con successiva compromissione della mielina.

BIBLIOGRAFIA

1. Graeber MB, Blakemore WF, Kreutzberg GW (2002) Cellular pathology of the central nervous system. In: Graham DI, Lantos PL (eds) Greenfield's neuropathology. Oxford University Press, New York, pp 123-191
2. Swennen MHJ, Bromberg JEC, Witkamp ThD et al (2004) Delayed radiation toxicity after focal or whole brain radiotherapy for low-grade glioma. J Neurooncol 66:333-339
3. Fariselli L, Milanesi I, Fumagalli ML (2002) La radioterapia dei gliomi maligni. In: Sghirlanzoni A, Boiardi A (eds) La terapia dei tumori cerebrali maligni dell'adulto e del bambino. Springer-Verlag Italia, Milano, pp 199-211
4. Hindo WA, DeTrana FA, Lee MS, Hendrickson FR (1970) Large dose increment irradiation in treatment of cerebral metastases. Cancer 26:138-141
5. Plowman PN (1999) Stereotactic radiosurgery. VIII. The classification of postradiation reactions. Br J Neurosurg 13:256-264
6. Werner-Wasik M, Rudoler S, Preston PE et al (1999) Immediate side effects of stereotactic radiotherapy and radiosurgery. Int J Radiat Oncol Biol Phys 43:299-304
7. Yuh GE, Loredo LN, Yonemoto LT et al (2004) Reducing toxicity from craniospinal irradiation: using proton beams to treat medulloblastoma in young children. Cancer J 10:386-390
8. Posner JB (1995) Side effect of radiation therapy. In: Posner JB (ed) Neurological complications of cancer. FA Davis, Philadelphia, pp 311-337
9. DeAngelis LM, Delattre JY, Posner JB (1989) Radiation-induced dementia in patients cured of brain metastases. Neurology 39:789-796
10. Duffey P, Chari G, Cartlidge NE, Shaw PJ (1996) Progressive deterioration of intellect and motor function occurring several decades after cranial irradiation. A new facet in the clinical spectrum of radiationencephalopathy. Arch Neurol 53:814-818
11. Kramer S, Lee KF (1974) Complications of radiation therapy: the central nervous system. Semin Roentgenol 9:75-83
12. Aristizabal S, Caldwell WL, Avila J (1977) The relationship of time-dose fractionation factors to complications in the treatment of pituitary tumors by irradiation. Int J Radiat Oncol Biol Phys 2:667-673
13. Call GK, Bray PF, Smoker WR et al (1990) Carotid thrombosis following neck irradiation. Int J Radiat Oncol Biol Phys 18:635-640
14. Jones A (1964) Transient radiation myelopathy. Br J Radiol 37:727-744
15. Schultheiss TE, Higgins EM, El-Mahdi AM (1984) The latent period in clinical radiation myelopathy. Int J Radiat Oncol Biol Phys 10:1109-1115
16. Grau C (1993) Damage to the spinal medulla caused by radiation. Ugeskr Laeger 155:208-211
17. Thomas PK, Oldorff B (1993) Neuropathy due to physical agents. In: Dyck PJ, Thomas PK, Griffin JW, Low PA, Poduslo JF (eds) Peripheral neuropathy. WB Saunders, Philadelphia, pp 990-1013
18. Steinberg S, Hartmann R, Wisniewski S et al (1998) Late sequelae of CNS recurrence of acute lymphoblastic leukemia in childhood. Klin Padiatr 210:200-206
19. Salvati M, Cervoni L, Artico M (1996) High-dose radiation-induced meningiomas following acute lymphoblastic leukemia in children. Childs Nerv Syst 12:266-269
20. Fathers E, Thrush D, Huson SM, Norman A (2002) Radiation-induced brachial plexopathy in women treated for carcinoma of the breast. Clin Rehabil 16:160-165
21. Olsen NK, Pfeiffer P, Mondrup K, Rose C (1990) Radiation-induced brachial plexus neuropathy in breast cancer patients. Acta Oncol 29:885-890
22. Thomas JE, Cascino TL, Earle JD (1985) Differential diagnosis between radiation and tumor plexopathy of the pelvis. Neurology 35:1-7

Capitolo 14

Complicazioni del trapianto di elementi emopoietici

Maurizio Riva

Ogni anno al mondo si praticano 30-40.000 trapianti (Tp) di progenitori emopoietici, con un tasso di crescita del numero di procedure del 10-20% ~/anno.

Hematopoietic stem-cell transplantation (HSCT) è il termine correntemente utilizzato nella letteratura internazionale per indicare il trapianto emopoietico di midollo, cellule da sangue periferico o da cordone ombelicale da un individuo donatore (Tp allogenico) a un recipiente o, previo adeguato immagazzinamento e per i soli due primi tipi di cellule staminali, dallo stesso individuo (Tp autologo). Il ruolo del trapianto in oncologia è solitamente di consentire trattamenti a dosi elevatissime di chemioterapia che, depauperando le riserve di cellule ematiche ed ematopoietiche, sarebbero incompatibili con la sopravvivenza se non si provvedesse a restituire all'organismo la capacità di riprodurre globuli bianchi, rossi e piastrine attraverso l'HSCT.

Le indicazioni a HSCT sono in continua espansione e, a fianco alle indicazioni per patologie neoplastiche e non, ormai codificate (leucemie acute e croniche, sindromi mielodisplastiche, linfoma non-Hodgkin, mieloma, neuroblastoma e tumore della mammella, emoglobinopatie, anemia aplastica, sindromi da immunodeficienza combinata), cresce il numero delle sperimentali (amiloidosi, alcuni tumori solidi, leucodistrofie, malattia di Alexander e eventi traumatici cerebrali).

Le complicanze a carico del sistema nervoso centrale (SNC) del HSCT allogenico sono frequenti (50-70%) e mortali nel 10% dei casi; più rare quelle a carico del periferico (SNP) e in caso di trapianto autologo. Riconosciute precocemente, a partire dagli anni '70 quando si sono diffuse le procedure, la più rilevante dal punto di vista clinico è la "*graft-versus-host disease*" (GVHD) nei recipienti di Tp allogenico, che può manifestarsi in forma acuta (<100 gg dal Tp) o cronica (oltre 100 gg dal Tp).

Ma, oltre alle complicanze successive alla procedura, deve essere presa in considerazione anche la neurotossicità (cumulativa) dei trattamenti farmacologici (chemioterapici e di supporto) legati ai regimi di condizionamento e, non-ultima, la patologia di base per la quale è posta indicazione al Tp.

La complicazione clinica più frequente è l'encefalopatia seguita dagli eventi cerebrovascolari e dalle infezioni del SNC da patogeni opportunistici [1-3].

Le complicanze neurologiche hanno un impatto negativo sulla prognosi e sulla qualità della vita residua dei pazienti HSCT e solo un corretto e precoce riconoscimento diagnostico di quadri clinici complessi consente un adeguato e mirato intervento terapeutico. Una prima suddivisione può essere condotta fra complicanze a carico del sistema nervoso centrale o periferico.

14.1 COMPLICANZE A CARICO DEL SISTEMA NERVOSO CENTRALE

L'encefalopatia, con o senza crisi epilettiche, è il quadro clinico più frequente. L'elemento utile alla diagnosi clinica è la presenza/assenza di *deficit* e/o segni di disfunzione di specifiche aree a cui possono corrispondere presenza/assenza di alterazioni focali nelle immagini della risonanza magnetica (RMN), che per una corretta valutazione dovrebbe essere condotta, oltre che con le sequenze usuali, anche mediante sequenze *Fluid Attenuated Inversion Recovery* (FLAIR) e *Diffusion-Weighted.*

La Tabella 1 presenta una possibile *flow-chart* di approccio al paziente con quadro encefalopatico dopo HSCT [4-8], (la diagnosi differenziale delle encefalopatie è ripresa anche nel capitolo 17.4).

Tabella 1. Diagnosi differenziale clinica dei quadri encefalopatici

Quadro clinico	Possibili cause
Encefalopatia + Epilessia ± MRI -	1. Tossico-metabolica (*deficit* multi-organo; disordini dell'equilibrio acido-base o degli elettroliti; carenziale) 2. Farmacologica (regime di preparazione-condizionamento; immunosoppressori; alcuni antibiotici-antivirali-antiparassitari*; antiepilettici; vari antineoplastici; teofillina e lidocaina) 3. Infettiva (specie meningiti anche asettiche da farmaci e con minimi segni clinici e/o liquorali di laboratorio) 4. Iperamoniemia idiopatica
Encefalopatia/Epilessia ± *Deficit* neurologico focale + MRI +	1. Infettiva (prevalentemente ascessuale da batteri-virus-funghi-parassiti) 2. Cerebrovascolare (prevalentemente emorragica) 3. Farmacologica (alcuni immunosoppressori: tacrolimo, ciclosporina, OKT-3) 4. Neoplastica (*de-novo* o recidiva di neoplasia primitiva)

* Principalmente: ciprofloxacina, isoniazide, rifampicina, flucytosine, acyclovir, foscarnet, clorochina, praziquantel, metronidazole, isoniazide, amfotericina B

Le cause di encefalopatia precoce riconoscono prevalentemente o il complesso quadro clinico della "*multiple organ dysfunction syndrome*" (MODS) [1-4, 9, 10] o un evento infettivo con quadro clinico sia meningitico che da massa focale (in entrambi i casi i segni clinici e laboratoristici di infezione possono essere lievi/assenti per la ridotta risposta infiammatoria). Entrambe queste condizioni per lo stato pro-coagulativo o vasculitico (aspergillo, varicella zoster, herpes) possono complicarsi con eventi cerebrovascolari sovrapposti. Due condizioni cliniche, relativamente rare, che richiedono un pronto riconoscimento sono l'iperammoniemia idiopatica e la sindrome di Wernicke in quanto rapidamente correggibile con la somministrazione di vitamina B1 (vedi Figura 1 e capitolo 9.1.1).

Di peculiare interesse clinico, tre condizioni clinicamente simili e associate ad alterazioni in RMN spesso sovrapponibili per distribuzione topografica: la leucoenfefalopatia posteriore reversibile (RPL) (che è una forma nota di tossicità da immunosoppressori descritta sia con la ciclosporina che con il tracrolimus) (Fig. 2), la leucoencefalopatia multifocale progressiva (PML) e il disordine linfo-proliferativo post-trapianto (PTLD). Il 15-40% dei pazienti in terapia con ciclosporina (o altri immunosoppressori: vedi sopra) sviluppa confusione, inattenzione visuo-spaziale, disorientamento e crisi epilettiche come componenti variabili della RPL e che possono essere confusi con un processo infettivo o di altra natura, considerato anche che la comparsa di effetti avversi da ciclosporina correla solo appros-

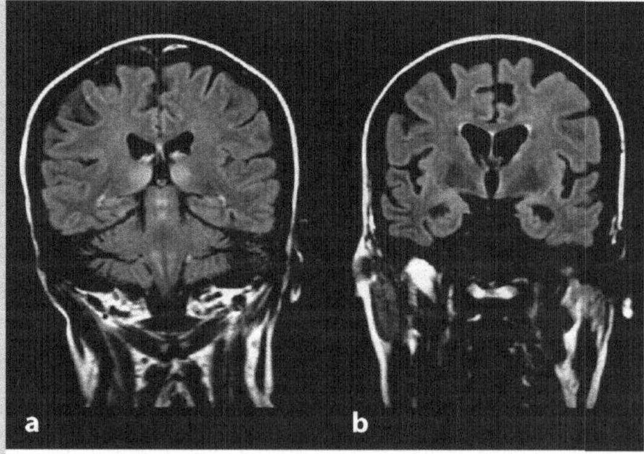

Fig. 1 a, b. a alterazione di segnale mesencefalica, periacqueduttale, corpi mamillari, ipotalamo e talami mediali; **b** dopo 2 mesi circa, scomparsa dell'iperintensità del segnale nelle sequenze a eco lungo; residua, quale esito, una modesta atrofia dei corpi mamillari e ampliamento del III° ventricolo

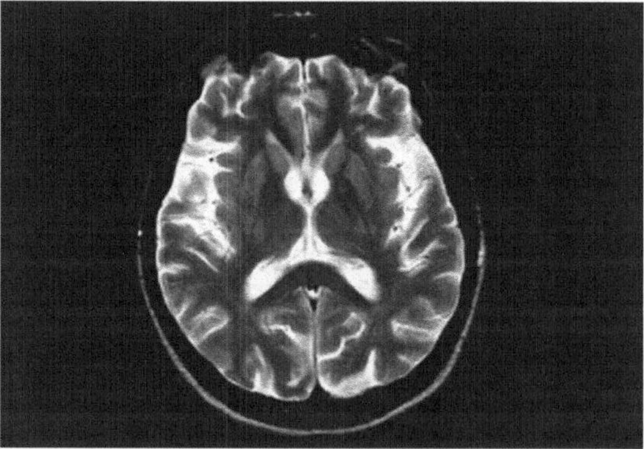

Fig. 2. Leuconcefalopatia da ciclosporina dopo trapianto di fegato per epatocarcinoma: quadro clinico esordito con disartria e rallentamento psicomotorio e successivo mutismo acinetico. La RMN mostra diffuse alterazioni della sostanza bianca degli emisferi e dei nuclei della base. Il recupero è stato molto lento in 1 anno, con iniziale remissione clinica dopo 6 mesi

simativamente con i livelli plasmatici del farmaco. La PML è sostenuta da infezione di JC Virus documentabile mediante amplificazione con PCR del DNA virale nel *liquor* dei pazienti affetti (Fig. 3).

Infine il PTLD, malattia neoplastica *de-novo* del SNC, per la quale si rimanda a una recente pubblicazione [11]. La diagnostica differenziale, radiologica e clinica, di questi tre quadri è spesso difficoltosa.

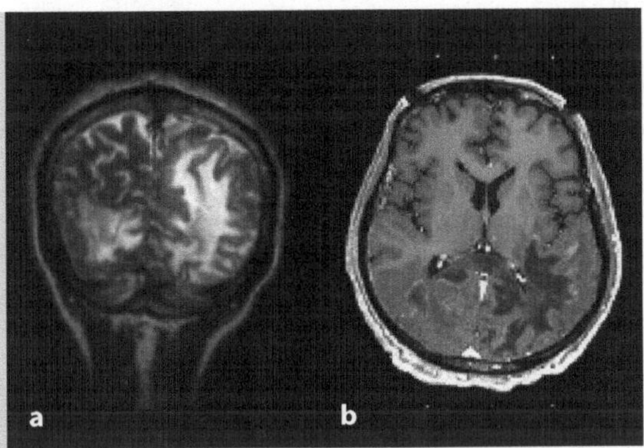

Fig. 3 a, b. a Estesa alterazione di segnale ipointensa in T1 e iperintensa in T2 che interessa lo splenio del corpo calloso la sostanza bianca Parieto-Occipitale di entrambi i lati > Sn, a carico anche di alcune fibre a U e con aspetti di cavitazione > peritrigonale Ds. **b** Sfumato *enhancement* dopo Gad prevalentemente periferico. Questo tipo di lesione può essere indistinguibile da una lesione linfomatosa, da una leuco-encefalopatia tossica, nel caso presentato la diagnosi di PML è stata confermata dalla PCR sul siero

14.2 COMPLICANZE A CARICO DEL SISTEMA NERVOSO PERIFERICO

Oltre al quadro encefalitico con crisi epilettiche e infiltrato linfomonocitario all'autopsia, la GVHD è caratterizzata da una serie di complicanze neuromuscolari altrettanto gravi ed invalidanti [9]. In questi pazienti può essere difficile distinguere la polineuropatia immuno-mediata della GVHD a causa della concomitante encefalopatia, e di danni al nervo periferico riferibili a polineuropatia del malato critico associata a sepsi o a tossicità dei chemioterapici: l'Ara-C ad esempio, determina una neuropatia demielinizzante con *deficit* motorio e una incidenza <1% simile alla sindrome di Guillain-Barré (GBs).

Fra le complicanze periferiche della GVHD, la GBs risulta particolarmente temibile per la prognosi infausta o l'invalidità neurologica residua, che peggiora ulteriormente una qualità di vita spesso già compromessa. Le forme acute sono descritte come sporadiche: per lo più dopo trapianto allogenico e quasi esclusivamente in pazienti con una sottostante malattia emolinfoproliferativa e parziale recupero in meno del 50% [12].

Nella Tabella 2 riportiamo le caratteristiche essenziali di 4 ulteriori casi osservati presso la NeuroOncologia del Dipartimento di Neuroscienze dell'Ospedale Niguarda di Milano negli ultimi 2 anni, caratterizzati da evoluzione in *Chronic Inflammatory Demyelinating Polyneuropathy* (CIDP).

Tabella 2. Pazienti che hanno sviluppato una poliradicolonevrite infiammatoria come esito di una GVHD

Pt	Età	Tumore	HSCT	GBs *time*	Terapia	*Out-come*	Cause
1	45	NHL B-cells	autologo	2 mesi dopo	IgG+PE	*Relapse/exitus*	Non nota
2	62	LeucLinfAcuta	autologo	1 mese dopo	IgG	CIDP	Non nota
3	29	LeucMielCron	allogenico	4 mesi dopo	IgG	CIDP	Herpes Zooster V
4	53	LeucMielAcuta	allogenico	3 mesi dopo	IgG	CIDP	Non nota

L'insorgenza di una sindrome di Guillain Barrè nell'evoluzione di una GVHD presenta i seguenti punti da chiarire:

- la relazione GBs/Tp di progenitori emopoietici non è definita;
- la GBs presenta un'incidenza di 0,75/100.000 casi/anno nella popolazione generale resta quindi l'interrogativo se si tratta di un'associazione casuale o causale;
- l'agente eziologico resta sconosciuto nella maggior parte dei casi anche in letteratura;
- la prognosi è globalmente sfavorevole;
- non è chiaro il ruolo svolto dalla tossicità dei farmaci utilizzati nei regimi di preparazione-condizionamento nell'insorgenza di questa complicanza.

La polimiosite e la miastenia sono altre complicanze note e prevalentemente associate a GVHD per le quali rimandiamo il lettore interessato a specifiche pubblicazioni.

Riportiamo, per ragioni di comodità e spazio, un breve algoritmo di gestione del sintomo debolezza da *deficit* del secondo motoneurone in pazienti HSCT (Fig. 4).

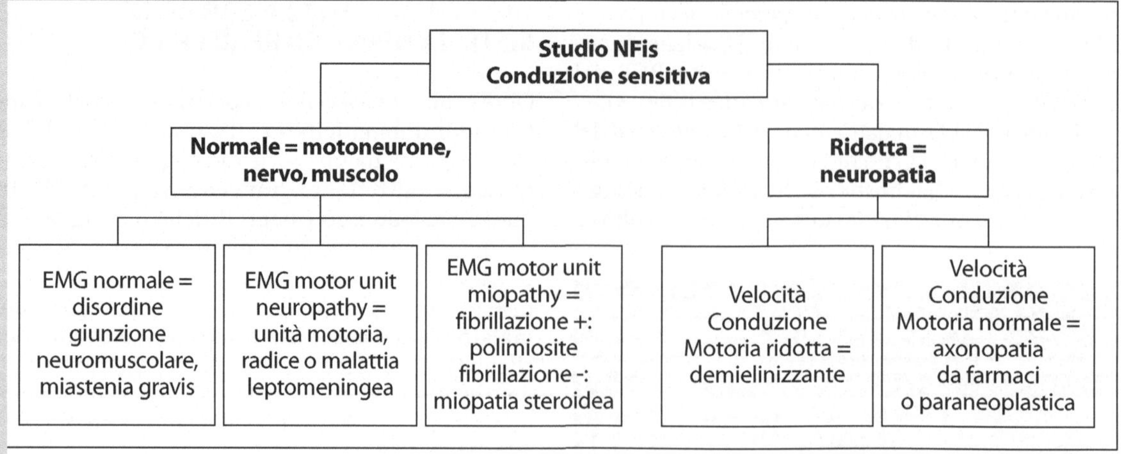

Fig. 4. Algoritmo di gestione del sintomo debolezza da *deficit* del secondo motoneurone in pazienti HSCT

14.3 CONCLUSIONI

In regime di trapianto, i farmaci utilizzati, l'immunosoppressione successiva e la possibilità di GVH acuta e cronica devono porre tutti i disturbi neurologici periferici (neuropatie e miopatie) e centrali (encefalopatie, mielopatie) in diagnosi differenziale tra le complicazioni descritte e la possibilità di GVH.

La Figura 5 rappresenta sinteticamente le diverse complicazioni neurologiche che si associano al trapianto di midollo nelle fasi che seguono il trapianto allogenico o autologo.

L'aumentato interesse e volume di procedure HSCT comporta quindi per il consulente neurooncologo, coinvolto nella gestione di questi pazienti, l'impatto con quadri clinici complessi e dai meccanismi patogenetici spesso ancora poco chiariti.

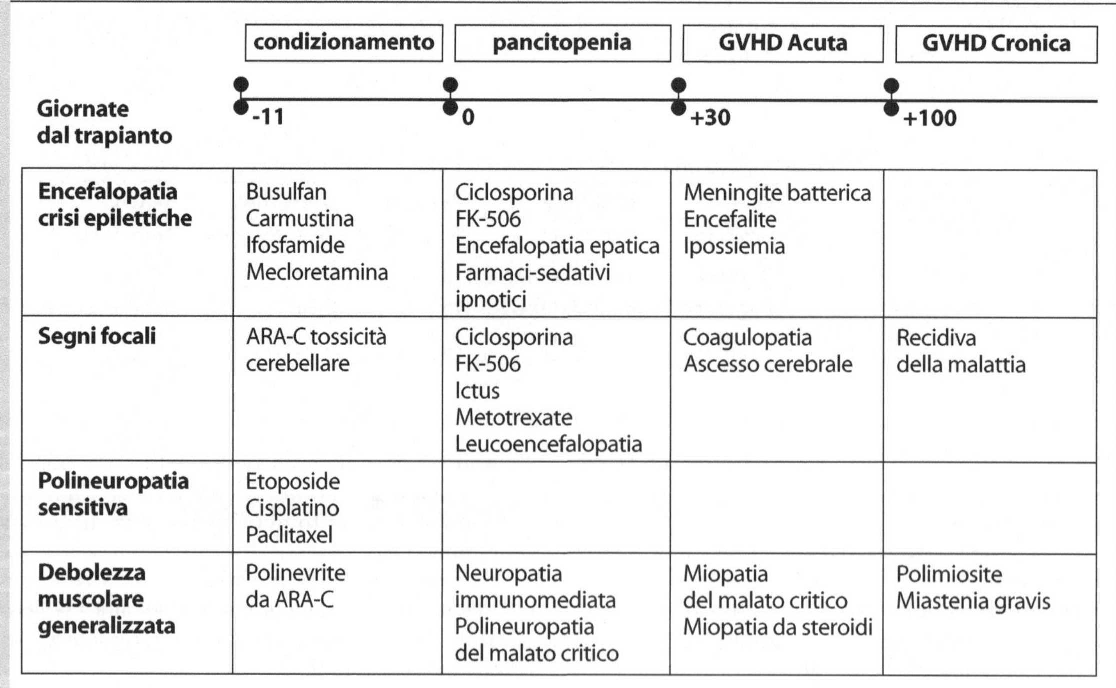

	condizionamento	pancitopenia	GVHD Acuta	GVHD Cronica
Giornate dal trapianto	-11	0	+30	+100
Encefalopatia crisi epilettiche	Busulfan Carmustina Ifosfamide Mecloretamina	Ciclosporina FK-506 Encefalopatia epatica Farmaci-sedativi ipnotici	Meningite batterica Encefalite Ipossiemia	
Segni focali	ARA-C tossicità cerebellare	Ciclosporina FK-506 Ictus Metotrexate Leucoencefalopatia	Coagulopatia Ascesso cerebrale	Recidiva della malattia
Polineuropatia sensitiva	Etoposide Cisplatino Paclitaxel			
Debolezza muscolare generalizzata	Polinevrite da ARA-C	Neuropatia immunomediata Polineuropatia del malato critico	Miopatia del malato critico Miopatia da steroidi	Polimiosite Miastenia gravis

Fig. 5. Complicazioni neurologiche a differenti stadi del trapianto di midollo. Le frecce indicano solo il protrarsi del periodo nel quale ci si può attendere l'effetto delle cause segnalate. Non tutti i trattamenti condizionanti e immunosoppressivi si ritrovano nel trapianti autologo ed eterologo

BIBLIOGRAFIA

1. Krouwer HGJ, Wijdicks EFM (2003) Neurologic complications of hematopoietic stem-cell transplantation. In: Shiff D, Wen PY (eds) Cancer neurology in clinical practice. Humana Press, Totowa, USA, pp. 233-252
2. Little MT, Storb R (2002) History of haematopoietic stem-cell transplantation. Nat Rev Cancer 2:231-238
3. Krouwer HGJ, Wijdicks EFM (2003) Neurologic Complications of bone marrow transplantation. Neurol Clin 21:319-352
4. Ratanatharathorn V, Ayash L, Lazarus HM (2001) Chronic graft-versus-host disease: clinical manifestation and therapy. Bone Marrow Transplant 28:121-129
5. Snider S, Bashir R, Bierman P (1994) Neurologic complications after high-dose chemotherapy and autologous bone marrow transplantation for Hodgkin's disease. Neurology 44:681-684
6. Gallardo D, Gerra C, Berlanga JJ et al (1996) Neurologic complications after allogeneic bone marrow transplantation. Bone Marrow Transplant 18:1135-1139
7. Graus F, Saiz A, Sierra J et al (1996) Neurologic complications of autologous and allogeneic bone marrow transplantation in patient with leukemia: a comparative study. Neurology 46:1004-1009
8. de Brabander C, Cornelissen J, Smitt PA et al (2000) Increased incidence of neurological complications in patients receiving an allogenic bone marrow transplantation form alternative donors. J Neurol Neurosurg Psychiatry 68:36-40
9. Bleggi-Torres LF, de Medeiros BC, Werner B et al (2000) Neuropathological findings after bone marrow transplantation: an autopsy study of 180 cases. Bone Marrow Transplant 25:301-307
10. Gordon B, Lyden E, Lynch J et al (2000) Central nervous system dysfunction as the first manifestation of multiple organ dysfunction syndrome in stem cell transplant patients. Bone Marrow Transplant 25:79-83
11. Castellano-Sanchez AA, Li S, Qian J et al (2004) Primary central nervous system posttransplant lymphoproliferative disorders. Am J Clin Pathol 121:247-253
12. Wen PY, Alyea EP, Simon D et al (1997) Guillain-Barré syndrome following allogeneic bone marrow transplantation. Neurology 49:1711-1714

Capitolo 15

Principali complicazioni neurologiche della chirurgia oncologica

Angelo Sghirlanzoni, Giuseppe Lauria

15.1 CONSENSO INFORMATO

Il medico ha un ruolo da protagonista nel processo di prevenzione, diagnosi e cura della malattia e molti pazienti ritengono di dovergli delegare le decisioni necessarie al mantenimento e al ripristino di uno stato di buona salute, oppure all'assistenza in caso di infermità permanente o di agonia.

È però il paziente in grado di intendere e di volere o, in caso contrario, il suo legale rappresentante, colui che detiene l'autorità finale di ogni provvedimento riguardante le scelte diagnostiche e terapeutiche. Queste saranno tanto più equilibrate quanto meglio condivise (v. Tabella 1).

L'interazione quotidiana tra medico e paziente passa attraverso un complesso di comportamenti che si può manifestare in tre modi [1]:

1. con il consenso semplice, per esprimere in modo esplicito o implicito l'accordo medico-paziente;
2. con il consenso informato, che è atto formale spesso richiesto dalle istituzione prima di permettere interventi medici maggiori. Dal punto di vista legale il consenso informato ha anche l'effetto di ridurre la perseguibilità del medico;
3. con la decisione condivisa, il cui significato è prevalentemente etico.

La decisione condivisa deve essere sempre dichiarata, anche quando il paziente la voglia esprimere delegando al medico ogni potere decisionale.

Il consenso semplice si applica per procedure di scarsa rilevanza o di evidente utilità, come può accadere per l'introduzione di ipoglicemizzanti orali o di insulina nel trattamento del diabete. Allo stesso modo il consenso semplice dovrebbe riguardare decisioni come quella di sottoporre ad un esame neuroradiologico dell'encefalo un paziente con sospetta lesione cerebrale. Chiaramente, le ragioni della decisione devono essere esplicitate, ma la eventuale formalizzazione del consenso anche per atti quotidiani, di scarsa rilevanza o privi di alternative razionali, condurrebbe inesorabilmente a svuotare di significato l'espressione di volontà concorde riguardante i momenti decisionali cruciali.

Da anni si sta ormai verificando un fenomeno di continue richieste ai pazienti di sottoscrivere formulari di consenso informato. Questa abitudine non è dettata dalla necessità di rispettare in modo completo i diritti del malato, ma dal tentativo del medico di dotarsi di uno scudo protettivo nei confronti di eventuali cause legali per *malpractice*.

Questo atteggiamento ha sue ampie giustificazioni. L'applicazioni di tecniche di indagine sempre più sofisticate, la iperspecializzazione, la rappresentazione miracolistica del progresso medico hanno portato ad una minore tolleranza non solo rispetto all'errore, statisticamente inevitabile, ma anche nei confronti dell'insuccesso terapeutico. La malattia e la morte non sono più vissuti come eventi naturali, ma come frutto di errore tecnico. Di conseguenza, il medico ha grandi possibilità di essere perseguito legalmente se non riesce a guarire, indipendentemente dalla gravità della malattia.

Il consenso informato deve però essere riservato ai momenti cruciali del rapporto medico-paziente cioè alle decisioni che comportino alto rischio; esso deve manifestare l'autorizzazione individuale all'esecuzione di una procedura medica; esprimendolo, il paziente accetta una proposta di trattamento dopo essere stato reso conscio delle eventuali terapie alternative o della possibilità di astenersene.

A meno di norme specifiche, dovrebbe valere la regola che il consenso informato sia richiesto solo quando l'attuazione o l'astensione da una procedura medica comportino rischi significativi. In caso di rischio trascurabile o assente dovrebbe essere sufficiente un consenso semplice, espresso o addirittura implicito [1].

La decisione condivisa entra in gioco quando non ci siano chiare ragioni a favore di una decisione univoca o ci siano più possibilità di ragionevole scelta.

Dall'insieme di queste osservazione emerge la non compatibilità di un atteggiamento medico paternalistico nei confronti del paziente (Tabella 1). Le caratteristiche ormai preminenti delle malattie rendono inappropriato un comportamento di questo tipo. Le malattie acute, più frequenti nella popolazione fino all'ultimo dopoguerra, richiedono interventi spesso netti, comunque rapidi, che possono essere attuati senza grandi discussioni. Ma ormai in occidente sono molto più frequenti i malati cronici: cardiopatici, diabetici, oncologici. Questi malati devono essere resi partecipi del processo terapeutico, perché la condivisione delle decisioni è necessaria al controllo della malattia cronica, prima che richiesto da convinzioni etiche o da cautele medico-legali.

La decisione di fronte ad una delle vere alternative di cui è piena l'impresa medica deve perciò far seguito ad una informazione completa che renda esplicite le differenze prognostiche determinate dal trattamento disponibile: piccole, grandi o dubbie che siano [1]. L'informazione sulla prognosi, soprattutto quando questa sia inesorabilmente fatale, può far sì che il paziente rifiuti un trattamento che non sia puramente di supporto: questo fa parte dei suoi diritti.

Ottenere un consenso veramente informato, raggiungere il fine di una decisione condivisa, non fermarsi alla loro applicazione burocratica, non è

Tabella 1. Carta di Firenze (novembre 2004) http://www.erbeofficinali.org/corsi/Carta_di_Firenze.pdf

1.	La relazione fra l'operatore sanitario e il paziente deve essere tale da garantire l'autonomia delle scelte della persona.
2.	Il rapporto è paritetico, non deve, perciò, essere influenzato dalla disparità di conoscenze (comanda chi detiene il sapere medico, obbedisce chi ne è sprovvisto), ma improntato alla condivisione delle responsabilità e alla libera critica.
3.	L'alleanza diagnostico/terapeutica si fonda sul riconoscimento delle rispettive competenze e si basa sulla lealtà reciproca, su una informazione onesta e sul rispetto dei valori della persona.
4.	La corretta informazione contribuisce a garantire la relazione, ad assicurarne la continuità ed è elemento indispensabile per l'autonomia delle scelte del paziente.
5.	Il tempo dedicato all'informazione, alla comunicazione e alla relazione è tempo di cura.
6.	Una corretta informazione esige un linguaggio chiaro e condiviso. Deve, inoltre, essere accessibile, comprensibile, attendibile, accurata, completa, basata sulle prove di efficacia, credibile ed utile (orientata alla decisione). Non deve essere discriminata in base all'età, al sesso, al gruppo etnico, alla religione, nel rispetto delle preferenze del paziente.
7.	La chiara comprensione dei benefici e dei rischi (effetti negativi) è essenziale per le scelte del paziente, sia per la prescrizione di farmaci o di altre terapie nella pratica clinica, sia per il suo ingresso in una sperimentazione.
8.	La dichiarazione su eventuali conflitti di interesse commerciali o organizzativi deve far parte dell'informazione.
9.	L'informazione sulle alternative terapeutiche, sulla disuguaglianza dell'offerta dei servizi e sulle migliori opportunità diagnostiche e terapeutiche è fondamentale e favorisce, nei limiti del possibile, l'esercizio della libera scelta del paziente.
10.	Il medico con umanità comunica la diagnosi e la prognosi in maniera completa, nel rispetto della volontà, dei valori e della preferenza del paziente.
11.	Ogni scelta diagnostica o terapeutica deve essere basata sul consenso consapevole. Solo per la persona incapace la scelta viene espressa anche da chi se ne prende cura.
12.	Il medico si impegna a rispettare la libera scelta dell'individuo anche quando questa sia in contrasto con la propria e anche quando ne derivi un obiettivo pregiudizio per la salute, o, perfino, per la vita del paziente. La continuità della relazione viene garantita anche in questa circostanza.
13.	Le direttive anticipate che l'individuo esprime sui trattamenti ai quali potrebbe essere sottoposto qualora non fosse più capace di scelte consapevoli, sono vincolanti per il medico.
14.	La comunicazione multi-disciplinare tra tutti i professionisti della Sanità è efficace quando fornisce una informazione coerente ed univoca. I dati clinici e l'informazione relativa alla diagnosi, alla prognosi e alla fase della malattia del paziente devono circolare tra i curanti. Gli stessi criteri si applicano alla sperimentazione clinica.
15.	La formazione alla comunicazione e all'informazione deve essere inserita nell'educazione di base e permanente dei professionisti della sanità.

impresa facile. Richiede tempo e capacità di coinvolgimento intellettuale ed emotivo, può però portare ad una più profonda conoscenza degli altri, e di sé.

15.2 COMPLICAZIONI DELLA CHIRURGIA DEI TUMORI

Le potenziali complicazioni della chirurgia oncologica sono simili a quelle della chirurgia generale. È impossibile dare una rappresentazione completa di effetti collaterali che possono essere provocati non solo dall'atto operatorio, ma da ciascuna delle procedure effettuate per giungere alla diagnosi della malattia.

15.2.1 Complicazioni delle procedure diagnostiche

Procedure radiologiche

L'introduzione della tomografia computerizzata (TAC) avvenuta negli anni '70 e quella successiva della risonanza magnetica nucleare (RMN), hanno costituito un grande avanzamento nella capacità diagnostica ed hanno portato ad una riduzione della invasività delle procedure di indagine medica.

Mezzi di contrasto

La protezione offerta dalla barriera emato-encefalica fa sì che il mezzo di contrasto iniettato per via intravascolare passi poco o per nulla nel cervello normale. L'incidenza dei suoi effetti collaterali varia, nei diversi studi, da zero al 40%. L'effetto collaterale neurologico più usuale è la cefalea eventualmente accompagnata da nausea e vomito. La permeabilità nella barriera può deliberatamente essere aumentata per ragioni terapeutiche o, come avviene nei tumori cerebrali, dalla malattia. Il rischio di convulsioni da contrasto è maggiore in coloro che abbiano già una storia di comizialità e nei pazienti con alterazioni strutturali dell'encefalo come le metastasi cerebrali o i tumori gliali maligni, in particolare se trattati precedentemente con chemioterapici o con chemioterapia in corso. In caso di neoplasia cerebrale l'incidenza di convulsioni aumenta fino a raggiungere circa lo 0,19% [2]. Gli effetti collaterali della TAC sono in genere non gravi e derivano in gran parte da eventuali allergie ai mezzi di contrasto, oppure dalla posizione supina che può aggravare una preesistente insufficienza respiratoria.

Anche la risonanza magnetica nucleare viene eseguita con paziente supino e richiede cautela quando eseguita in pazienti dispnoici. Per il resto, gli effetti collaterali dell'esame sono inferiori a quelli della TAC e spesso non vanno oltre le reazioni claustrofobiche. Le reazioni da Gadolinio DTPA, che è contrasto di impiego abituale nell'esecuzione della risonanza magnetica, sono rarissime e ammontano a 1 ogni 10.000 somministrazioni; la morte è provocata in un caso ogni 10 milioni [3].L'angiografia per cateterismo ha ormai quasi completamente sostituito il suo equivalente che prevede la puntura diretta dei vasi. Le tecniche di cateterismo permettono l'iniezione selettiva nei vasi ed evitano complicazioni come ematomi in regioni cruciali o l'iniezione sottointimale del mezzo di contrasto in arterie importanti come la carotide. In alcuni pazienti l'arteriografia cerebrale ha provocato però cecità corticale o amnesia globale transitoria [3].

Le procedure di occlusione di vasi con *embolizzazione* tramite catetere, avviate agli inizi degli anni sessanta, provocano effetti collaterali che dipendono dalla regione cui si distribuisce il vaso e dalla importanza anatomo-funzionale del vaso occluso. Nelle procedure neuro-vascolari i rischi sono quelli comuni agli altri distretti corporei e comprendono reazioni al mezzo di contrasto, formazione di ematomi o di pseudo-aneurismi in sede di puntura, che hanno frequenza non trascurabile nel caso delle angiografie trans-femorali.

Per quanto riguarda le angiografie impiegate nella diagnostica neurologica, il rischio di complicazioni è inferiore al 1%, mentre i danni neurologici temporanei sono inferiori al 3%.

Le procedure *neuro-interventistiche* provocano complicazioni più frequenti; perforazione dei vasi sanguigni, errore nel bersaglio embolizzato, emorragie, danni parenchimali o dei nervi cranici hanno incidenza complessiva del 5-10%.

Rachicentesi

È controindicata quando si sospetti una ostruzione delle vie liquorali e in caso di ipertensione endocranica e di localizzazione tumorali primitive o mestastatiche nodulari a livello midollare. La riduzione di pressione del *liquor* a valle di un processo espansivo può infatti provocare erniazione di tessuto cerebrale o midollare.

La puntura lombare trova invece una precisa indicazione in caso di carcinomatosi meningea.

Nel paziente tumorale, la rachicentesi provoca le stesse complicazioni riscontrabili nel paziente neurologico non tumorale. Sono del tutto eccezionali le complicazioni *ex-vacuo* come l'ematoma subdurale e quelle da puntura di vasi come l'ematoma spinale epidurale. Se la procedura è eseguita in ambiente sterile sono anche eccezionali le complicanze infettive.

In uno studio prospettico riguardante 102 rachicentesi diagnostiche eseguite in cinque mesi nel nostro istituto, gli effetti collaterali, sovrapponibili a quelli della letteratura, sono risultati del tutto marginali e spontaneamente reversibili. Il 39% dei pazienti ha presentato cefalea ortostatica, il 20%, rigidità nucale, l'11% nausea, fotofobia l'11%, acufeni il 6%, ipoacusia il 5,5%. La cefalea si è verificata in modo significativamente più frequente nel sesso femminile, nelle rachicentesi eseguite in posizione seduta invece che in decubito laterale e nei casi in cui l'ago non sia stato inserito con la superficie di taglio parallela alle fibre durali. La cefalea è anche meno frequentemente se la puntura è eseguita con aghi di diametro minore: 22 G invece che 20 [Salmaggi, comunicazione personale].

Biopsia

È una procedura invasiva i cui effetti collaterali dipendono dalle condizioni del paziente, dalla regione in cui deve essere effettuata, dalle caratteristiche della lesione da analizzare e di quelle che devono essere attraversate dall'ago.

Una revisione di 7.471 biopsie cerebrali stereotassiche ha dimostrato una morbilità pari al 3,5% con mortalità uguale allo 0,7% e significatività diagnostica del 91% [4].

Come per tutte le procedure chirurgiche, l'abilità dell'operatore è fattore non trascurabile di riduzione degli effetti collaterali. L'uso della risonanza magnetica spettroscopica per la scelta del bersaglio aumenta le capacità diagnostiche, ma non evita la possibilità di effetti collaterali.

Resta opinabile la necessità di sottoporre a biopsia cerebrale tutti i pazienti da trattare con radioterapia esterna anche quando l'accertamento istologico riguardi tumori cerebrali non operabili o quando si dimostrino quadri neuroradiologici da lesione anaplastica maligna.

Anestesia generale

Sono molteplici i fattori di rischio di morte o arresto cardiaco associati all'anestesia generale; tra i generalissimi vanno considerati quelli legati all'età: inferiore ad un anno oppure superiore ai 65 anni e all'appartenenza del paziente al grado V della classificazione ASA. I pazienti classificati come ASA da uno a 4 hanno una probabilità molto minore di subire incidenti anestesiologici [5].

Nonostante l'apparenza, la mortalità non è parametro univoco per determinare il rischio dell'anestesia generale; è infatti molto difficile dirimere quando l'anestesia sia causa unica o cofattore nel determinare la morte del paziente o, addirittura, quando la procedura di anestesiologica incida in modo marginale nel provocare un decesso.

Ad ogni buon conto, la mortalità dovuta a cause solamente anestesiologiche sembra variabile da 1/10.000 a 1 ogni 220.000 procedure, mentre la mortalità in cui l'anestesia è cofattore varia da 1/700 a 1 ogni 79.000 procedure. L'incidenza di uno stato vegetativo persistente attribuibile all'anestesia è valutabile in uno ogni 170.000 pazienti. Questo dato può essere però sottostimato in quanto è possibile che i pazienti con grave danno cerebrale siano lasciati morire e siano quindi classificati come morti dovuti all'anestesia [5].

La posizione sul tavolo operatorio può essere di per sé causa di danni neurologici. La posizione seduta in cui vengono effettuati gli interventi in fossa cranica posteriore può facilitare l'insorgenza di embolia gassosa.

Sono stati riportati *episodi ischemici midollari* in pazienti posti in iperlordosi per l'esecuzione di interventi di prostatectomia radicale. In questi casi il meccanismo sembra quello di una ischemia su base venosa in quanto l'iperlordosi provoca rotazione epatica e ostruzione della vena cava inferiore nel suo decorso intraepatico; l'aumento della pressione venosa è poi trasmesso, attraverso il sistema della azygos, alle vene intercosto-vertebrali fino al plesso venoso epidurale e alle vene intraspinali [6].

Sindromi midollari simili a quelle provocate da *deficit* di B_{12} (vedi sotto) sono eccezionalmente provocate dall'esposizione anestesiologica acuta ai nitrossidi [7].

Anestesia epidurale e spinale (subaracnoidea)

Questa procedura è estesamente impiegata in chirurgia ginecologica, ortopedica e urologica perché considerata sicura e di facile esecuzione. Le sue complicazioni sono in genere riportate come segnalazioni di lesioni radicolari traumatiche (1% delle anestesie), o di singoli casi di ematomi epidurali, meningiti, ascessi, neurotossicità da anestetici o da eccipienti.

Danni midollari - Possono derivare da ischemia secondaria a ipotensione arteriosa o conseguire ad ischemia venosa; in casi eccezionali, a puntura diretta del midollo.

In presenza di canale spinale ristretto, l'iniezione di anestetico porta ad un aumento volumetrico nello spazio intrarachideo ridotto con compressione delle vene e del tessuto nervoso. Un simile meccanismo di compressione venosa può conseguire all'iniezione di anestetico in pazienti artrosici in cui il deflusso dei liquidi intrarachidei sia ostacolato da stenosi osteofitaria dei canali intervertebrali.

Dai dati sulle cause di *malpractice* intentate per complicazioni gravi da blocco spinale i *side-effect* neurologici hanno incidenza di 0,34 ogni 10.000 procedure; le complicazioni da anestesia epidurale sono 0,24 ogni 10.000. L'entità del fenomeno è probabilmente sottostimata perché non tutti i pazienti chiedono risarcimento con procedure legali e perché è difficile trovare in letteratura segnalazioni di danni neurologici che insorgono a distanza dall'anestesia: il *follow-up* anestesiologico è per sua natura molto breve e i neurologi difficilmente richiedono notizie riguardanti la presenza anamnestica di eventuali anestesie regionali.

I danni neurologici permanenti associati ad anestesia spinale sono 1/2.800; quelli dovuti a anestesia epidurale 1/923. I fattori di rischio non sono noti. Certamente l'iniezione accidentale nello spazio subdurale di anestetici può essere responsabile di una buona proporzione di lesioni neurologiche non spiegabili in pazienti sottoposti ad anestesia epidurale.

Come ulteriore esempio di possibilità di errore basti indicare che solo nel 29% dei casi gli anestesisti identificano esattamente lo spazio lombare in cui inseriscono l'ago per eseguire un'anestesia spinale [8].

Lo 0,5% dei pazienti sottoposti ad anestesia spinale sviluppa sindromi da ipotensione liquorale tali da richiedere il trattamento con *blood-patch.*

Tra le complicazioni croniche più gravi di questa procedura sono comunque da comprendere l'ematoma subdurale o epidurale da puntura di vasi. I pazienti piastrinopenici o in terapia anticoagulante ne sono particolarmente a rischio. L'aracnoidite cronica progressiva può essere una ulteriore, rara, complicazione delle emorragie intrarachidee e dell'iniezione intrarachidea di farmaci [9].

Sindrome da ipotensione liquorale - Questa sindrome è provocata dalla perdita di *liquor* che segue la puntura del sacco durale, ma può essere anche spontanea. Sintomo principale ne è la cefalea ortostatica. L'ipotensione liquorale può essere causa di ematomi subdurali endocranici o di discesa delle tonsille cerebellari nel forame magno.

La *meningite post-rachicentesi* è molto rara se la puntura è praticata sterilmente. L'incidenza di questa complicanza è ulteriormente diminuita nei casi in cui l'operatore indossi mascherine di tipo chirurgico [10].

15.2.2 Complicazioni della chirurgia

Il paziente oncologico può ovviamente contrarre tutte le affezioni ipotizzabili in soggetti non neoplasici, ma il suo rischio di malattia è amplificato dalla fragilità indotta dal tumore.

15.2.2.1 Danni del sistema nervoso centrale

Delirium post-operatorio - L'incidenza del delirio post-operatorio nei pazienti neoplasici non è nota. I fattori di rischio comprendono la presenza di alterazioni cerebrali precedenti l'intervento, l'età avanzata, l'alcolismo, fattori psicologici e ambientali quali l'ansia dell'attesa dell'intervento e la deprivazione sensitiva in cui sono tenuti i pazienti ricoverati in unità di terapia intensiva. Anche gli infarti cerebrali, specialmente se localizzati nel territorio della arteria cerebrale media dell'emisfero non dominante, possono essere causa di delirium [11].

La *sindrome di Wernicke-Korsakoff* (vedi capitolo 9.1.1) è conseguente a *deficit* di vitamina B_1 (tiamina) ed è tipica dell'alcolista. Va però ricordato che la composizione delle diete parenterali spesso non comprende una adeguata somministrazione di vitamina B_1. La sindrome di Wernicke-Korsakoff va perciò considerata nella diagnosi differenziale di tutti i pazienti sottoposti a chirurgia addominale o ad alimentazione parenterale che presentino oftalmoparesi, nistagmo, atassia o, semplicemente, stato confusionale, soprattutto se accompagnato da confabulazione.

Per i pazienti anziani e sottopeso il momento scatenante della sindrome può essere costituito da un breve periodo di digiuno o da una qualsiasi altra causa di ulteriore malnutrizione.

La semplice infusione di glucosio può precipitare l'insorgenza del Wernicke anche in pazienti precedentemente asintomatici. Gli alcolisti, e tutti i pazienti confusi o malnutriti, devono essere pretrattati con vitamina B_1 (100 mg per via parenterale) prima di un intervento o addirittura prima della somministrazione di soluzioni glucosate.

Alla risonanza magnetica nucleare, la sindrome di Wernicke-Korsakoff è caratterizzata da alterazioni di segnale con iperintensità in T_2 caratteristicamente localizzate nei corpi mammillari, nelle regioni periventricolari del terzo e del quarto ventricolo, in sede periacqueduttale e nei nuclei mediali del talamo.

La terapia è sostitutiva e prevede l'iniezione i.m. di vitamina B_1 a dosi di 50-100 mg al giorno fino a che il paziente non sia in grado di alimentarsi in modo adeguato. Dopo la fase acuta il trattamento va proseguito per mesi con 50-100 mg per bocca, 3-4 volte al giorno.

Deficit di vitamina B_{12} - La chirurgia dei tumori gastrici può provocare carenza cronica di cobalamina (vitamina B_{12}). Il *deficit* vitaminico, accanto ad anemia megaloblastica, provoca una caratteristica sindrome neurologica midollare definita come sclerosi combinata che è caratterizzata da mielopatia, polineuropatia, demenza.

In fase iniziale, i sintomi della sclerosi combinata possono essere dovuti al solo danno cordonale posteriore che si manifesta con *deficit* delle sensibilità profonde; saltuariamente il *deficit* di B_{12} provoca solo sintomi psichici, magari solo come depressione del tono dell'umore.

La risonanza magnetica nucleare dimostra la presenza di iperintensità di segnale nelle sequenze T_2-STIR a carico delle vie lunghe del midollo, più frequentemente a carico delle colonne midollari dorsali.

Gli *interventi per neoplasie primitive o secondarie dell'encefalo* possono comportare complicanze quali meningiti batteriche o meningiti asettiche dovute a travaso di sangue e dei suoi prodotti di degradazione nello spazio subaracnoideo. Gli interventi sul cranio possono dar luogo all'ingresso di aria nella cavità endocranica con pneumocefalo che, se voluminoso, può provocare cefalea e letargia.

15.2.2.2 Lesioni del sistema nervoso periferico

La localizzazione delle lesioni del sistema nervoso periferico (SNP) dipende dalle regioni sottoposte all'intervento chirurgico.

I danni sul nervo periferico sono normalmente dovuti a compressione o stiramento, più raramente a trauma diretto o alla fuoriuscita dei farmaci dai vasi in cui sono stati iniettati. Il nervo ulnare e il peroneo comune sono i nervi più frequentemente danneggiati perché in alcuni tratti decorrono in siti molto superficiali e vicini a sporgenza ossee. È difficile trovare dati riguardanti l'incidenza delle lesioni operatorie del sistema nervoso periferico; se ne ricava una valutazione approssimativa dal numero delle cause intentate per richiedere un risarcimento. Il danneggiamento del nervo ulnare rappresenta circa un terzo delle procedure legali avviate per danneggiamento chirurgico del periferico. Le lesioni del plesso brachiale danno ragione di circa il 23% delle procedure legali, mentre il 16% è giustificato da danni alle radici di lombo-sacrali. È però dimostrato che in molti pazienti le lesioni operatorie del periferico si sovrappongono ad alterazioni subcliniche preesistenti occupazionali o provocate da atteggiamenti posturali come quella di sedersi abitualmente con le gambe incrociate o di appoggiarsi ad un gomito. L'esame neurofisiologico dei pazienti con lesione nervosa post-operatoria dimostra, infatti, frequenti anormalità anche del corrispondente nervo controlaterale [8].

Chirurgia toracica

L'asportazione dei tumori dell'apice polmonare e di quelli sopraclavicolari può provocare lesioni del simpatico cervicale con una sintomatologia costituita da miosi, enoftalmo e anidrosi omolaterali: sindrome di Claude-Bernard-Horner. Le *lesioni del plesso brachiale* hanno incidenza di 1 ogni 5000 anestesie generali. Il meccanismo più spesso implicato è quello dello stiramento, mentre la compressione diretta è rara. Lo stiramento massimo è provocato dalla abduzione dell'arto superiore a 90° con estensione di 30°.

I pazienti si risvegliano dall'intervento con un *deficit* unilaterale puramente motorio e non doloroso che coinvolge più spesso il deltoide, i muscoli scapolari, i flessori del gomito e gli estensori del carpo. La ripresa completa richiede da uno a tre mesi, raramente un anno.

Lesione della parte inferiore del plesso possono essere provocate dalla posizione di Trendelemburg quando gli arti superiori siano bloccati al polso; nella stessa posizione, ma con braccio addotto e corpo bloccato da cuscini posti in corrispondenza della parte laterale delle spalle, il plesso brachiale viene stirato dallo spostamento verso il basso della testa dell'omero [12].

Chirurgia della mammella

Come già detto, il posizionamento dei pazienti ad arto superiore abdotto ed esteso può provocare lesioni da stiramento del plesso brachiale. Ove possibile, il chirurgo si impegna nella conservazione del nervo toracico lungo la cui lesione provoca scapola alata e ipostenia dei muscoli grande dentato e gran-de dorsale. Il 44-95% delle pazienti mastectomizzate riporta lesioni dell'intercostobrachiale che è nervo esclusivamente sensitivo per la cute dell'ascella e della regione mediale superiore del braccio. Questo nervo viene spesso leso anche in occasione di interventi di isolamento del primo e del secondo livello linfonodale ascellare con ipo-anestesia dell'apice del cavo ascellare, della regione laterale dell'ascella e mediale del braccio. La lesione può essere complicata da una sintomatologia dolorosa post-mastectomia che insorge giorni o mesi dopo l'intervento [13].

Il *nervo toracico lungo* può anche essere leso in occasione di interventi chirurgici quali la resezione della prima costa, la scalenotomia, la toracotomia, la simpaticectomia transascellare.

Sempre in occasione di interventi chirurgici sulla mammella, il *nervo ascellare o circonflesso* è leso, per danno diretto o per malposizionamento sul tavolo operatorio. L'astenia nell'abduzione dell'arto superiore e l'atrofia del deltoide sono i sintomi più tipici della lesione di questo tronco nervoso.

Paralisi ulnare postoperatoria: le lesioni del nervo ulnare sono tra le più frequenti complicazioni postoperatorie. Si verificano quando durante l'intervento l'arto superiore è addotto e pronato. Il nervo è così esposto alla possibilità di essere compresso contro il tavolo operatorio.

Anche l'iperflessione del gomito espone il nervo ulnare a lesioni da stiramento e compressione nel canale cubitale.

Chirurgia delle regioni addominali inferiori

Può comportare danno dei nervi che attraversano la parte bassa della parete addominale quali i nervi ileo-ipogastrico, ileo-inguinale e genito-femorale.

Le lesioni del *nervo ileo-inguinale* provocano dolore ed ipoestesia in una striscia di pelle che si estende dal canale inguinale alle grandi labbra o allo scroto e alla base del pene.

Il *nervo ileo-ipogastrico* è omologo dell'ileo-inguinale con distribuzione leggermente più caudale. Le sue lesioni provocano *deficit* sensitivo in una striscia di cute che va dal grande trocantere alla regione addominale inferiore, appena sovrapubica.

Il *genito-femorale* innerva il triangolo femorale, cioè una piccola area di cute mediale alla coscia che comprende gran parte delle labbra o dello scroto e del pene.

Prognosi - La ripresa da lesioni di questi nervi richiede in generale 1-2 mesi. I tempi di guarigione sono più lunghi se la perdita sensitiva è grave e accompagnata da dolore [12]. La terapia è solo di supporto.

Nervo femorale - Questo nervo è più frequentemente leso in occasione di interventi gastro-intestinali, urologici, ginecologici.

All'interno della pelvi, le lesioni del nervo femorale si verificano in occasione di interventi chirurgici in cui il nervo venga compresso contro la parete ossea. Più raramente il danno ha meccanismo ischemico o consegue a compressione del nervo provocate da ematomi.

A livello del legamento inguinale, lesioni del nervo femorale si possono verificare durante asportazione dell'utero per via vaginale o in occasione di prostatectomia se l'arto è a lungo mantenuto con coscia flessa ed extraruotata. Questa posizione provoca infatti la compressione del nervo contro il legamento inguinale. I sintomi principali della lesione del femorale sono: astenia dell'estensione del ginocchio, atrofia del quadricipite femorale; ipo-areflessia rotulea e ipoestesia della regione anteriore e mediale della coscia fino al terzo medio della gamba.

Neuropatia del peroneale comune - La lesione di questo nervo al collo del perone configura la più frequente delle mononeuropatie; in chirurgia oncologica è di più facile riscontro in occasione di prostatectomia radicale e di isterectomia e in genere di tutti gli interventi effettuati in posizione ginecologica.

La compressione del nervo peroneale è anche una complicazione del coma e degli interventi in anestesia generale dove è provocata dal cattivo posizionamento delle gambe o dalla compressione diretta del tronco nervoso ad opera di cuscinetti posti come fermo in corrispondenza del ginocchio.

Nel paziente oncologico, il dimagrimento, soprattutto se rapido, determina riduzione del grasso sottocutaneo e priva il nervo del cuscinetto adiposo sottocutaneo protettivo nei confronti di compressioni anche banali, come quelle provocate dall'accavallamento delle gambe.

La presenza di ptosi del piede associata a rapido dimagrimento deve sempre far pensare in prima istanza alla possibilità di una lesione da compressione del nervo peroneale.

15.2.2.3 **Altre complicazioni non traumatiche della chirurgia**

Trombosi venose

Si verificano più facilmente nel paziente neoplastico perché gran parte delle neoplasie produce un effetto protrombotico per attivazione diretta delle piastrine e delle cellule endoteliali e aumentando i livelli di trombina. La trombofilia può essere ulteriormente accentuata dalla chemioterapia, in particolare dalla somministrazione di asparaginasi (vedi capitoli 8 e 12) e dagli interventi chirurgici. Nel paziente neoplastico la chirurgia addominale comporta un rischio raddoppiato di trombo-embolia venosa rispetto ai pazienti non tumorali [14].

Digiunostomia

È una procedura ormai di ampio impiego nei pazienti neurologici che, in chirurgia oncologica ha lo scopo di permettere la nutrizione dei pazienti non alimentabili per bocca a causa di interventi sulle prime vie digestive. I suoi effetti collaterali, da moderati a gravi, comprendono la dislocazione e l'ostruzione del sondino, gli ascessi cutanei e addominali, le fistole, gli infarti intestinali. Le alterazioni metaboliche provocate dall'intervento spaziano dalla iperglicemia ai disturbi elettrolitici, coinvolgono fino la 50% dei pazienti e possono provocare stati confusionali. Nel dettaglio, le complicanze non neurologiche sono valutabili al 2,1-21% per le varie tecniche a cielo aperto in cui la mortalità può raggiungere lo 0,14%. La procedura endoscopica percutanea provoca complicazioni nel 12% dei pazienti [15].

BIBLIOGRAFIA

1. Whitney SN, McGuire AL, McCullough LB (2004) A typology of shared decision making, informed consent, and simple consent. Ann Intern Med 140:54-59
2. Nelson M, Bartlett RJ, Lamb JT (1989) Seizures after intravenous contrast media for cranial computed tomography. J Neurol Neurosurg Psychiatry 52:1170-1175
3. Simonetti G, Fanucci E, Masala A. (2004) Considerazioni sulle reazioni avverse ai mezzi di contrasto per risonanza magnetica ed ecografia. Radiol Med 4[Suppl 1]:34-35
4. Hall WA, Liu H, Martin AJ, Truwit CL (1999) Comparison of stereotactic brain biopsy to interventional magnetic-resonance-imaging-guided brain biopsy. Stereotact Funct Neurosurg 73:148-153
5. Aitkenhead AR (2005) Injuries associated to anaesthesia. A global perspective. Br J Anaesth 95:95-109
6. Beloeil H, Albaladejo P, Hoen S et al (2003) Bilateral lower limb hypoesthesia after radical prostatectomy in the hyperlordotic position under general anesthesia. Can J Anaesth 50:653-656
7. Ilniczky S, Jelencsik I, Kenez J, Szirmai I (2002) MRI findings in subacute combined sclerosis of the spinal cord caused by nitrous oxide anaesthesia. Eur J Neurol 9:101-104
8. Horlocker TT, McGregor DG, Matsushige DK et al (1997) A retrospective review of 4767 consecutive spinal anesthetics: central nervous system complications. Perioperative Outcomes Group. Anesth Analg 84:578-84
9. Sghirlanzoni A, Marazzi R, Pareyson D et al (1989) Epidural anaesthesia and spinal arachnoiditis. Anaesthesia 44:317-321
10. Baer ET (2000) Iatrogenic meningitis: the case for face masks. Clin Infect Dis 31:519-521
11. Posner JB (1995) Neurotoxicity of surgical and diagnostic procedures. In: Posner JB (ed) Neurological complications of cancer. FA Davis, Philadelphia, pp 338-352
12. David M, Hallet M, Millender LH (1990) Perioperative nerve lesion. In: Dawson DM, MillenderLH (eds) Entrapment Neuropathies 2nd edt. Little Brown Co, Boston, pp. 375-395
13. Caraceni A, Martini C, Zecca E (in press) Contro il dolore. Stato dell'arte. Sindrome dolorosa cronica da lesione del nervo intercostobrachiale dopo chirurgia per tumore della mammella. Excerpta Medica, Elsevier Italia, S. Donato Milanese
14. Kakkar AK, Williamson RC (1999) Prevention of venous thromboembolism in cancer patients. Semin Thromb Hemost 25:239-243
15. Tapia J, Murguia R, Garcia G et al (1999) Jejunostomy: techniques, indications, and complications. World J Surg 23:596-602

PARTE 5

Sindromi neurologiche e psichiatriche frequenti nel paziente oncologico

Capitolo 16

Crisi epilettiche

Fabio Simonetti

Le crisi epilettiche sono una causa frequente di richiesta di consulenza neurologica nei pazienti oncologici. Esse possono essere dovute a cause strutturali, a effetti collaterali delle terapie, a cause metaboliche o altre ancora [1]. La valutazione clinica e il trattamento nel paziente oncologico differisce dal problema generale dell'epilessia e va quindi inquadrato sistematicamente.

16.1 DEFINIZIONE E DIAGNOSI

Le crisi epilettiche vengono classificate a seconda dei quadri focali o diffusi di interessamento cerebrale e a seconda della compromissione o meno della coscienza, come parziali, quando può essere individuata un'origine focale o localizzata, e generalizzate, quando la crisi appare originare bilateralmente. L'elettroencefalogramma (EEG) conferma l'origine focale di una crisi. Le crisi con inizio focale possono evolvere in crisi generalizzate, in questo caso sono chiamate crisi secondariamente generalizzate [2].

16.1.1 Tipi di crisi

In base alla presenza o meno di alterazione dello stato di coscienza, una crisi epilettica può essere anche classificata come complessa o semplice quindi si possono avere:

- Crisi semplici-parziali in cui la coscienza è intatta, solo una parte della corteccia cerebrale partecipa alla crisi. Le manifestazioni cliniche (parziali) dipendono dalla area cerebrale da cui origina, quindi ci possono essere crisi motorie, sensitive, vegetative, psichiche.
- Crisi complesse in cui la coscienza è compromessa:
  - le assenze (*petit mal*) tipiche dell'infanzia, di breve durata (5 a 10 secondi), si verificano plurimi episodi giornalieri separati a volte da brevi intervalli, come a grappoli. Il paziente ha lo sguardo fisso e la coscienza sembra sospesa, è "assente", se è prolungata ci può essere ammiccamento e schiocco delle labbra.
  - crisi parziali complesse: sono crisi focali ma con alterazione della coscienza. Sono il tipo più frequente di crisi nell'adulto, sono anche il tipo di crisi che più di frequente si osservano in neuro-oncologia, manifestazioni secondarie di un danno cerebrale, da tumore o tossico. Il paziente appare sveglio, ma non è in contatto con l'ambiente, non risponde in modo consono alle domande, rimane con lo sguardo fisso oppure guarda attorno, attonito, immobile o con automatismi comportamentali come smorfie, schiocca le labbra o le dita, mastica, ripete parole o frasi, cammina, corre o si sveste. Può diventare aggressivo se contraddetto o contenuto. Talvolta queste crisi sono precedute da una crisi parziale semplice, che in questo caso si può definire aura. La crisi dura mediamente pochi minuti, (in media 3) dopo di che è seguita dalla fase postictale, caratterizzata da sonnolenza, confusione e cefalea che può durare alcune ore. Al termine non ha memoria dell'accaduto se non, talvolta, per l'aura (vedi più avanti).
  - crisi generalizzata tonico-clonica (crisi di grande male) inizia con improvvisa perdita di coscienza, talora con un urlo, dovuto alla contrazione del diaframma e fuoriuscita forzata dell'aria attraverso la glottide, seguono rigidità muscolare completa e cianosi. Dopo un circa un minuto compaiono movimenti clonici dei quattro arti della durata di 1-2'. Durante questa fase vi può essere

morsicatura della lingua con emissione di bava ematica. Anche in questo case segue la fase post-ictale, con respiro lento e profondo, il paziente dorme profondamente e quindi, gradualmente, si sveglia, lamentando spesso cefalea. Può esservi uno stato confusionale post-ictale più o meno grave.

Assenze e crisi tonico cloniche sono entrambe crisi generalizzate. Tra le crisi generalizzate si possono anche avere forme più rare come le crisi cloniche, caratterizzate da contrazioni ritmiche muscolari degli arti superiori, del collo, del viso; miocloniche, brevi contrazioni muscolari senza perdita di coscienza, che occorrono singolarmente o a gruppi e coinvolgono soprattutto gli arti; crisi toniche con improvvisa rigidità muscolare, spesso associata a compromissione della coscienza e caduta al suolo; crisi atoniche con perdita improvvisa di tono muscolare.

Tutte le crisi complesse possono essere precedute da una manifestazione di tipo parziale con sintomi elementari ben identificabili (motori, sensitivi) o di tipo poco definibile (malessere, vertigine) e vegetativo con coscienza perfettamente conservata che viene detta aura. Il paziente in genere ha memoria dell'aura, ma non della crisi complessa, mentre può ricordare la crisi semplice. Le crisi secondarie a lesioni metastatiche sono più spesso crisi parziali o parziali complesse in qualche caso secondariamente generalizzate.

16.1.2 Diagnosi differenziale

È importante ricordare che le alterazioni critiche della coscienza più o meno connotate da movimenti o comportamenti anomali solo raramente sono crisi epilettiche. La brevità della crisi fa sì che questa sia raramente osservata dal medico e in particolare dallo specialista. Le caratteristiche che più possono indirizzare alla diagnosi di crisi comiziale sono la rapidità dell'esordio, la brevità, la perdita del controllo sfinterico, il morso della lingua, le altre manifestazioni cliniche possono sempre lasciare un dubbio a meno della classica crisi tonico-clonica che però abbiamo detto essere rara, giova a questo proposito ricordare anche le cause non epilettiche di episodi critici utili per una diagnosi differenziale (Tabella 1) [3].

Tabella 1. Condizioni non epilettiche che si possono manifestare con episodi critici

a. **Disturbi psicologici:** somatiformi, ansiosi, dissociativi, psicotici, Sindrome di Munchausen;
b. **Disordini cardiovascolari:** sincopi, aritmie cardiache, TIA, ipotensione ortostatica;
c. **Sindromi emicraniche:** emicrania complicata, emicrania basilare;
d. **Disordini del movimento:** tremore, discinesie, tic, mioclonie;
e. **Parasonnie e disturbi del sonno:** incubi, sonnambulismo, narcolessia, cataplessia, distonia parossistica notturna;
f. **Disturbi gastrointestinali:** nausea o coliche episodiche;
g. **Disturbi cognitivi** soprattutto *delirium* (stato confusionale acuto)

16.2 TRATTAMENTO

È stato dimostrato che non vi è una reale efficacia di un trattamento preventivo con farmaci antiepilettici nei pazienti con processi espansivi intracranici primitivi, operati e non, in cui non si siano verificati episodi critici [4,5].

In caso di metastasi cerebrali il trattamento è consigliato se ci sono delle manifestazioni epilettiche, altrimenti si preferisce attendere, tranne in caso di metastasi di melanoma che per le caratteristiche di sede corticale e per la tendenza al sanguinamento causano facilmente crisi.

La profilassi è quindi raccomandata solo in pazienti che hanno avuto già crisi.

In caso di crisi in malati con lesioni strutturali già in trattamento e con un dosaggio del farmaco adeguato può essere utile ottimizzare la terapia antiedemigena più che aggiungere altri farmaci.

Quando le crisi epilettiche sono dovute a cause non strutturali, come avviene frequentemente nel paziente con compromissioni multiple e tossicità farmacologiche di rilievo, esse necessitano soltanto di un trattamento a breve termine.

Vengono riassunte le caratteristiche generali dei farmaci. Giova ricordare che è utile monitorare il livello ematico, quando disponibile, anche se talvolta è la risposta clinica non tale parametro ad influenzare la dose.

16.2.1 Fenitoina

La fenitoina o dintoina è un farmaco maneggevole, disponibile sia la formulazione orale, sia quella parenterale, come fenitoina e fosfofenitoina, quest'ultima più sicura in caso di infusione rapida.

È considerata un trattamento di prima linea

nelle epilessie semplici parziali, parziali complesse e generalizzate tonico cloniche.

Il farmaco presenta tuttavia alcuni inconvenienti, è metabolizzato solo da un unico sistema enzimatico epatico, che può essere saturato da altri farmaci, con variazioni importanti del livello ematico anche per aggiustamenti modestissimi della dose; tra i farmaci che interferiscono dobbiamo ricordare la ciclosporina, il paclitaxel, il cisplatino e il desametazone. In quest'ultimo caso si possono avere riduzioni del 50% dell'efficacia del desametazone o della dintoina, quando somministrati contemporaneamente. I vantaggi di questo farmaco sono l'assenza di attività sedativa, la rarità di gravi conseguenze se si superano accidentalmente i livelli ematici consigliati e l'esistenza di una formulazione per uso parenterale per il trattamento acuto.

I più comuni effetti collaterali per uso cronico sono atassia (sofferenza cerebellare e vestibolare), disturbi gastroenterici, ipertrofia gengivale, irsutismo, osteomalacia ed anemia megaloblastica. Reazioni gravi a carico della cute, del fegato e del midollo osseo sono probabilmente manifestazioni di tipo allergico.

Dosaggio consigliato: 4 a 8 mg/kg die in due o tre somministrazioni preferibilmente con il pasto.

16.2.2 Fenobarbital

Il fenobarbital è disponibile in formulazione orale e parenterale, è efficace nelle crisi parziali e generalizzate tonico cloniche.

È metabolizzato nel fegato dal citocromo P450, la *clearance* è lenta, 4-5 giorni, diminuita nelle malattie epatiche.

Il vantaggio di tale farmaco nell'uso per os è rappresentato dall'ampio intervallo fra la dose terapeutica e quella tossica; tuttavia può alterare lo stato di coscienza, causare atassia, irritabilità, *rash* cutanei anche gravi (Sindrome di Stevens-Johnson, Lyell), interferisce con vari chemioterapici ed il suo uso cronico è associato ad artrite (pseudoreumatismo) che può aggravare una coesistente osteopatia steroidea.

Dosaggio consigliato: da 1 a 5 mg/kg/die, in mosomministrazione giornaliera.

16.2.3 Valproato di sodio

Il valproato è efficace nella maggior parte delle crisi: epilessie generalizzate miocloniche, toniche, astasiche, assenze, crisi tonico cloniche generalizzate e ad esordio parziale.

Effetti collaterali sono tremore, sedazione, atassia, irritazione gastrointestinale, trombocitopenia, elevazione delle transaminasi, iperammoniemia, generalmente asintomatica.

L'epatite fulminante occorre soprattutto nei primi sei mesi di terapia ed è accompagnata da alterazione degli indici epatici, la maggior parte dei casi occorre in bambini sotto i due anni di età, in trattamento anche con altri farmaci anticomiziali. È un farmaco ipoinduttore degli enzimi epatici, questo richiede una riduzione della dose di lamotrigina qualora quest'ultima fosse aggiunta.

Dosaggio consigliato: si inizia con 250-500 mg die, da aumentare di 250 mg alla settimana fino alla dose di mantenimento di 1000-3000 mg in due somministrazioni giornaliere.

Nei bambini si inizia con 10-15 mg/kg/die, aumentando la dose di 10-15 mg/kg/die la settimana fino alla dose di mantenimento che varia da 30 a 60 mg/kg in due somministrazioni al dì.

16.2.4 Carbamazepina

Si considera un trattamento di prima linea nelle epilessie semplici parziali, parziali complesse, secondariamente generalizzate e generalizzate tonico-cloniche. Ha metabolismo epatico e influisce negativamente sulla crasi ematica.

Gli effetti collaterali più comuni sono sonnolenza, vertigine, atassia, diplopia, visione offuscata. Altri effetti sono nausea, vomito, grave mielotossicità (anemia aplastica 1 su 200000 pazienti).

Dosaggio consigliato: si inizia con 200 mg due volte al giorno aumentando di 200 mg alla settimana fino alla dose totale di 800-1200 mg in due o tre somministrazioni. Nei bambini la dose è 20 mg/kg/die in due somministrazioni.

16.2.5 Clonazepam

Approvata per le assenze, assenze atipiche ed epilessia mioclonica; è utile anche nella prevenzione e controllo temporaneo di crisi in fase di adattamento di una terapia anticomiziale definitiva profilattica, sfruttando l'effetto immediato di questo farmaco rispetto a quello degli altri farmaci che raggiungono il loro livello terapeutico in tempi più lunghi. L'effetto collaterale più rilevante è la sonnolenza, vi può essere atassia, raramente è stata segnalata eccitazione paradossa.

Dosaggio consigliato: nell'adulto 1-3 mg/die; nel bambino si inizia con 0,01-0,03 mg/kg/die in tre somministrazioni aumentando di 0,25-0,5 mg ogni 3 giorni fino alla dose di mantenimento di 0,1-0,5 mg/kg/die.

16.2.6 Nuovi farmaci [6, 7]

16.2.6.1 Oxcarbazepina

È chimicamente correlata alla carbamazepina, ma con meno interazioni, poiché meno induttrice degli enzimi epatici. Il meccanismo di azione sembra quello di una modulazione dei canali del sodio.

Approvata per le epilessie parziali, anche refrattarie. Gli effetti collaterali sono simili a quelli della carbamazepina, ma usualmente è meglio tollerata, talora si verifica iponatriemia, clinicamente rilevante nel paziente anziano.

Dose consigliata: iniziare con 300-600 mg al dì, in due somministrazioni, aumentabile fino a 1800 mg.

16.2.6.2 Gabapentin

Approvato come *add-on* terapia per crisi parziali senza o con secondaria generalizzazione. Recenti segnalazioni lo definiscono utile anche come monoterapia, ma questo uso in neuro-oncologia non è stato studiato. Non si lega alle proteine plasmatiche ed è privo di interazioni farmacologiche. La breve emivita richiede tuttavia tre somministrazioni giornaliere; l'eliminazione è renale ed è influenzata solo dalla funzionalità di questo organo.

Dose consigliata: da 900 a 1800 mg in tre somministrazioni giornaliere. Sono stati usati, senza problemi, dosaggi fino 6000 mg/die.

16.2.6.3 Topiramato

Efficace nelle epilessie parziali e generalizzate sia nel bambino sia nell'adulto.

Effetti collaterali sono sonnolenza, instabilità, atassia, difficoltà di memoria e concentrazione.

Non inibisce la crasi ematica, questo è un vantaggio nel paziente oncologico, ma richiede un lento adattamento della dose. Dosaggio consigliato: nell'adulto la dose iniziale è di 25-50 mg con aumento settimanale di 25-50 mg, fino alla dose minima di 200-400 mg/die in due somministrazioni. Nel bambini si inizia con 0,5-1 mg/kg/die con incremento settimanale di 0,5-1 mg/kg/die fino alla dose di 5-9 mg/kg/die in due somministrazioni, dosi fino a 24 mg/kg/die sono state ugualmente ben tollerate.

16.2.6.4 Lamotrigina

Approvata per le crisi parziali degli adulti in associazione ad altri farmaci è efficacie anche in monoterapia e nel trattamento delle crisi di assenza nei bambini. È metabolizzata dal fegato e ha interazioni significative con dintoina, carbamazepina e fenobarbital. Sono stati osservati casi di sindrome di Stevens-Johnson più frequentemente nei bambini (minori di 16 anni) e con un rapido aumento delle dosi e in associazione a valproato. Con un adattamento lento del dosaggio il rischio è estremamente ridotto.

Dosaggio consigliato: in monoterapia si inizia a 25 mg due volte al giorno e si aumenta di 25-50 mg alla settimana sino al dosaggio terapeutico che varia da 300 a 500 mg/die. In associazione con farmaci induttori epatici, si inizia con 25 mg due volte al giorno per 2 settimane e poi si aumenta di 100 mg al giorno (in due dosi/die) fino alla dose terapeutica.

16.2.6.5 Tiagabina

Agisce principalmente bloccando il *re-uptake* del Gaba, è approvata principalmente come terapia aggiuntiva per le crisi parziali, nei pazienti di 12 e più anni. Non è induttore degli enzimi epatici.

Generalmente è ben tollerata e gli effetti collaterali più comuni sono sonnolenza, nervosismo, vertigine e disturbi gastroenterici che sono ridotti se il farmaco è assunto con i pasti e se la dose efficace è raggiunta lentamente, ad esempio iniziando con 0,1 mg/kg/die e incrementi di 0,1 mg/kg/die ogni due settimane fino al dosaggio di 0,7-1,0 mg/kg/die.

Effetto collaterale grave è rappresentato da *stupor* o *spike wave stupor*. La dose massima consigliata è di 32 mg/die negli adolescenti tra i 12 e i 18 anni e 56 mg/die negli adulti.

16.2.6.6 Leviracetam

Indicato nelle epilessie parziali e quelle con secondaria generalizzazione. Non è induttore degli enzimi epatici. È un farmaco che negli adulti può essere iniziato a dosi effettive, 500-1000 mg/die, mantenimento 1000-4000 mg. Nei bambini si inizia con 10 mg/kg/die con incrementi di 10-20 mg/kg/die ogni una o due settimane.

16.2.6.7 Felbamato

È stato il primo nuovo antiepilettico approvato dopo 15 anni, nel 1993, per l'epilessia parziale senza o con secondaria generalizzazione nei pazienti con sindrome di Lennox-Gastaut. L'uso tuttavia è riservato ai casi refrattari a causa degli effetti collaterali potenzialmente gravi, quali anemia aplastica e epatotossicità. Gli altri effetti collaterali, nausea, anoressia, insonnia e cefalea, sono dose dipendenti ed usualmente transitori. Interagisce decisamente con gli altri anticonvulsivanti e questo ne limita l'uso. La dose iniziale nell'adulto è di 600-800 mg/die in due o tre somministrazioni, quella di mantenimento 2400/4800 mg/die. Nel bambino si inizia con 15 mg/kg/die la prima settimana, 30 mg/kg/die la seconda e 45 mg/kg/die la terza.

16.2.6.8 Zonisamide

Indicato negli adulti per il trattamento delle crisi parziali, iniziando con 100 mg/die aumentando ad intervalli di due settimane fino a 400-600 mg/die.

Nei bambini si inizia con 1-2 mg/kg/die aumentando di 1-2 mg/kg/die ogni due settimane fino a 4-8 mg/die con un massimo di 12 mg/kg/die.

16.2.7 **Linee guida sull'uso della profilassi antiepilettica**

Nel paziente oncologico sottoposto a chemioterapia, come già osservato nei capitoli 3.7 e 3.8, sono da preferire farmaci che non hanno metabolismo epatico, con scarsa o nulla interferenza con i chemioterapici e che non modificano la crasi ematica, quindi agli antiepilettici più classici sono da preferire nell'ordine valproato, topiramato, oxcarbazepina, levetiracetam, tiagabina, gabapentin. Gli autori considerano che per lo specialista non neurologo sia consigliabile avere confidenza con uno o due farmaci, scegliendo in base alla maneggevolezza e minore incidenza di effetti collaterali significativi, nella nostra esperienza valproato e oxcabazepina rispondono a tutti i requisiti desiderabili.

- Nel paziente che non ha avuto crisi non si consiglia profilassi a meno che abbia metastasi cerebrali di melanoma. Se le crisi derivano da un'alterazione metabolica che è stata corretta non va data profilassi.
- Il paziente e i parenti del paziente che ha avuto una crisi e ha lesioni strutturali cerebali devono essere istruiti a reagire nel caso di crisi generalizzata attuando misure di protezione del malato, e a non cercare di forzare le mandibole in caso di "*morsus*", e a osservare la crisi ricordando che in genere si autoestingue i pochi secondi o minuti.
- Si dovrebbe lasciare in casa del paziente una preparazione di diazepam rettale (microclismi da 5 o 10 mg) da usare in casi di crisi prolungate o ripetute, nell'attesa di un intervento richiedere un parere medico.

16.3 **STATO DI MALE EPILETTICO**

Quando una crisi epilettica supera i 30 minuti di durata o due o più crisi si succedono senza che vi sia, tra l'una e l'altra, il recupero completo della coscienza, in bambini maggiori di 5 anni e negli adulti si parla di stato di male epilettico (SE) [2]. Si parla ugualmente di stato di male se la crisi dura più di 5 minuti, questo criterio è più utile in neuro-oncologia, poiché il paziente è solitamente più compromesso, inoltre la possibilità di una interruzione spontanea della crisi che perdura oltre tale tempo è poco probabile.

Quando un paziente non risponde entro un'ora alla terapia di prima linea dello stato di male, si parla di stato epilettico refrattario.

A seconda delle caratteristiche cliniche dei movimenti convulsivi, lo stato di male può essere definito tonico-clonico, che è il più frequente, tonico, clonico, o mioclonico.

16.3.1 **Stato di male epilettico non convulsivo**

Si può avere una condizione di stato di male con attività epilettica cerebrale continua o subentrante registrabile all'EEG senza manifestazioni motorie convulsive: si parla in questi casi di stato di male epilettico non convulsivo (NCSE). Questa condizione è forse più frequente di quanto si creda (vedi Figura 2, capitolo 17). È una causa importante di alterazione della coscienza in pazienti compromessi, quali pazienti comatosi senza alcun segno di attività convulsiva [8].

Secondo alcuni autori la maggior parte di pazienti con lievi segni motori e coscienza alterata ha segni elettroencefalografici di SE.

Anche lo NCSE ha caratteristiche cliniche diverse che prevedono la presentazione come assenze, nello NCSE tipo assenza; come alterazioni comportamentali complesse nello NCSE parziale complesso con episodio epilettico prolungato nel quale scariche fluttuanti o frequentemente ricorrenti originano in regioni temporali o extratemporali provocando uno stato confusionale con segni clinici variabili come confusione di lunga durata con o senza comportamento psicotico o automatismi; in questo caso il quadro clinico è molto subdolo, un lieve ritardo nelle risposte, o risposte inappropriate, paura o ideazione paranoide. La durata varia da 30' a due settimane, il 40% meno di 24 ore, il 40% da 1 a 10 giorni; in un caso la durata è stata di 7 mesi e mezzo [9].

Si può anche avere uno SE parziale semplice o epilessia parziale continua, caratterizzato da crisi parziali, senza alterazione della coscienza e con normale regolazione neurovegetativa.

16.3.2 **Terapia dello stato di male [10]**

Lo stato di male epilettico convulsivo è una emergenza medica, associata a morbilità e mortalità significativa, necessita pertanto di un trattamento rapido ed aggressivo, che richiede innanzitutto mantenimento delle funzioni cardiorespiratorie, supporto medico generale mentre si attua il trattamento specifico delle crisi, che prevede l'uso iniziale di benzodiazepine seguite da altri farmaci (Tabella 2).

Se il trattamento è iniziato entro 30' è efficace nell'80% dei casi; dopo 2 o più ore questi farmaci invece falliscono nel 60% dei casi.

Tabella 2. Algoritmo per il trattamento dello SE

Minuti	Intervento
0-5	diagnosi, ABC (*airway-breathing-circulation*), accesso venoso, glicemia, ossimetria
5	se ipoglicemia, somministrare tiamina 100 mg im, seguita da glucosio al 50%, in bambini 2 ml/kg di glucosio al 25%
>5 <20	lorazepam 0,1 mg/kg, infusione a 2 mg/min, dose totale 8 mg nell'adulto; ripetibile dopo 20 minuti
>20	valproato 15 mg/kg/ev infusione in 3-6 minuti, seguiti da 1-2 mg/kg/ora *oppure* fenitoina 15(anziani)-20 mg/kg, infusione alla dose massima di 50 mg/min, nell'adulto, 1 mg/kg/min nel bambino; monitorare l'ECG e la pressione arteriosa *oppure* Phosphophenytoin (non disponibile in Italia): dose iniziale 15-20 mg/kg, alla velocità di infusione massima di 150 mg/min
>60	dose addizionale di fenitoina di 5 mg/kg, ripetibile se necessario fino alla dose totale massima di 30 mg/kg *quindi, se continua* fenobarbital 20 mg/kg a 60 mg/min IV. Attenzione all'apnea, soprattutto in pazienti già trattati con benzodiazepine *se persiste* fenobarbital, dose addizionale di 5-10 mg/kg *Se lo stato di male persiste è SE refrattario, deve essere trattato in terapia intensiva* *con uno dei seguenti farmaci* pentobarbital 3-12mg/kg come carico, seguita da infusione di 1-10 mg/kg/ora thiopental 5 mg/kg, seguiti da 5 mg/kg/ora midazolam 0,2 mg/kg, quindi 0,1-0,6 mg/kg/ora propofol 1-2 mg/kg iv, seguiti da 2-10 mg/kg/ora diazepam 50 mg diluiti in 250 cc di soluzione fisiologica*, alla velocità di infusione di 1 ml/kg/hr **le soluzioni devono essere rinnovate ogni 6 ore*

Modificata da [20] e [21]

16.3.2.1 **Lorazepam [11])**

Il lorazepam (fiale per uso ev e im da 4 mg) è considerato ormai il farmaco di prima scelta, con un tempo medio di inizio dell' azione di circa 3 minuti e una emivita è di circa 10-15 ore, continua tuttavia a mantenere un livello cerebrale effettivo per 8-24 ore; non ha metaboliti attivi. Rispetto al diazepam ha una minore liposolubilità, un minor volume di distribuzione e una minor velocità d'azione, questa tuttavia è compensata da un effetto terapeutico più prolungato.

Dose consigliata: la dose nell'adulto è di 4-8 mg ev, secondo il peso corporea, nel bambino 0,1 mg/kg, infuso alla velocità di non superiore a 2 mg/min. L'infusione continua di alte dosi 0,3-9 mg/h è stata efficace in alcuni casi. Il rischio per il trattamento acuto è rappresentato dalla depressione respiratoria. Il farmaco deve essere conservato in frigorifero ma alcuni autori riferiscono che mantiene il 90% della sua efficacia anche se mantenuto in ambulanza senza refrigerazione per 5 mesi.

16.3.2.2 **Diazepam**

Il diazepam (fiale da 10 mg per uso intramuscolare e endovenoso, microclismi rettali da 5 e 10 mg) penetra nel cervello in pochi secondi, ha un inizio di azione rapido quindi il rischio di depressione respiratoria è più alto che con il lorazepam, inoltre, poiché è altamente liposolubile, si ridistribuisce rapidamente nei tessuti corporei e la sua concentrazione si riduce rapidamente, l'effetto anticonvulsivo pertanto è breve, spesso infatti è necessaria una seconda dose dopo 20-30'.

Dose consigliata: 0,15-0,25 mg/kg ev, alla velocità di infusione non superiore a 5 mg/min. Per via rettale le dosi consigliate sono 10 mg nell'adulto e 5 mg (0,5 mg/kg) nel bambino; con questa modalità di somministrazione il pericolo di depressione respiratoria è raro [12], probabilmente a causa di un assorbimento più graduale. La somministrazione intramuscolare è sconsigliata a causa di un assorbimento variabile e lento.

16.3.2.3 **Sodio valproato [13]**

La disponibilità della soluzione parenterale ha fornito il medico di una valida alternativa alla fenitoina. Molti articoli segnalano l'efficacia e la sicurezza dell'infusione di valproato, fino a 6 mg/kg/min, dose da 15 fino a 30 mg/kg, somministrati in 6 minuti, seguiti da una dose di mantenimento di 1-2 mg/kg/ora [12]. È disponibile in fiale da 4 ml/400 mg.

16.3.2.4 **Fenitoina [14]**

Ha un inizio di azione rapido (10-20 minuti), non ha effetti sedativi, non causa depressione respiratoria a ha una lunga durata di azione. È disponibile in fiale da 5 ml/250mg.

Dosi consigliate: dopo l'uso di benzodiazepine si somministra alla dose di 20 mg/kg (15 mg/kg nell'anziano), in *soluzione fisiologica*, a una velocità di infusione non superiore a 50 mg/min nell'adulto o 1 mg/kg al minuto nel bambino, monitorando PA e FC ogni 15' fino ad un ora dal termine dell'infusione. Dopo tale somministrazione la durata di azione è di circa 24 ore; il dosaggio ematico può essere valutato 120 minuti dal termine dell'infusione.

Una dose carico di 15-20 mg/kg potrebbe essere anche assunta anche per os, la scarsa tollerabilità gastrica e l'impossibilità dell'assunzione orale rappresentano tuttavia i limiti di questa modalità di somministrazione.

La preparazione dintoina/fisiologica andrebbe utilizzata entro l'ora; la diluizione consigliata è di 6 mg/ml (1000 mg/130 ml), ma è stabile per concentrazioni variabili da 1 a 10 mg/ml.

16.3.2.5 **Fenobarbital**

Può essere usato quando gli altri farmaci non hanno successo.

La dose iniziale consigliata è di 20 mg/kg, alla velocità massima di infusione di 60 mg/min.

16.3.2.6 **Midazolam [15, 16]**

È un farmaco idrosolubile con emivita breve, non ha metaboliti attivi. L'inizio di azione è in 3 minuti dopo somministrazione ev, 5 e 15 rispettivamente per via intramuscolare ed orale. Il buon assorbimento per queste due vie costituisce un importante vantaggio in casi di accesso venoso difficile e quindi rappresenta è utile "sul campo", in condizioni critiche: la latenza di azione maggiore del diazepam è compensata infatti dalla possibilità di somministrarlo in tempi rapidissimi.

La dose iniziale consigliata è di 0,2 mg/kg, seguita da 0,1-0,6 mg/kg/ora.

16.3.2.7 **Propofol [17-19]**

È un farmaco con un effetto sui recettori GABA simile ai barbiturici e alle benzodiazepine, è un anestetico ad azione rapida, altamente liposolubile e con tempo eliminazione breve. È riservato all'uso ospedaliero da parte dello specialista in anestesia. È indicato nello stato di male generalizzato o parziale complesso refrattario ai trattamenti precedentemente descritti. Il vantaggio del propofol è la rapidità di inizio effetto e la breve durata d'azione, tuttavia l'uso prolungato in bambini può causare acidosi metabolica e collasso cardiocircolatorio, la cosiddetta *"propofol infusion syndrome"*.

Dosi consigliate: è disponibile in fiale da 20-50 ml alla concentrazione di 10 mg/ml. La dose carico è di 1-2 mg/kg in 5-10' oppure 30 mg ogni 30", seguita da mantenimento di 1-15 mg/kg/h; nei bambini si consiglia tuttavia di non superare i 5 mg/kg/h. Tale somministrazione prevede tuttavia l'intubazione e la ventilazione meccanica. L'infusione può causare ipotensione rendendo necessario l'uso di liquidi e farmaci vasopressori.

BIBLIOGRAFIA

1. Delanty N, Vaughan CJ, French JA (1998) Medical cause of seizure. Lancet 352:383-390
2. Victor M, Ropper AH (2001) Adams and Victor's principles of neurology, Seventh Edition. McGraw-Hill, New York
3. Krumholz A (1999) Nonepileptic seizures: diagnosis and management. Neurology 53[suppl 2]:S76-S83
4. Forsyth PA, Weaver S, Fulton D et al (2003) Prophylactic anticonvulsants in patients with brain tumour. Can J Neurol Sci 30:106-112
5. Glantz MJ, Cole BF, Forsyth PA et al (2000) Practice parameter: Anticonvulsivant prophylaxis in patients with newly diagnosed brain tumors. Report of the Quality Standars Subcommittee of the American Academy of Neurology. Neurology 54:1886-1893
6. French JA, Kanner AM, Bautista J (2004) Efficacy and tolerability of the new antiepileptic drugs I: Treatment of new onset epilepsy. Report of the Therapeutics and technology Assessement Subcommitee and Quality Standards Subcommitee of the American Academy of Neurology and the American Epilepsy Society. Neurology 62:1252-1260
7. French JA, Kanner AM, Bautista J (2004) Efficacy and tolerability of the new antiepileptic drugs II: Treatment of refractory epilepsy. Report of the Therapeutics and technology Assessement Subcommitee and Quality Standards Subcommitee of the American Academy of Neurology and the American Epilepsy Society. Neurology 62:1261-1273
8. Towne AR, Waterhouse EJ, Boggs JG et al (2000) Prevalence of nonconvulsive status epilepticus in comatose patients. Neurology 54:340-345
9. Roberts MA, Humphrey PRD (1988) Prolonged complex partial status epilepticus: a case report. J Neur Neurosurg Psychiatry 51:586-592
10. Shorvon S (2001) The management of status epilepticus. J Neur Neurosurg Psychiatry 70[suppl II]:ii22-ii27
11. Alldredge BK, Gelb AM, Isaacs SM et al (2001) A comparison of lorazepam, diazepam, and place-

bo for the treatment of out-of-hospital status epilepticus. N Engl J Med 345:631-637
12. Pellock JM, Shinnar S (2005) Respiratory adverse events associated with diazepam rectal gel. Neurology 64:1768-1770
13. Wheless JW, Vazquez BR, Kanner AM et al (2004) Rapid infusion with valproate sodium is well tolerated in patients with epilepsy. Neurology 63:1507-1508
14. Wheless J (1998) Pediatric use of intravenous and intramuscular phenytoin:lesson learned. J Child Neurol 13[suppl 1]:S11-S14
15. Yoshikawa H, Yamazaki S, Abe T, Oda Y (2000) Midazolam as a first-line agent for status epilepticus in children. Brain Dev 22:239-242
16. Prasad A, Worrall BB,Bertram EH, Bleck TP (2001) Propofol and midazolam in the treatment of refractory status epilepticus. Epilepsia 42:380-386
17. Rossetti A, Reichhart MD, Schaller M-D et al (2004) Propofol treatment of refractory status epilepticus: a study of 31 episodes. Epilepsia 45:757-763
18. van Gestel JP, Blusse van Oud-Alblas HJ, Malingre M et al (2005) Propofol and thiopental for refractory status epilepticus in children. Neurology 65:506-507
19. Schor NF, Riviello JJ Jr (2005) Treatment with propofol: The new status quo for status epilepticus? Neurology 65:506-507
20. Working group on Status Epilepticus (1993) Treatment of convulsive status epilepticus. Reccomandations of the Epilepsy Foundation of America's Working Group on Status Epilepticus. JAMA 270:854-859
21. Riviello J, Holmes GL (2004) The treatment of Status Epilepticus. Semin Pediatr Neurol 11:129-138

Capitolo 17

Delirium, stato confusionale acuto

Marco Bosisio, Augusto Caraceni

Diversi termini vengono comunemente utilizzati, a seconda delle situazioni cliniche, per indicare un'alterazione acuta delle funzioni cognitive e del livello di vigilanza: stato confusionale acuto, agitazione, *deficit* cognitivo acuto o, termine derivato dall'uso anglosassone, "*delirium*". Lo stato confusionale acuto o *delirium* è la forma più frequente di alterazione del livello di coscienza che può precedere stati più gravi, come lo *stupor* e il coma, a seconda della reversibilità e della gravità della causa efficiente.

Il *delirium* è frequente nei pazienti con cancro come in tutte le malattie gravi in fase avanzata. Le categorie più a rischio di *delirium* sono gli anziani, soprattutto se ospedalizzati, i pazienti sottoposti ad interventi chirurgici maggiori, i pazienti con malattia avanzata e con *deficit* cognitivo precedente.

17.1 DEFINIZIONE E PREVALENZA

Il *delirium* è stato definito come una sindrome cerebrale organica transitoria caratterizzata da compromissione acuta della sfera attentiva, cognitiva, psicomotoria e percettiva [1, 2]. La vigilanza e la coscienza sono anch'esse compromesse ed il *delirium* può quindi essere descritto anche come una particolare anomalia del livello di coscienza sul *continuum* che va dalla veglia normale al coma. La variabilità del quadro clinico è comunque tipica, sia per la gravità che per le caratteristiche della sindrome, con uno spettro che va dalle modeste alterazioni indotte da un farmaco sedativo o da uno stato febbrile alle condizioni che precedono il coma da insufficienza epatica. Un elemento distintivo è l'elevata fluttuazione dei sintomi con caratteristiche esacerbazioni notturne.

Nel 1959 Engel e Romano [3] correlarono le alterazioni cognitive e i dati clinici in corso di *delirium* alle modificazioni elettroencefalografiche fornendo una base scientifica al concetto unitario di *delirium*. Il grado di alterazione delle funzioni cognitive (attenzione, memoria e comprensione), misurato da test appropriati, è correlato con il rallentamento del tracciato EEG. Il comportamento del paziente con *delirium*, così diagnosticato, è compreso in uno spettro che va da agitato a stuporoso. Infine Lipowski ha inquadrato il termine *delirium* nell'ambito di altre sei sindromi organiche mentali, classificato insieme alla demenza quale *deficit* cognitivo globale in contrapposizione ad altre sindromi selettive quali l'amnesia organica o le allucinosi organiche e considerandolo un'entità unica della quale si danno tre varianti: iperattiva, ipoattiva e mista.

Il *delirium* è una delle più comuni complicazioni neuropsichiatriche nei pazienti con cancro avanzato. Nelle differenti casistiche studiate il *delirium* presenta un'ampia variabilità di prevalenza dal 4% fino all'80% [4, 5]. Nella popolazione ospedalizzata è approssimativamente del 10% innalzandosi al 20-40% tra i ricoverati anziani [6, 7]. Dati specifici relativi alla popolazione oncologica, in funzione della fase di malattia o dell'ospedalizzazione, non sono disponibili. Alterazioni dello stato mentale in oncologia sono in ogni caso estremamente comuni. Esse rappresentano infatti, dopo il dolore alla schiena, la seconda causa, per frequenza, di richiesta di consulto neurologico [8].

L'incidenza aumenta in alcuni gruppi specifici, come i già citati pazienti geriatrici, ma anche nei pazienti che arrivano al pronto soccorso ed in quelli in fase terminale. Quattro recenti studi su pazienti con cancro avanzato mostrano una prevalenza del *delirium* pari a circa il 30% al momento del ricovero o dell'affidamento a servizi territoriali ed ospedalieri di cure palliative [9-12]. La prevalenza sale all'80% dei pazienti con cancro negli ultimi giorni di vita [13].

17.2 ASPETTI CLINICI

Il quadro clinico del *delirium* è polimorfo e dipende direttamente, nella sua espressione, dalla gravità del caso. Caratteristico è l'esordio acuto e conclamato con alterazione dello stato di coscienza e difficoltà nel mantenere l'attenzione, disturbi cognitivi di orientamento spazio-temporale, di memoria e di linguaggio, cui si possono associare disturbi di percezione e disturbi affettivi. Talvolta si può riconoscere una fase prodromica in cui sono rilevabili sfumate alterazioni dello stato mentale, senza disturbi comportamentali. Queste modificazioni possono essere così sottili da sfuggire all'identificazione anche nel paziente ospedalizzato, se non ricercate con prove mirate. Vengono spesso riferite dai familiari, come cambiamento dell'umore e di tratti abituali della personalità.

La fluttuazione della sintomatologia nell'arco di breve tempo, per cui osservatori diversi possono registrare modificazioni diverse, e contrastanti, nella manifestazione del quadro clinico, è un'altra peculiarità del *delirium*. Inoltre nel paziente con cancro anche sintomi più evidenti come ansia, depressione, irritabilità e labilità emotiva pur essendo molto frequenti, non sono specifici per la diagnosi ma possono essere prodromici.

17.2.1 Criteri dell'ICD 10 e del DSM IV TR

Tutti gli elementi clinici caratteristici fondamentali della sindrome sono contenuti nel DSM IV TR e nell'ICD 10.

La decima revisione dell'*International Statistical Classification of Diseases and Related Health Problems* [14] descrive il *delirium* come una sindrome di natura organica cerebrale e non specifica sul piano eziologico caratterizzata dalla coesistenza di disturbi della coscienza e dell'attenzione, della percezione, del pensiero, dell'emotività e del ciclo sonno-veglia. La durata è considerata variabile così come l'entità (da lieve a molto grave) (Tabella 1).

Tabella 1. Criteri diagnostici per il delirium dell'ICD 10

A. Ottundimento della coscienza, cioè ridotta consapevolezza dell'ambiente, con ridotta capacità di focalizzare, mantenere o spostare l'attenzione.

B. Disturbo globale delle funzioni cognitive, consistente in entrambi i seguenti aspetti:
   1. compromissione della memoria recente e della rievocazione immediata, con risparmio relativo della memoria remota;
   2. disorientamento nel tempo, nello spazio o nella persona.

C. Almeno uno dei seguenti disturbi psicomotori:
   1. passaggi rapidi e imprevedibili dall'ipoattività all'iperattività;
   2. tempi di reazione prolungati;
   3. flusso verbale aumentato o diminuito;
   4. reazione di allarme accentuata.

D. Disturbo del sonno o del ciclo sonno-veglia, evidente dalla presenza di almeno uno dei seguenti aspetti:
   1. insonnia, che nei casi più gravi può comportare la perdita completa del sonno, con o senza sonnolenza diurna, o inversione del ciclo sonno-veglia;
   2. peggioramento notturno dei sintomi;
   3. sogni disturbanti o incubi, che possono prolungarsi in allucinazioni o illusioni dopo il risveglio.

E. Esordio rapido e fluttuazioni dei sintomi nel corso della giornata.

F. Evidenza (dall'anamnesi, dall'esame obiettivo e neurologico o dalle indagini laboratoristiche e strumentali) di una sottostante malattia cerebrale o sistemica (non legata all'uso di sostanze psicoattive) che si può ritenere responsabile delle manifestazioni cliniche descritte nei criteri A-D

Il *Diagnostic Statistical Manual of Mental Disorders* [13] ha adottato la classificazione del *delirium* e delle altre sindromi organiche concepita da Lipowski [2] giungendo a considerarlo come una singola entità nosologica permettendo così la distinzione di questa sindrome dalla demenza e da altre sintomatologie psichiatriche. Vengono identificati i criteri essenziali per effettuare la diagnosi con qualche importante differenza rispetto alle versioni III e IIIR. I criteri adottati già dal DSM IV si focalizzano su due aspetti essenziali: l'alterazione della coscienza e la modificazione della sfera cognitiva, mentre vengono eliminati i riferimenti a sintomi e segni accessori (Tabella 2).

Tabella 2. Criteri diagnostici per il delirium del DSM IV TR

A. Alterazione della coscienza (cioè, riduzione della lucidità della percezione dell'ambiente), con ridotta capacità di focalizzare, mantenere o spostare l'attenzione.

B. Una modificazione cognitiva (quale *deficit* di memoria, disorientamento, alterazioni del linguaggio), o lo sviluppo di un'alterazione percettiva che non risulta meglio giustificata da una preesistente demenza, stabilizzata o in evoluzione.

C. L'alterazione si sviluppa in un breve periodo di tempo (generalmente di ore o giorni), e tende a presentare fluttuazioni giornaliere.

D. Criterio eziologico:

1. *Delirium* dovuto a... [indicare la condizione medica generale];
2. *Delirium* da Intossicazione da Sostanze [far riferimento ai disturbi correlati a sostanze per i codici della sostanza specifica];
3. *Delirium* da astinenza da sostanze [far riferimento ai disturbi correlati a sostanze per i codici della sostanza specifica];
4. *Delirium* dovuto a eziologie molteplici [codificare ciascuna delle specifiche eziologie];
5. *Delirium* non altrimenti specificato [*delirium* per il quale l'eziologia è presunta e non vi sono dati sufficienti a stabilirne una specifica oppure perché è dovuto a cause escluse dal DSM IV come ad esempio la deprivazione sensoriale]

17.2.1.1 **Ritmo sonno-veglia**

Altri elementi clinicamente significativi sono frequenti anche se non vengono più valorizzati dal DSM IV TR, ma rimangono, ad esempio, nell'ICD 10. Tra questi sottolineiamo l'alterazione del ritmo sonno-veglia che è caratteristica e spesso è un sintomo prodromico di *delirium*. Sonnolenza manifesta durante il giorno si alterna a insonnia notturna con agitazione. Questo esordio notturno di sintomi si può collegare al peggioramento notturno del quadro mentale nella sindrome descritta negli anziani come "*sundowning*". Spesso questi pazienti sono all'esordio di una demenza.

17.2.1.2 **Esame neurologico**

Nel *delirium* l'esame neurologico può essere normale. Segni o sintomi neurologici possono dipendere dalla patologia cerebrale concomitante, ma non sono specifici del *delirium*. La caratteristica del *delirium* di non dipendere specificamente da una lesione focale strutturale, ma da una sofferenza diffusa dell'encefalo o di alcuni sistemi che nell'encefalo regolano il livello di coscienza, ha determinato l'uso in neurologia del termine encefalopatia. Una gran parte dei casi di *delirium* che si vedono in oncologia rientrano nel concetto di encefalopatia tossico-metabolica [15].

Vi sono alcuni segni clinici che sono tipici delle encefalopatie tossico-metaboliche, come il tremore o che possono dipendere da effetti fisiologici dell'agente intossicante.

Il tremore è tipico della sindrome da astinenza alcolica, ma si trova in molti casi di encefalopatie metaboliche, si parla anche di "tremore metabolico". La miosi può indicare una tossicità da oppioidi, mentre la midriasi suggerisce una tossicità da anticolinergici. Le mioclonie, sia spontanee che sotto forma di *asterixis* o "*flapping tremor*", sono caratteristiche del *delirium* associato ad encefalopatia epatica ed uremica, ma anche alla tossicità da oppioidi ed in genere delle forme dovute a fattori tossico-metabolici. È anche utile ricercare alcuni segni aspecifici di sofferenza cerebrale diffusa come i cosiddetti riflessi primitivi da liberazione: di arrampicamento, di suzione, palmomentoniero e glabellare. Il ruolo dell'esame neurologico rimane inoltre fondamentale per individuare eventuali segni focali, associati al *delirium*, che fanno propendere per una lesione cerebrale strutturale.

17.2.1.3 **Disgrafia**

Un altro elemento utile alla valutazione clinica è la valutazione della scrittura e di prove di disegno. Disegnare una spirale, riprodurre un disegno geometrico come richiesto dal MMSE e controllare la produzione del linguaggio scritto, meglio se con un confronto con la scrittura abituale del paziente, possono evidenziare anomalie (tremore del tratto, errori, duplicazioni, errata disposizione spaziale) in modo molto sensibile e precoce [16-18].

17.2.2 **Decorso e prognosi**

La classica concezione del *delirium* come condizione breve e transitoria contrasta con un recente studio su pazienti anziani che dimostrò una durata media di un episodio superiore alle due settimane. In questi pazienti le eziologie più frequenti furono *ictus*, infezioni e disfunzioni metaboliche. Malattie cerebrali strutturali erano concomitanti nell'81% dei pazienti considerati [19].

Levkoff ed altri valutarono un gruppo di pazienti anziani, ospedalizzati ed acutamente confusi dimostrando che, frequentemente, presentavano sintomi insufficienti per la diagnosi clinica di *delirium*. Il 4% di loro ebbe comunque una risoluzione di tutti i sintomi prima della dimissione, il 20,8% entro 3 mesi ed il 17,7% entro un semestre [20].

Inoltre molti dei pazienti che manifestano stati di confusione mentale acuta durante le fasi terminali di malattia non hanno alcuna risoluzione dei loro sintomi prima della morte.

In alcuni di questi casi il paziente sviluppa improvvisamente un *deficit* cognitivo che persiste per giorni o settimane fino alla morte. Un paziente con tumore pancreatico avanzato da noi seguito ebbe 26 giorni di stato mentale alterato con punteggi alla scala *Memorial Delirium Assessment Scale* (vedi paragrafo successivo) oscillanti, su cinque somministrazioni, tra i valori estremi di 12/30 e 30/30 (30/30 = normale) a cui è seguito il coma e l'*exitus* senza soluzione di continuità, e senza che al *delirium* si potesse attribuire una causa specifica.

La mortalità associata al *delirium* è stata segnalata situarsi tra il 10% ed il 65%. In un recente studio di Tuma e De Angelis, su un campione di pazienti oncologici ospedalizzati, la mortalità a 30 giorni fu del 25% e salì al 44% a sei mesi [21].

Il *delirium* rappresenta un buon indicatore di prognosi sfavorevole. In uno studio condotto sulla popolazione anziana, la diagnosi di confusione mentale acuta identificò quei pazienti a rischio di ospedalizzazione prolungata, di perdita d'autonomia sociale e di futuri nuovi episodi confusionali [22]. Negli anziani, anche la mortalità a dodici mesi risulta aumentata [23]. Nei pazienti con cancro in fase avanzata il *delirium* è un predittore indipendente di prognosi infausta a breve termine [11]. Ciononostante anche nel paziente avanzato il 50% degli episodi confusionali è ancora reversibile.

Casi reversibili sono quindi possibili e frequenti anche nell'ambito delle cure palliative, la diagnosi tra episodio reversibile e irreversibile riveste quindi un carattere particolarmente critico per le conseguenze immediate prognostiche e assistenziali [24].

17.3 STRUMENTI DIAGNOSTICI E DIAGNOSI DIFFERENZIALE

La diagnosi clinica si basa principalmente sui criteri del DSM IV TR già discussi precedentemente.

Una anamnesi completa, accompagnata dall'osservazione e da un esame dello stato mentale, permette solitamente di porre la diagnosi di *delirium*. L'esame obiettivo e gli esami di laboratorio spesso ne suggeriscono l'eziologia e le diagnosi differenziali.

L'*American Psychiatric Association* ha recentemente prodotto delle linee guida pratiche per la valutazione ed il trattamento del delirium [25]. Tappe essenziali del percorso valutativo sono:

a. Anamnesi (oncologica e non) estremamente precisa con particolare riferimento ad eventuali precedenti psichiatrici e allo stato cognitivo.
b. Modalità di insorgenza del *delirium*.
c. Revisione di tutta la terapia assunta dal paziente prima della comparsa del *delirium*.
d. Esame obiettivo generale e neurologico.

L'obiettivo della valutazione è, oltre che la diagnosi, l'identificazione delle cause reversibili del *delirium*, come le alterazioni metaboliche, le infezioni, l'ipossia (talvolta), la febbre, la tossicità di farmaci e l'astinenza da sostanze. La valutazione dello stato mentale può essere facilitata dall'uso di appositi strumenti.

17.3.1 Strumenti per la diagnosi e per la descrizione fenomenologica

Gli strumenti utilizzati per la diagnosi e la valutazione del *delirium* possono essere suddivisi in strumenti di *screening* diagnostici e scale di valutazione per la quantificazione e la descrizione dei sintomi o della gravità del quadro clinico. Il fatto che tali strumenti siano standardizzati è importante, sia in ambito clinico che di ricerca, non solo per fare una diagnosi precisa e condivisibile, ma anche per avere una definizione delle caratteristiche cliniche della sindrome che faccia riferimento a criteri comuni.

Si possono pragmaticamente adottare strumenti o metodi per la diagnosi della patologia, per la rilevazione della fenomenologia clinica e per la quantificazione della gravità dei sintomi.

Il *Confusion Assessment Method* (CAM) di Inouye et al [26] è uno strumento di *screening* composto da un algoritmo diagnostico mentre la *Delirium Rating Scale* di Trzepacz et al [27-29] e la *Memorial Delirium Assessment Scale* di Breitbart et al [30] sono strumenti adeguati alla descrizione fenomenologica della sindrome e della sua gravità. Il *Minimental State Examination* di Folstein [31] (Tabella 3) è uno strumento che permette una rapida valutazione delle funzioni cognitive al letto del paziente, ma non è specifico per la diagnosi di *delirium* (per una *review* esaustiva vedi Caraceni A, Grassi L (2003) Delirium - Acute confusional states in palliative medicine, Oxford University Press, New York).

Tabella 3. Mini Mental State Examination (MMSE)[1]

Punteggio massimo	Punteggio paziente	Prova	Area indagata
5	[0] [1] [2] [3] [4] [5]	Far riferire al paziente il giorno del mese, il mese, l'anno, il giorno della settimana e la stagione.	Orientamento temporale.
5	[0] [1] [2] [3] [4] [5]	Far riferire al paziente il luogo in cui si trova ovvero il piano, l'ospedale, la città, la regione e lo stato.	Orientamento spaziale.
3	[0] [1] [2] [3]	L'esaminatore pronuncia ad alta voce tre sostantivi e chiede al paziente di ripeterli. L'esaminatore deve ripeterli fino a quando il paziente non li abbia imparati (giungendo ad un massimo di 6 ripetizioni).	Memoria.
5	[0] [1] [2] [3] [4] [5]	Far sottrarre da 100 sette unità alla volta. Fermarsi dopo le prime 5 risposte. Se il paziente avesse difficoltà di calcolo, far scandire all'indietro la parola CARNE una lettera alla volta.	Attenzione e calcolo.
3	[0] [1] [2] [3]	Far richiamare i tre termini precedentemente imparati.	Memoria (rievocazione).
2	[0] [1] [2]	Come si chiama questo? (indicando una matita). Come si chiama questo? (indicando un orologio). Il paziente deve saper riconoscere i due oggetti.	Denominazione.
1	[0] [1]	Invitare il paziente a ripetere la frase "sette volte sette".	Ripetizione.
3	[0] [1] [2] [3]	Invitare il paziente ad eseguire correttamente i seguenti ordini: a) prenda un foglio con la mano destra; b) lo pieghi a metà; c) me lo restituisca.	Esecuzione di un compito su comando orale.
1	[0] [1]	Presentare al paziente un foglio con la seguente scritta: "Chiuda gli occhi". Invitare il paziente ad eseguire il comando indicato.	Esecuzione di un compito su comando scritto.
1	[0] [1]	Far scrivere al paziente una frase formata almeno da soggetto e verbo.	Scrittura.
1	[0] [1]	Far copiare al paziente un disegno (due pentagoni irregolari che si intersecano).	Prassia costruttiva.
30			**PUNTEGGIO TOTALE ______/30**

[1] Folstein MF, Folstein, SE and McHugh PR (1975) *Mini-Mental State: A practical method for grading the state of patients for the clinician*, Journal of Psychiatric Research, 12: 189-198

17.3.1.1 **Elettroencefalogramma (EEG)**

Le alterazioni dell'EEG sono tipiche del *delirium*. Già descritte da Engel e Romano [3] si confermano utili in studi recenti per una diagnosi di encefalopatia su base organica e per distinguere il *delirium* da altre alterazioni dello stato di coscienza come quelle dovute all'epilessia (stato epilettico non convulsivo) e dalle demenze [32-35].

17.3.2 **Diagnosi differenziale**

Le principali diagnosi differenziali da considerare sono:

a. la demenza, che è particolarmente importante negli anziani per i quali costituisce un fattore di rischio per il *delirium* molto importante e nella quale l'aggravamento del quadro cognitivo potrebbe essere attribuito alla malattia dementigena piuttosto che a un peggioramento intercorrente dovuto a un nuovo fattore incidente;
b. la malattia psichiatrica che si manifesta con un episodio acuto si può accostare per differenza al malato con patologia psichiatrica nota che va incontro a un episodio confusionale a causa organica non sempre di facile identificazione;
c. lo stato di male non convulsivo è una diagnosi da non sottovalutare, anche per frequenza, specialmente nei casi con laterazioni metaboliche

importanti, durante chemioterapia con ifosfamide, per la quale è tipico, ma anche con vincristina e altri farmaci neurotossici, ed in quelli senza una causa facilmente determinabile [36];

d. reazioni psicogene con mutismo e catatonia, non sono del tutto rare, ne abbiamo osservati almeno due casi negli ultimi 2-3 anni, che devono far riflettere sulle gravi condizioni soggettive causate dalla malattia oncologica, dall'aggressività delle terapie, dalla disattenzione alla sofferenza psichica in moltissimi malati e soprattutto in quelli con malattia avanzata e terminale. Ricordiamo che questi casi rispondono di solito a benzodiazepine (lorazepam 4-8 mg a seconda del peso corporeo e in infusione lenta) o barbiturico (la cosiddetta "*amytal interview*") con un immediato, quasi miracoloso, "risveglio".

La Tabella 4 riporta in sintesi le principali diagnosi differenziali.

Tabella 4. Principali diagnosi differenziale del *delirium* in oncologia

Aspetti clinici	*Delirium*	Demenza	Psicosi acuta	Epilessia - stato epilettico non convulsivo	Reazione psicogena con mutismo o catatonia
Esordio	acuto	insidioso	acuto	acuto	acuto
Decorso nelle 24 ore	fluttuante	stabile	stabile	stabile	stabile
Livello di coscienza	ridotto	risparmiato tranne che nei casi gravi	risparmiato	vigile non consapevole dell'ambiente	vigile
Attenzione	compromessa	inizialmente risparmiata	può essere compromessa	compromessa	compromessa in modo fluttuante
Funzioni cognitive	compromesse	compromesse	possono essere compromesse	non valutabili	
Allucinazioni	in genere visive	spesso assenti	prevalentemente uditive	non tipiche	assenti
Deliri	poco sistematizzati e fugaci	spesso assenti	sistematizzati e sostenuti	idem	idem
Attività psicomotoria	aumentata, ridotta mista e fluttuante	spesso normale	variabile con comportamenti bizzarri	in genere ridotta possibili automatismi	tipicamente rallentata con blocchi posturali, negativismo, rigidità e aspetti complessi (imitativi) può associarsi invece a fasi di eccitazione
Movimenti involontari	asterixis, mioclonie o tremori, frequenti in alcuni sottotipi	assenti nelle forme più frequenti	assenti	ci possono essere mioclonie	assenti
EEG	anormale*	anormale*	normale	critico	normale

* I reperti dell'EEG possono essere usati per differenziare il *delirium* dalla demenza

17.4 EZIOLOGIA

Il *delirium* non è un disturbo che rinvia facilmente ad una causa determinata. Le cause sono numerose e si possono classificare come tossiche, metaboliche, dovute a malattie dirette del SNC e dovute a malattie sistemiche.

Spesso, particolarmente nei pazienti con malattie gravi e complicate, è difficile identificare un'unica causa determinante tra i numerosi fattori eziologici del *delirium*. Bisogna quindi considerare la presenza di variabili biologiche (legate alla *noxa* e all'ospite) e forse di fattori psicologici ed ambientali facilitanti che modulano l'insorgenza, la severità e la durata dei sintomi (questi ultimi ancora poco studiati).

Se si considera specificamente il malato oncologico, il *delirium* può essere un sintomo di neoplasia primaria cerebrale o della diffusione metastatica al SNC, ma più frequentemente è la conseguenza di una insufficienza di organo (fegato, rene, polmone), di uno squilibrio elettrolitico o glicemico, di uno stato settico, di alterazioni vascolari o ematologiche, di infezioni, di complicazioni vascolari, di deficienze nutrizionali (tiamina, vitamina B12, acido folico) oppure, più raramente, può essere espressione di una sindrome paraneoplastica. La radioterapia dell'encefalo ed alcune chemioterapie possono provocare *delirium* o decadimento cognitivo. Sono a particolare rischio di *delirium* in oncologia i pazienti nel periodo postoperatorio sottoposti a nutrizione parenterale totale (NTP), trapianto di midollo e con stato generale compromesso e cachessia (vedi anche i capitoli 9, 12 e 13) (Tabella 5).

La equivalenza per importanza tra danno strutturale e danno funzionale nel produrre questa manifestazione clinica complessa si può apprezzare a pieno se si considera che il *delirium* è la manifestazione tipica di una lesione acuta del corpo calloso (Fig. 1), come si può osservare in paziente alcolisti, come di tossicità farmacologiche diverse e dello stato epilettico non convulsivo.

Tabella 5. Cause di delirium in pazienti oncologici

Neoplasie primitive del sistema nervoso
Neoplasie secondarie del sistema nervoso centrale
metastasi cerebrali
metastasi meningee
Complicazioni non metastatiche del cancro
encefalopatia metabolica da insufficienza epatica, renale, polmonare (ipossiemia)
alterazioni elettrolitiche
alterazioni della glicemia
infezioni
alterazioni ematologiche
carenze nutrizionali (deficit di tiamina, di acido folico, di vitamina B12)
processi vasculitici
Sindromi neurologiche paraneoplastiche
Effetti collaterali di terapie oncologiche
chemioterapia
farmaci chemioterapici
metotrexate
cisplatino
vincristina
paclitaxel
procarbazina
asparaginasi
citosina arabinoside
5-fluorouracile
ifosfamide
tamossifene (raro)
thiotepa
etoposide (alte dosi)
nitrosouree (alte dosi o via arteriosa)
immunoterapia
Radioterapia sull'encefalo
Immunosoppressione (vedi trapianto di midollo)
Tossicità da altri farmaci
Abuso o astinenza da farmaci o alcool

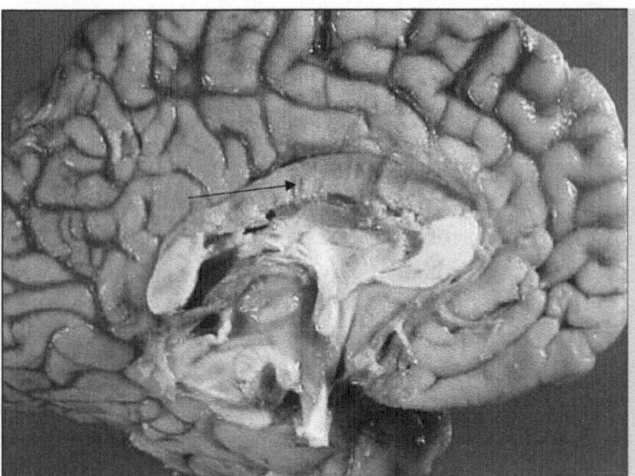

Fig. 1. Immagine autoptica del cervello di una paziente con tumore polmonare in trattamento chemioterapico che in un quadro febbrile settico lecopeico ebbe uno stato confusionale acuto e morì nell'evoluzione della condizione acuta. L'anamesi era positiva per alcolismo. L'autopsia mostra l'evidente necrosi del corpo calloso (freccia) compatibile con la diagnosi di malattia di Marchlafava-Blgnaml. Certamente un caso non comune nelle moltissime diagnosi differenziali del *delirium* in oncologia, ma utile a mostrare una lesione strutturale cerebrale definita che si manifesta come *delirium* (Caraceni, A, Andreola S, Simonetti F, Celio L (2004) Acute confusional state with fatal outcome in a cancer patient. Neurol Sci 24:424–425)

Numerosi farmaci spesso impiegati nel paziente oncologico possono essere responsabili di un'alterazione dello stato di coscienza e di *delirium*: oppioidi, benzodiazepine, neurolettici, antidepressivi, steroidi ed anticolinergici. La Tabella 6 riporta l'elenco dei farmaci che sono stati associati all'eziologia del *delirium*.

Tabella 6. Farmaci associati a *delirium*

Anticolinergici prototipici
Alcaloidi della belladonna
Scopolamina
Atropina
Ioscina
Farmaci con azione anticolinergica nota
Antidepressivi triciclici
Marzine
Difeninidramina
Prometazina
Biperidene
Triesifenidile
Clorpromazina
Ioscina butilbromuro
Ansiolitici-ipnotici
Benzodiazepine
Barbiturici
Bromuri
Paraldeide
Idratodi cloralio
Steroidi
Oppioidi
Digitale
Antiipertensivi
Antibiotici
Ciprofloxacina
Antivirali
Aciclovir
ganciclovir
FANS
Anticonvulsivanti
Gastroprotettori anti-H2 (cimetidina, ranitidina)
Interferoni e Interleuchine
Ciclosporina
Levodopa
Litio

Tra i chemioterapici è bene ricordare che l'ifosfamide produce spesso un'encefalopatia che se indagata con EEG rivela la presenza uno stato epilettico non convulsivo (Fig. 2).

Le alterazioni tossico-metaboliche sono la causa più frequente delle modificazioni dello stato mentale in oncologia. Uno studio su pazienti oncologici ricoverati ne indica una prevalenza del 61% su 146 casi [21]. Ma spesso le lesioni strutturali concomitano ed è comune osservare più cause possibili nel singolo caso.

Nell'anziano l'utilizzo di una polifarmacologia è un'altra condizione frequentemente associata a

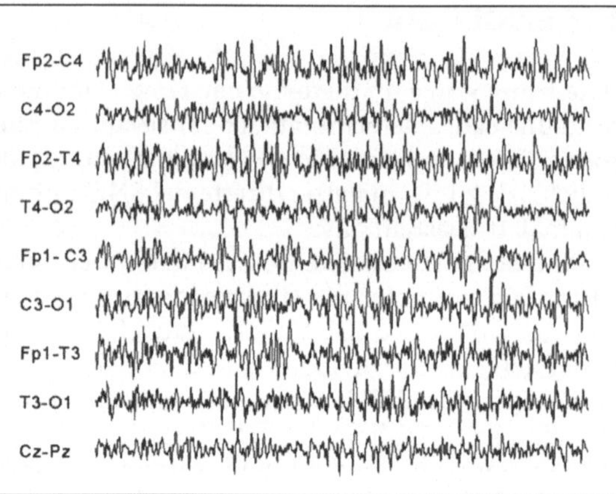

Fig. 2. Stato epilettico non convulsivo da ifosfamide (2 gr/m^2 per 3 giorni consecutivi). La paziente aveva uno stato mentale fluttuante spesso assente e qualche scossa mioclonica solo all'estensione delle braccia

delirium, poiché i deboli effetti anticolinergici di farmaci di uso comune (come furosemide o ranitidina) possono sommarsi tra loro (o con farmaci ad azione anticolinergica più marcata) producendo un effetto di soglia inatteso [37, 38].

La Tabella 7 riporta l'*iter* diagnostico completo per l'identificazione delle cause probabili e per chiarire le ipotesi eziopatogenetiche più comuni.

Tabella 7. Procedimento diagnostico ed esami da richiedere per la valutazione di *routine* di un paziente con *delirium*. L'ordine rappresenta la crescente complessità e completezza della valutazione che può non essere richiesta o necessaria in tutti i casi.

- Temperatura
- *Screening* dei farmaci
- Elettroliti plasmatici (Na, K, CL, Mg, Ca)
- Glucosio
- PO_2 saturazione O_2 periferica
- Urea e creatinina
- Funzionalità epatica
- Ammoniemia
- Formula leucocitaria
- Emocromo
- Esame del *liquor* cefalorachidiano: sangue, glucosio, proteine, linfociti-leucociti, cellule maligne, colture
- Colture ematiche, delle urine e di altri prelievi biologici per *screening* infettivologico
- Livelli ematici di B12 e folati, i livelli di B1 sono difficili da ottenere
- Ormoni tiroidei e TSH
- Funzione surrenalica
- TAC o RMN dell'encefalo
- Elettroencefalogramma *

* L'EEG, ultimo, ma non per importanza, deve essere tenuto in grande considerazione, perché la sua disponibilità pratica lo può rendere un esame molto più utile e agevole di quanto non venga considerato di solito.

17.5 FATTORI PREDISPONENTI E FATTORI PRECIPITANTI

È molto raro trovare un'unica causa di un episodio confusionale: in funzione di ciò, alcuni autori hanno considerato la possibilità che fattori predisponenti o concausali possano giustificare lo sviluppo della sintomatologia nei singoli casi.

Tra i fattori generali di rischio per lo sviluppo del *delirium* sono stati identificati: l'età, la diagnosi di demenza o il decadimento cognitivo, l'abuso di alcol, l'anestesia e l'attività anticolinergica sierica. Tra i fattori concausali le alterazioni metaboliche ed i farmaci.

La gravità della malattia di base, i disturbi cognitivi preesistenti, il valore anormale di sodio e di creatinina, eventuali infezioni e l'uso di farmaci psicotropi sono, secondo Francis et al (1990) elementi che contribuiscono allo sviluppo del *delirium* [6]. Schor et al (1992), invece, osservano che i fattori predisponenti più importanti nello sviluppo del *delirium* siano l'età, i disturbi cognitivi, le infezioni ed i farmaci psicotropi [7].

Il modello multifattoriale del *delirium* nel paziente anziano ospedalizzato proposto da Inouye e Charpentier potrebbe essere ragionevolmente trasposto alla popolazione oncologica, soprattutto se anziana [39, 40]. Tale modello si basa sulla interazione tra *vulnerabilità di base* e *fattori precipitanti*. Questi ultimi riguardano gli elementi dannosi che si manifestano durante il periodo di ospedalizzazione mentre con il termine *vulnerabilità di base* ci si riferisce ai fattori patologici presenti nel paziente al momento dell'ospedalizzazione. Si è osservato come pazienti con un alta *vulnerabilità di base* possano incorrere in episodi di *delirium* a causa di *fattori precipitanti* di gravità anche minima. Viceversa, pazienti con una bassa *vulnerabilità di base*, incorrono meno facilmente in episodi di *delirium* in quanto sono più resistenti, appunto, ai *fattori precipitanti*. I fattori che contribuiscono alla vulnerabilità di base sono: l'età avanzata, il deterioramento visivo, la gravità della malattia ed il deterioramento cognitivo. I *fattori precipitanti* sono risultati l'uso di farmaci psicotropi, la malnutrizione, l'utilizzo di più di un farmaco e l'uso di cateteri vescicali. Sebbene i fattori precipitanti, infatti, potrebbero non rappresentare la causa diretta del *delirium*, ciascuno potrebbe individuare una serie di fattori di rischio o causali quali, ad esempio, l'immobilità o le infezioni per la presenza di catetere vescicale.

Nel paziente oncologico si possono ipotizzare molti fattori di rischio per l'insorgenza della sindrome. Alcuni direttamente legati alla malattia, come le metastasi cerebrali [11] lesioni di tipo neoplastico del SNC, altri indirettamente connessi ad essa come l'utilizzo di sostanze chemioterapiche, l'irradiazione dell'encefalo, la malnutrizione e le complicazioni vascolari.

In uno dei pochi studi effettuati sul paziente oncologico, Weed et al nel 1995 hanno cercato di definire un metodo di identificazione preoperatoria dei pazienti a rischio di *delirium*, dopo un importante intervento alla testa o al collo [41]. Come predittivi dello sviluppo di *delirium* vengono qui identificati fattori relativi all'età, all'uso di alcool, al deterioramento cognitivo e alle anormalità biochimiche e funzionali. In questo studio non vengono tuttavia usati criteri sufficientemente rigidi per la definizione del *delirium*. Un modello che identifica i fattori di rischio per lo sviluppo del *delirium* postoperatorio è stato invece proposto da Marcantonio [42]. Il *delirium* nel postoperatorio crea una situazione di grande impatto clinico assistenziale. In una meta-analisi di 44 studi sul *delirium* postcardiotomico si è visto che un unico fattore correlava negativamente con l'incidenza di *delirium*: l'intervento psichiatrico di preparazione all'atto operatorio. Tale risultato sottolinea come la preparazione psicologica all'intervento prevenga efficacemente le sequele cognitive [43].

È stato proposto un modello predittivo di *delirium* nel postoperatorio che dipende da fattori soggettivi di vulnerabilità di base del paziente e fattori estrinseci legati al tipo di operazione chirurgica [42].

17.6 TERAPIA

Il trattamento del *delirium* comprende sia una azione volta al controllo del sintomo che una azione diretta alla rimozione delle cause.

L'intervento terapeutico si basa dunque su rimozione delle possibili cause, controllo comportamentale, ambientale e familiare e terapia farmacologica mirata.

17.6.1 Intervento eziologico

Come già anticipato il primo e principale provvedimento terapeutico è, quando possibile, l'eliminazione della causa o la riduzione dei fattori di rischio.

Il riconoscimento della causa e delle concause, anche solo in termini probabilistici, non è semplice se si considera la molteplicità delle complicanze legate all'evolversi della patologia di base ed alla varietà dei trattamenti terapeutici. Indispensabile è pertanto una valutazione attenta e completa.

Il primo intervento è mirato alla correzione di eventuali tossicità farmacologiche, squilibri elettrolitici, disidratazione, ipossia, stati infettivi o carenziali (soprattutto tiamina). Un approccio corretto prevede la sospensione dei farmaci non essenziali. Se il paziente sta assumendo oppioidi può essere utile tentare la riduzione della dose, la sostituzione del tipo di oppioidi o cambiare la via di somministrazione.

La constatazione che il 50% dei casi di *delirium* che si verificano nel paziente terminale sono ancora reversibili deve spingere a valutare sempre accuratamente i fattori potenzialmente correggibili [24, 44]. Alcuni autori suggeriscono che garantire un'idratazione adeguata è utile nel prevenire casi di *delirium* dovuti all'ipotetico accumulo di metaboliti di farmaci o comunque a una riduzione del filtrato renale [45]. Un supplemento di tiamina può essere spesso utile.

17.6.2 **Intervento comportamentale, ambientale e familiare**

È stato recentemente dimostrato che un intervento atto a modificare le condizioni ambientali predisponenti, a favorire l'orientamento cognitivo ed a ridurre gli eventi a rischio in ambiente ospedaliero può far calare l'incidenza degli episodi di confusione mentale acuta nei pazienti anziani [40].

È quindi importante assicurare un'illuminazione adeguata della camera, garantire un ambiente tranquillo e sicuro, fornire riferimenti familiari per agevolare l'orientamento spazio-temporale ed agevolare interventi non farmacologici per aiutare il riposo notturno. Anche secondo la nostra esperienza, quindi, la presenza nella camera di degenza di un familiare, di oggetti quotidiani conosciuti e di strumenti quali un orologio o un calendario, è da considerare indispensabile.

Il paziente con *delirium* necessita di uno stretto monitoraggio e, soprattutto nel caso in cui sia in una fase avanzata di malattia, è fondamentale una forte collaborazione tra famiglia ed *équipe* curante. Dal momento che lo stato di coscienza fluttua è importante capire le paure del paziente, consapevole del suo stato mentale alterato, ed il suo bisogno di essere rassicurato. La comunicazione con il paziente necessita di particolare attenzione così come il *counseling* familiare [46]. La centralità del rapporto con i parenti deriva dalla consapevolezza che un paziente con *delirium* rappresenta una notevole fonte di stress per la famiglia che a sua volta può diventare altrettanto stressante per gli operatori con pressanti, spesso erronee, richieste di intervento.

Un utile atteggiamento dell'*équipe* (e dei familiari) potrebbe essere quello di tranquillizzare il paziente con atteggiamenti empatici e semplici domande quali: "Potrebbe accadere di sentirsi confusi, lei si sente confuso?" oppure: "Sappiamo che alcune terapie possono causare allucinazioni, a lei è capitato di vedere o sentire cose strane che l'hanno impressionata?". È importante non mettere in crisi il paziente per le dispercezioni o le amnesie, senza per questo lasciarlo nei suoi errori. Nel fare ciò si devono utilizzare ritmi blandi e tempi molto dilatati. L'esperienza clinica suggerisce come, in molti casi, un'assistenza adeguata può evitare l'impiego di farmaci psicotropi.

Viene sottolineata da tutti gli autori la necessità di assicurare al paziente un adeguato supporto psicologico e di fornire indicazioni comportamentali per la famiglia e l'*équipe* curante. Sono utili frequenti contatti con il malato da parte di una persona significativa (possibilmente un familiare) che gli parli in maniera quieta e rassicurante di ciò che lo circonda, che corregga le sue interpretazioni errate e lo aiuti nell'orientarsi verso gli oggetti e le persone attorno a lui.

Weinrich ed altri pongono invece l'accento sul problema della comunicazione con il paziente confuso evidenziando l'inutilità di applicare la logica. La comunicazione, secondo questi autori, necessita di un atteggiamento rassicurante che favorisca la distrazione dell'attenzione del paziente dalle interpretazioni deliranti. Essa dovrebbe focalizzarsi maggiormente sulle componenti affettive e non verbali della relazione.

È necessario chiarire alle persone che si occupano di assistere il malato la reale complessità del quadro clinico. Nel *counseling* ai familiari si dovrebbero affrontare anche tematiche quali le caratteristiche del *delirium*, la possibile difficoltà di comunicazione con il paziente, le misure preventive nelle situazioni più a rischio, l'utilizzo di modalità di comunicazione che siano adeguate alle funzioni residue del malato (non verbali), la tendenza a sovrastimare la sofferenza identificandola con la confusione mentale acuta, il ruolo della sedazione e le caratteristiche dei farmaci somministrati (ad esempio gli effetti collaterali e la prognosi).

Gli obiettivi terapeutici vanno condivisi e discussi con i familiari tenendo in considerazione anche le loro esigenze. L'atteggiamento più corretto da tenere nel singolo caso, risentendo fortemente dell'equilibrio dinamico fra le variabili biologiche, psicologiche e sociali individuali, non può mai essere stabilito a priori.

17.6.3 **Terapia farmacologica**

Il *delirium* agitato, con comportamenti aggressivi o disinibiti ed allucinazioni, spaventa i familiari e crea problemi di gestione in reparto necessitando un trattamento farmacologico. Si rende talvolta necessario un monitoraggio del paziente per evitare la rimozione di flebo, di sondini o del catetere. Inoltre è dimostrato che la percezione soggettiva del *deli-*

rium è fonte di sofferenza fisica e psichica, quindi un trattamento palliativo trova numerose indicazioni.

La Tabella 8 descrive la terapia farmacologica dello stato confusionale acuto o *delirium*.

Tabella 8. Terapia farmacologica del *delirium* o stato confusionale acuto. Le indicazioni date sono di natura generica e devono necessariamente essere adattate di volta in volta in considerazione delle caratteristiche cliniche di ogni singolo caso

Aloperidolo per os	0,5-5 mg ogni 8-12 ore una dose di 2 mg/die può essere efficace, nei casi lievi
Aloperidolo sc, im o ev	0,5-2 mg per dose adattando il dosaggio all'effetto clinico nello spazio di poche ore infusione venosa 0,2-1 mg ora da adattare all'effetto clinico per i casi di difficile controllo, monitoraggio ECG in caso di disturbi di conduzione noti, se allungamento dell'intervallo Q-T sospendere
Clorpromazina os, im o ev	12,5-50 mg ogni 8-12 ore; effetti sedativi, anticolinergici e ipotensivi maggiori
Risperidone os	Anziani 0,5-1 mg/die sino a 2-4 mg die
Quetiapina os	25 mg alla sera per agitazione e insonnia; molto sedativo, ipotensione ortostatica
Clozapina os	12,5-50 mg alla sera (vanno monitorati l'emocromo e la formula leucocitaria)
Promazina os, im o ev	25-50 mg ogni 8-12 ore antistaminico molto sedativo, se sedazione necessaria, e resistente a neurolettici
Lorazepam os, sl o ev	0,5-2 mg ogni 4-8 ore se sedazione o ansiolisi necessaria la dose ev può iniziare da 2 mg quando sia indicata una sedazione rapida
Midazolam sc o ev	20-100 mg nelle 24 h infusione continua per sedazione profonda di sintomi incoercibili; 1 mg ora da adattare spesso alla risposta clinica; dose induzione 0,07 mg/kg

Il farmaco di prima scelta è l'aloperidolo che presenta minori effetti sedativi, anticolinergici e cardiovascolari rispetto agli altri neurolettici; può essere somministrato per via orale, intramuscolare, endovenosa e sottocutanea; il trattamento in acuto è aloperidolo 1-2 mg ev o sc, può essere ripetuto in 30-60 minuti secondo la necessità. In alcuni casi si può ricorrere all'infusione venosa continua [47]. Negli anziani la dose consigliata è di 0,25-0,50 mg ogni 4 ore. Nei casi lievi si può utilizzare anche l'aloperidolo per via orale. Altri antipsicotici utilizzati sono la clorpromazina, la tioridazina e, tra i più recenti, il risperidone, il buspirone, la sulpiride e la clozapina.

Una eccezione è il *delirium tremens* in cui il farmaco di prima scelta è una benzodiazepina [48]. Nel *delirium* da anticolinergici, se la diagnosi è certa, si può usare la fisostigmina facendo molta attenzione a sintomi da sovradosaggio colinergico.

In generale, se il trattamento con aloperidolo non è sufficiente, per la sedazione si può combinare il lorazepam ed eventualmente il midazolam. Uno studio condotto su pazienti con cancro avanzato ha evidenziato come sia spesso necessario utilizzare più di un farmaco per controllare il *delirium*. Su 39 pazienti valutati, il 20% è stato trattato solo con aloperidolo, il 13% solo con lorazepam, il 26% con lorazepam più aloperidolo e il 40% ha richiesto un altro neurolettico (clorpromazina o metotrimeprazina). Nel 26% dei pazienti inoltre è stata necessaria una sedazione con midazolam [49]. Il lorazepam può essere somministrato per via orale alla dose di 1-2 mg nei casi più lievi oppure per via intramuscolare o endovenosa alla dose di 2-4 mg nei casi più gravi; non avendo metaboliti attivi è indicato nei pazienti con insufficienza epatica e negli anziani.

Il midazolam è stato utilizzato soprattutto nell'ambito delle cure palliative in infusione sottocutanea. Esso ha un'azione rapida, ma emivita breve. Si può ottenere un effetto in fase acuta con 3-5 mg. Tuttavia se si vogliono mantenere gli effetti per un periodo prolungato è necessaria una infusione continua. Le dosi comunemente impiegate variano da 20 a 60 mg al giorno ma sono riportate in letteratura anche dosi molto più elevate (meglio iniziare con una dose pari a 0,07 mg/kg per l'induzione e quindi proseguire con 1 mg/h in infusione continua e adattare successivamente le dosi all'effetto clinico). Per ottenere una sedazione oltre al midazolam si può utilizzare la clorpromazina, la prometazina e la morfina. Per una revisione più approfondita, vedi Caraceni e Grassi [50].

BIBLIOGRAFIA

1. Lipowski ZJ (1983) Transient cognitive disorders (delirium, acute confusional states) in the elderly. Am J Psychiatry 140:1426-1436
2. Lipowski ZJ (1989) Delirium in the elderly patient. N Engl J Med 320:578-581
3. Engel GL, Romano J (1959) Delirium a syndrome of cerebral insufficiency. J Chronic Diseases 9:260-277
4. Derogatis LR, Morrow GR, Fetting J et al (1983) The prevalence of psychiatric disorders among cancer patients. JAMA 249:751-757
5. Massie MJ, Holland JC, Glass E (1983) Delirium in terminally ill cancer patients. Am J Psychiatry 140:1048-1050
6. Francis J, Martin D, Kapoor WN (1990) A prospective study of delirium in hospitalized elderly. JAMA 263:1097-1101
7. Schor JD, Levkoff SE, Lipsitz LA et al (1992) Risk factors for delirium in hospitalized elderly. JAMA 267:827-831
8. Clouston PD, De Angelis L, Posner JB (1992) The spectrum of neurological disease in patients with systemic cancer. Ann Neurol 31:268-273
9. Minagawa H, Uchitomi Y, Yamawaki S, Ishitani K (1996) Psychiatric morbidity in terminally ill cancer patients. Cancer 78:1131-1137
10. Gagnon P, Allard P, Masse B, De Serres M (2000) Delirium in terminal cancer: a prospective study using daily screening, early diagnosis and continuous monitoring. J Pain Symptom Manage 19:412-426
11. Caraceni A, Nanni O, Maltoni M et al (2000) The impact of delirium on the short-term prognosis of advanced cancer patients. Cancer 89:1145-1149
12. Lawlor PG, Gagnon B, Mancini IL et al (2000) Occurrence, causes and outcome of delirium in patients with advanced cancer. Arch Intern Med 160:786-794
13. American Psychiatric Association (2000) Diagnostic and Statistical Manual of Mental Disorders, IV° Edition Text Revision. American Psychiatric Association, Washington DC
14. World Health Organization (1992) The ICD-10 classification of mental and behavioral disorders: clinical descriptions and diagnostic guidelines. WHO Publications, Geneva
15. Plum F, Posner JB (1980) The diagnosis of stupor and coma. F.A. Davis, Philadelphia
16. Chedru F, Geschwind N (1972) Writing disturbances in acute confusional states. Neuropsychologia 10:343-353
17. Macleod AD, Whitehead LE (1997) Dysgraphia in terminal delirium. Palliat Med 11:127-132
18. Baranowski SL, Patten SB (2000) The predictive value of dysgraphia and constructional apraxia for delirium in psychiatric patients. Can J Psychiatry 45:75-78
19. Koponen HJ, Riekkinen PJ (1993) A prospective study of delirium in elderly patients admitted to a psychiatric hospital. Psychol Med 23:103-109
20. Levkoff SE, Evans DA, Liptzin B et al (1992) Delirium. The occurrence and persistence of symptoms among elderly hospitalized patients. Arch Intern Med 152:334-340
21. Tuma R, DeAngelis LM (2000) Altered mental status in patients with cancer. Arch Neurol 57:1727-1731
22. Francis J, Kapoor WN (1992) Prognosis after hospital discharge of older medical patients with delirium. J Am Geriatr Soc 40:601-606
23. McCusker J, Cole M, Abrahamowicz M et al (2002) Delirium predicts 12-month mortality. Arch Intern Med 162:457-463
24. de Stoutz ND, Tapper M, Faisinger RL (1995) Reversible delirium in terminally ill patients. J Pain Symptom Manage 10:249-253
25. American Psychiatric Association (1999) Practice guideline for the treatment of patients with delirium. Am J Psychiatry 156:1-20
26. Inouye SK, van Dyck CH, Alessi CA et al (1990) Clarifying confusion: the confusion assessment method. A new method for detection of delirium. Ann Intern Med 113:941-948
27. Trzepacz PT, Baker RW, Greenhouse J (1988) A symptom rating scale for delirium. Psychiatry Res 23:89-97
28. Grassi L, Caraceni A, Beltrami E et al (2001) Assessing delirium in cancer patients the Italian versions of the Delirium Rating Scale and the Memorial Delirium Assessment Scale. J Pain Symptom Manage 21:59-68
29. Trzepacz PT, Mittal D, Torres R et al (2001) Validation of the delirium rating scale-revised-98: comparison with the delirium rating scale and the cognitive test for delirium. J Neurpsychiatry Clin Neurosci 13:229-242
30. Breitbart W, Rosenfeld B, Roth A et al (1997) The memorial delirium assessment scale. J Pain Symptom Manage 13:128-137
31. Folstein M, Folstein S, McHugh P (1975) Minimental state. J Psychiatr Res 12:189-198
32. Jacobson S, Jerrier H (2000) EEG in delirium. Sem Clin Neuropsychiatry 5:86-92
33. Jacobson SA, Leuchter AF, Walter DO (1993) Conventional and quantitative EEG in the diagnosis of delirium among the elderly. J Neurol Neurosurg Psychiatry 56:153-158
34. Jacobson SA, Leuchter AF, Walter DO, Weiner H (1993) Serial quantitative EEG among elderly subjects with delirium. Biol Psychiatry 34:135-140
35. Wengs WJ, Talwar D, Bernard J (1993) Ifosfamide-induced nonconvulsive status epilepticus. Arch Neurol 50:1104-1105

36. Towne AR, Waterhouse EJ, Boggs JG et al (2000) Prevalence of non-convulsive status epilepticus in comatose patients. Neurology 54:340-345
37. Flacker JM, Cummings V, Mach JR Jr et al (1998) The association of serum anticholinergic activity with delirium in elderly medical patients. Am J Geriatr Psychiatry 6:31-41
38. Han L, McCusker J, Cole M et al (2001) Use of medications with anticholinergic effect predicts clinical severity of delirium symptoms in older medical inpatients. Arch Intern Med 161:1099-1105
39. Inouye SK, Charpentier PA (1996) Precipitating factors for delirium in hospitalized elderly persons. Predictive model and interrelationship with baseline vulnerability. JAMA 275:852-857
40. Inouye SK, Bogardus ST, Charpentier PA et al (1999) A multicomponent intervention to prevent delirium in hospitalized older patients. N Engl J Med 340:669-676
41. Weed HG, Lutman CV, Young DC, Schuller DE (1995) Preoperative identification of patients at risk for delirium after major head and neck cancer surgery. Laryngoscope 105:1066-1068
42. Marcantonio ER, Goldman L, Mangione CM et al (1994) A clinical prediction rule for delirium after elective noncardiac surgery. JAMA 271:134-139
43. Kornfeld DS, Heller SS, Frank KA, Moskowitz R. (1974) Personality and psychological factors in postcardiotomy delirium. Arch Gen Psychiatry 33:249-253
44. Caraceni A, Martini C, De Conno F, Ventafridda V (1994) Organic brain syndromes and opioid administration for cancer pain. J Pain Symptom Manage 9:527-533
45. Bruera E, Franco JJ, Maltoni M et al (1995) Changing pattern of agitated impaired mental status in patients with advanced cancer: association with cognitive monitoring, hydration and opioid rotation. J Pain Symptom Manage 10:287-291
46. Borreani C, Caraceni A, Tamburini M (1997) The role of counselling for the confused patient and the family. In: Portenoy RK, Bruera E (eds) Supportive Care Medicine. Oxford University Press, New york, pp. 45-54
47. Akechi T, Uchitomi Y, Okamura H et al (1996) Usage of haloperidol for delirium in cancer patients. Support Care Cancer 4:390-392
48. Newman JP, Terris DJ, Moore M (1995) Trends in the management of alcohol withdrawal syndrome. Laryngoscope 105:1-7
49. Stiefel F, Fainsinger R, Bruera E (1992) Acute confusional states in patients with advanced cancer. J Pain Symptom Manage 7:94-98
50. Caraceni A, Grassi L (2003) Delirium, acute confusional states in palliative medicine. Oxford University Press, New York

Capitolo 18

Il dolore in oncologia

Cinzia Martini, Ernesto Zecca

Il dolore nei pazienti con cancro è un sintomo che richiede una attenta valutazione ed un trattamento adeguato. L'importanza del problema risulta evidente sia dalle stime di prevalenza dell' Organizzazione Mondiale della Sanità (OMS), in cui risulta che il 30% dei pazienti sottoposti ad un trattamento attivo ed il 70% dei pazienti con tumore in fase avanzata presentano dolore dovuto alla progressione di malattia, sia dal grave impatto sulla qualità di vita legato all'intensità e alla persistenza del sintomo. La presenza cronica di dolore infatti interferisce con le attività quotidiane, le relazioni sociali, l'autonomia e con l'equilibrio psicologico del paziente.

Il dolore da cancro presenta caratteri specifici: può avere sedi multiple e può essere sostenuto da diversi meccanismi fisiopatologici, può essere un sintomo d'esordio della malattia, ma più spesso è un segno di ripresa o di progressione. In uno studio il 36% dei pazienti che venivano sottoposti ad una valutazione per dolore oncologico presentava problemi neurologici non precedentemente diagnosticati. Il dolore può precedere di settimane o mesi l'evidenza radiologica di nuove lesioni.

Quindi è importante una valutazione accurata del dolore, non solo per migliorare il trattamento antalgico, ma anche per avere informazioni precise sull'estensione della malattia, per riconoscere ed eventualmente anticipare le complicazioni e trattarle e per decidere la terapia antineoplastica più adeguata.

18.1 VALUTAZIONE CLINICA

La valutazione deve comprendere sia il riconoscimento del meccanismo fisiopatologico che determina il dolore sia la misurazione del dolore. In base al meccanismo fisiopatologico che determina il dolore si distinguono classicamente il dolore nocicettivo e il dolore neuropatico. Il dolore nocicettivo è causato dalla diretta stimolazione dei nocicettori situati nelle strutture somatiche e viscerali sensibili al dolore da parte della lesione tumorale. Il dolore neuropatico è dovuto ai processi di sensibilizzazione periferica e centrale che seguono e accompagnano la stimolazione nocicettiva e che sono tipici delle lesioni del sistema nervoso centrale o periferico. La causa più comune del dolore è l'invasione diretta da parte del tumore delle strutture somatiche (ossa, muscoli, epidermide, vasi sanguigni) o dei visceri (pleura, peritoneo, capsule di organi, ostruzioni di visceri cavi). Più raramente il dolore è una conseguenza delle terapie (chirurgia, radioterapia e chemioterapia) effettuate per il controllo della malattia.

La misurazione del dolore è un atto di cui spesso viene sottovalutata l'importanza e sono ancora molti i clinici che guardano con inopportuna sufficienza i metodi di valutazione soggettiva. Diverse scale di misurazione del dolore sono valide in oncologia e facilmente applicabili in clinica, si distinguono le scale di intensità e i questionari multidimensionali che valutano oltre al fattore intensità anche l'interferenza con altre dimensioni.

Il metodo più semplice di misurazione dell'intensità del dolore è chiedere al paziente di quantificarlo su una scala da 0 a 10 dove 0 corrisponde all'assenza di dolore e 10 corrisponde al peggiore dolore immaginabile. In presenza di difficoltà cognitive può essere più semplice utilizzare una scala verbale a 4 livelli: no, un po', molto, moltissimo oppure assente, lieve, moderato, severo.

Nella raccolta del dato di intensità del dolore è importante stabilire la frequenza di rilevazione, definire il riferimento temporale (ultime 24 ore, ultima settimana, ecc), differenziare l'intensità del dolore di base (medio) e l'intensità del dolore peggiore o del *breakthrough pain*, se esistono sedi multiple di dolore va sempre indicato a quale dolore ci si riferisce, in casi particolari è utile differenziare il dolore a riposo e quello al movimento.

18.1.1 Sindromi dolorose croniche

Le cause del dolore possono essere suddivise tra quelle dovute ai trattamenti antineoplastici (Tabella 1) e quelle, molto più frequenti, legate alla presenza del tumore (Tabella 2).

Tabella 1. Sindromi dolorose acute e croniche dovute alle terapie

Dolori acuti
Da chemio- ormono- immuno- terapia
• Mucosite da chemioterapia
• Dolori localizzati alle mascelle, all'addome, agli arti dopo somministrazione di chemioterapici neurotossici
• Dolore osseo diffuso dopo somministrazione di acido transretinoico o di G-CSF
• Cefalea provocata dall'acido retinoico
• *Poussée* dolorosa ossea all'inizio della somministrazione di analoghi LHRH, nel cancro della prostata
• *Poussée* dolorosa ossea all'inizio della terapia ormonale, nel cancro della mammella
• Dolori associati alla somministrazione di immunoterapia (mialgie-artralgie)
• Dolori associati al trapianto di midollo osseo in caso di GVH *disease*
Da chemioterapia
• Chemioembolizzazione tumorale (soprattutto di lesioni epatiche)
• Perfusione dell'arteria epatica
• Perfusione mesenterica
• Chemioterapia intraperitoneale
• Chemioterapia ipertermica di un arto
• Somministrazione intratecale di metotrexate
Da radioterapia
• Esiti postattinici precoci: mucosite, esofagite, enterite, proctite, cistite, vaginite
• Plessopatia brachiale precoce
• Mielopatia acuta transitoria
Da posizionamento di protesi e drenaggi
• Drenaggio pleurico
• Pleurodesi chimica
• Cateterismo biliare, dilatazione biliare
• Nefrostomia percutanea
• Dilatazione esofagea ed endoprotesi
• Dilatazione rettale ed endoprotesi
Dolori cronici
Sindromi post-chirurgiche
• Post-mastectomia
• Post-linfadenectomia ascellare (s. del n. intercostobrachiale)
• Post-linfadenectomia inguinale
• Post-linfadenectomia radicale del collo
• Post-toracotomia
• Post-nefrectomia
• Post-amputazione di un arto (dolore da arto fantasma e dolore da moncone)
• Post-amputazione di retto
Sindromi post-chemioterapiche
• Necrosi asettica dell'osso
• Pseudoreumatismo da steroidi
• Polineuropatia diffusa
Sindromi post-radioterapiche
• Enteriti, proctiti
• Dermiti e necrosi cutanee
• Fibrosi muscolari
• Osteoradionecrosi
• Fibrosi del plesso brachiale e lombosacrale
• Mielopatia da raggi
• Tumori post-attinici dei nervi periferici

Tabella 2. Sindromi dolorose dovute direttamente al cancro, studio della *task force* dello IASP sul dolore da cancro [6]

Infiltrazione tumorale di ossa e articolazioni

- Sindromi della base cranica o dovute ad altre localizzazioni ossee del cranio
- Sindromi vertebrali (sacro incluso)
- Dolore osseo diffuso
  - provocato da metastasi ossee multiple
  - provocato da infiltrazione tumorale del midollo osseo
- Dolore osseo localizzato
  - ossa lunghe
  - dolore costale per infiltrazione della parete toracica
  - lesioni del bacino
  - infiltrazione di una articolazione

Infiltrazione tumorale di visceri

- Dolore mediastinico di origine esofagea
- Dolore di una spalla legato ad infiltrazione diaframmatica
- Dolore epigastrico da tumore pancreatico o da tumore dell'addome superiore (sindrome retroperitoneale mediana rostrale)
- Dolore al quadrante superiore destro da distensione della capsula epatica
- Dolore al quadrante superiore sinistro da splenomegalia
- Dolore addominale diffuso da malattia addominale o peritoneale, con o senza occlusione
- Infiltrazione pleurica
- Occlusione biliare
- Dolore ureterale
- Dolore sovrapubico da infiltrazione della vescica
- Dolore perineale da infiltrazione del retto o del tessuto perirettale

Infiltrazione tumorale dei tessuti molli e sindromi diverse

- Infiltrazione della cute e del tessuto sottocutaneo
- Infiltrazione dei muscoli e della fascia della parete toracica o addominale
- Infiltrazione dei muscoli e della fascia degli arti
- Infiltrazione dei muscoli e della fascia della testa e del collo
- Infiltrazione delle mucose (orale, vaginale, rettale)
- Infiltrazione o distensione del tessuto retroperitoneale (sindrome retroperitoneale laterale, sindrome retroperitoneale mediana rostrale che non si accompagna a lesione pancreatica viscerale)

Infiltrazione tumorale o compressione dei tessuti nervosi

- Sindromi dei nervi periferici
  - massa paraspinale
  - massa della parete toracica
  - mononeuropatia
- Radicolopatia
  - provocata da una lesione vertebrale
  - provocata da una lesione meningea
- Polineuropatia dolorosa
  - paraneoplastica
  - altro (legata ad un mieloma, ecc.)
- Plessopatia
  - plessopatia cervicale
  - plessopatia brachiale
  - plessopatia lombosacrale
- Lesione dei nervi cranici
  - trigemino
  - glossofaringeo
- Dolore da lesione del sistema nervoso centrale
  - compressione midollare
  - lesione cerebrale che produce dolore non dovuto ad ipertensione endocranica

Cefalea dovuta a ipertensione endocranica

Dolore del collo, schiena o capo da infiltrazione meningea

18.1.1.1 Da lesioni ossee neoplastiche

Il dolore osseo è il più frequente nel paziente oncologico dovuto a metastasi ossee al cranio, al massiccio facciale, alle vertebre, alle coste, al bacino e agli arti, in una casistica il 41,7% delle sindromi dolorose in oncologia era causato da lesioni ossee o articolari [1]. I tumori che più spesso danno metastasi ossee sono il tumore della mammella, del polmone, della prostata, della tiroide e del rene. Non tutti i pazienti con metastasi ossee sono sintomatici, ma nel 75% delle metastasi ossee il dolore è il sintomo principale. Nel caso di metastasi ossee da neoplasia della mammella un terzo delle pazienti non ha dolore e due terzi dei siti metastatici evidenziati dalla scintigrafia ossea sono asintomatici [2].

A volte può trattarsi di un'invasione dell'osso per contiguità, come nel caso di tumori della testa e collo infiltranti la base cranica, di tumori polmonari infiltranti le coste e le vertebre o di tumori del colon-retto infiltranti il sacro o il bacino.

Inoltre il dolore può essere provocato dalla disseminazione intertrabecolare delle cellule neoplastiche e le indagini diagnostiche (radiografie e scintigrafia ossea) possono rimanere negative. In alcuni casi la risonanza magnetica nucleare e la PET possono evidenziare metastasi ossee con gli altri esami negativi. L'intensità del dolore osseo, la sede, la qualità e le caratteristiche temporali possono predire una frattura imminente o possono suggerire complicazioni neurologiche come radicolopatie e compressioni midollari o della cauda.

Il dolore osseo si presenta più frequentemente nell'area soprastante la lesione ossea, ben localizzato e aumenta con la pressione locale, inoltre può essere aggravato dai movimenti che determinano un carico sull'osso lesionato. In questo caso va sempre considerato l'eventuale rischio di frattura. A volte può essere presente un dolore riferito in aree cutanee distanti dalla sede della lesione, ad esempio una lesione dell'anca può dare un dolore a livello del ginocchio.

Il dolore osseo può essere incidente, controllato o addirittura assente a riposo, ma esacerbarsi durante particolari manovre.

Spesso al dolore continuo ed incidente di tipo osseo si associa un dolore neuropatico da coinvolgimento del sistema nervoso centrale e periferico (midollo spinale, radici, tronchi nervosi o nervi periferici). Il dolore che si irradia secondo la distribuzione di un nervo e la presenza di *deficit* motori e sensitivi sono indicatori di una sindrome mista.

Il dolore osseo correlato al cancro riduce il performance status del paziente, aumenta l'ansia e la depressione con una riduzione della qualità di vita [3].

18.1.1.2 Dovute a lesioni viscerali neoplastiche

Il dolore viscerale è poco localizzato, spesso viene riferito a strutture somatiche. È causato da lesioni neoplastiche primitive, spesso recidive, o secondarie che coinvolgono l'addome o la pelvi.

Lesioni epatiche possono dare dolore riferito alla spalla, il tumore del pancreas può dare dolore irradiato al dorso. In alcuni casi si può avere iperalgesia cutanea.

I nocicettori viscerali possono essere attivati da danno tessutale e da distensione degli organi cavi, da lesioni della mucosa, da lesioni della sierosa, da compressione di organi.

Il dolore viscerale è il secondo per frequenza nel paziente oncologico e si osserva nel 28% dei casi.

18.1.1.3 Dovute a lesioni del tessuto nervoso neoplastiche

La compressione e infiltrazione di nervi periferici, plessi e radici è responsabile del dolore in un terzo dei casi [1].

Dal punto di vista clinico, spesso la lesione neurologica si accompagna a sintomi caratteristici del dolore neuropatico: parestesie, disestesie, allodinia, iperalgesia, iperpatia. I pazienti possono riferire tre tipi di dolore: un dolore spontaneo descritto come urente, a scossa elettrica o lancinante, un dolore evocato da stimoli non dolorosi, detto allodinia, e un dolore evocato da stimoli dolorosi eccessivo rispetto allo stimolo, detto iperalgesia.

18.2 TERAPIA FARMACOLOGICA

18.2.1 Strategia terapeutica complessiva

Le linee guida del trattamento del dolore da cancro sono basate sulla somministrazione sequenziale di analgesici oppioidi, non-oppioidi e adiuvanti, secondo lo schema della scala analgesica dell'OMS iniziando per il dolore lieve con i farmaci non-oppioidi, passando agli oppiodi per il dolore moderato (codeina, tramadolo, buprenorfina, ossicodone a basso dosaggio) per passare agli oppioidi per il dolore forte (morfina, metadone, fentanyl, buprenorfina, ossicodone) [4, 5]. Se il dolore è forte si inizia il trattamento con l'oppioide forte indipendentemente dal rispetto della sequenza della scala. Il farmaco oppiode di prima scelta per il dolore forte è la morfina per via orale. La somministrazione di morfina per via orale come anche degli altri oppioidi segue delle raccomandazioni generali di adattamento del dosaggio individuale e di controllo del rapporto tra analgesia ed effetti collaterali evidenziato schematicamente nella Tabella 3 [6].

Tabella 3. Raccomandazioni generali nell'uso della morfina

Stabilire la dose iniziale	nel paziente che non ha mai assunto morfina si consiglia di iniziare con 5-10 mg/4 h di morfina a breve rilascio; con morfina a lento rilascio iniziare con 10 mg/12 h nella maggior parte dei pazienti
	nel paziente già in terapia con oppioidi la dose va stabilita con le tabelle di conversione mantenendo il limite del *range* di conversione più basso a motivo di una non completa tolleranza crociata tra gli oppioidi
Adattare la dose secondo l'effetto	aumentare giornalmente la dose del 30-50% della dose precedente ogni 24 h fino ad un adeguato controllo del dolore o alla comparsa di effetti collaterali eccessivi non trattabili
	terapie specifiche antineoplastiche(es. RT) possono ridurre notevolmente il dolore e la dose degli oppioidi va scalata gradualmente
Stabilire dosi a orari fissi	l'intervallo tra le dosi va stabilito in base all'emivita di ogni oppioide
Dosi al bisogno	la presenza di dolore episodico intenso (*breakthrough pain*) è molto comune e va trattato con oppioidi a breve durata di azione, ogni dose dovrebbe essere pari a circa il 10% della dose giornaliera
Trattare gli effetti collaterali	spiegare al paziente i possibili effetti collaterali: stipsi, nausea/vomito, sonnolenza, confusione, allucinazioni ed incubi notturni, ritenzione urinaria, mioclonie e depressione respiratoria si consiglia una terapia profilattica per la sola stipsi
Se il dolore non risponde	considerare adiuvanti o coanalgesici (vedi testo) considerare infusione venosa o sottocutanea con morfina (vedi testo) considerare rotazione di oppiode (vedi testo) considerare via spinale o intervento neurolesivo (vedi testo)

In caso di risposta parziale alla morfina o altro oppiode dopo adeguata titolazione della dose, si possono aggiungere farmaci adiuvanti o coanalgesici a seconda del tipo di dolore. La risposta analgesica parziale o il controllo del dolore ingravescente poco responsivo alla morfina orale suggeriscono un tentativo con infusione ev o sottocutanea con morfina per verificare con una via di somministrazione sicura e rapida la curva dose risposta del singolo paziente. Altre alternative di fronte a un dolore non ben controllato con le misure di prima indicazione, sono la rotazione dell'oppioide, l'uso di interventi neurolesivi per indicazioni specifiche e le via di somministrazione spinale

18.2.2 **Gli oppioidi**

L'analgesia che si ottiene con la somministrazione di oppioidi presenta caratteristiche di inizio dell'effetto, picco e durata che dipendono non solo dalla molecola oppioide e dalla via di somministrazione, ma anche dal paziente.

18.2.2.1 **Tramadolo**

Il tramadolo è un farmaco di sintesi strutturalmente simile alla codeina per la presenza di un anello aromatico metossilato, è un analgesico ad azione centrale con attività agonista sui recettori per gli oppioidi ed attività antagonista sulla ricaptazione delle monoamine a livello spinale. Può essere somministrato per via orale, rettale, intramuscolare ed endovenosa. Dopo somministrazione per via orale il tramadolo entra in circolo entro 15-45 minuti e raggiunge il picco plasmatico in media dopo 2 ore. La biodisponibilità orale dopo dose singola è del 68% ed aumenta al 90-100% dopo somministrazioni ripetute, per via intramuscolare è del 100%. Viene metabolizzato a livello epatico ed ha un metabolita attivo con una potenza 2-4 volte superiore al tramadolo stesso. L'emivita media di eliminazione dopo somministrazione orale o endovenosa è di 5-6 ore, il 90% di una dose orale viene escreto a livello renale. L'emivita di eliminazione aumenta in caso di insufficienza epatica o renale per cui in questi casi è opportuno aumentare l'intervallo tra le dosi. Si sconsiglia l'associazione con inibitori delle monoaminoossidasi, antidepressivi triciclici e SSRI per l'inibizione della ricaptazione della serotonina. La dose efficace va adeguata secondo l'intensità del dolore e la risposta individuale del paziente, ma solitamente 50-100 mg fino a 4 volte al giorno ottengono l'analgesia.

18.2.2.2 **Codeina**

Ha una affinità per i recettori oppioidi molto inferiore alla morfina e l'effetto analgesico si deve in gran parte alla sua parziale trasformazione in morfina (10%). La conversione a morfina avviene a livello del citocromo P450 e l'efficienza metabolica della trasformazione sembra variare a seconda del polimorfismo genetico. La codeina ha un buon assorbimento gastrointestinale. Somministrata per via orale ha un effetto analgesico pari al 60% di quello della stessa dose somministrata per via parenterale. I metaboliti sono la codeina-6-glucuronide (il principale), la norcodeina, la morfina, la morfina-3-glucuronide e la morfina6glucuronide. L'emivita è di circa 2-4 ore e l'effetto analgesico di 4-6 ore.

L'attività antitussigena sembra correlata ad un legame recettoriale diverso da quello oppioide.

Le formulazioni attualmente disponibili in commercio contengono 30 mg di codeina e 500 mg di paracetamolo. L'associazione di un oppioide con un analgesico non oppioide aumenta l'effetto analgesico e riduce gli effetti collaterali, ma la dose limite è imposta dalla tossicità epatica del paracetamolo (4 g/die). È possibile utilizzare anche preparazioni galeniche di cialde o capsule contenenti 60 mg di codeina e 325 mg di paracetamolo.

18.2.2.3 **Destropropossifene**

Il propossifene è un derivato semisintetico del metadone. L'isomero destrogiro (destropropossifene) presenta attività agonista con il recettore μ ed un effetto analgesico pari circa alla metà di quello della codeina. Somministrato per via orale viene assorbito rapidamente a livello gastrointestinale, raggiunge il picco plasmatico dopo 2 ore e l'emivita è di circa 15 ore. Viene metabolizzato nel fegato a norpropossifene che presenta lunga emivita e può provocare neurotossicità centrale.

Le preparazioni in commercio sono costituite da compresse da 30 mg e fiale da 75 mg.

18.2.2.4 **Ossicodone**

L'ossicodone è un derivato semisintetico della tebaina, agonista dei recettori μ, k e δ. Assunto per via orale ha una elevata biodisponibiltà (87%) e viene metabolizzato nel fegato a norossicodone, ossimorfone e altri derivati glucuronizzati ed escreto nella urine. L'ossicodone è il principio attivo mentre il norossicodone ha meno dell'1% di potenza analgesica e l'ossimorfone pur essendo dotato di attività non influenza l'analgesia per la bassa concentrazione. Nel trattamento prolungato non si evidenzia un accumulo di ossicodone né dei suoi metaboliti. L'ossicodone a breve rilascio ha una emivita di 2-3 ore e presenta rapido effetto analgesico con una durata di 4-5 ore. L'ossicodone a rilascio controllato ha un assorbimento bifasico a livello gastroenterico, con un assorbimento di circa il 40% della dose e un primo picco dopo circa 40 minuti ed un secondo picco dopo 6 ore con l'assorbimento del rimanente 60% della dose. L'ossicodone orale presenta una migliore biodisponibilità rispetto alla morfina e la conversione consigliata da morfina e quindi 2:1, nonostante l'ossicodone abbia una potenza rispetto alla morfina di circa 2/3 quando somministrato per via parenterale (15 mg pari a circa 10 mg di morfina).

Attualmente l'ossicodone è disponibile in formulazioni a rilascio immediato in combinazione con paracetamolo (325 mg) a dosaggi di 5, 10 e 20 mg. Può essere somministrato fino ad ogni 4 ore (non vanno superati i 4 g di paracetamolo nelle 24 ore). È disponibile anche la formulazione a rilascio controllato a dosaggi di 10, 20, 40 e 80 mg somministrabili ogni 12 ore. Dal momento che l'emivita non viene modificata in modo significativo in caso di insufficienza renale o epatica, l'ossicodone può essere un utile sostitutivo in presenza di tossicità con morfina.

18.2.2.5 **Buprenorfina**

La buprenorfina è un derivato semisintetico altamente lipofilo della tebaina, è circa trenta volte più potente della morfina. Ha una azione agonista parziale dei recettori μ ed una azione antagonista dei recettori k. La depressione respiratoria causata dalla buprenorfina è antagonizzata dal naloxone con dosi più elevate che gli altri oppioidi e in caso di overdose può essere necessario l'uso di un'infusione continua e di un analettico respiratorio. La somministrazione per via orale comporta una bassa biodisponibilità per inattivazione intestinale ed epatica pertanto viene somministrata per via sublinguale permettendo un assorbimento diretto nella circolazione sistemica. La biodisponibilità della buprenorfina sublinguale è circa il 50-60%. A livello epatico viene trasformata in norbuprenorfina ed in metaboliti glucuroconiugati. Circa 2/3 del farmaco vengono eliminati immodificati con le feci ed 1/3 viene eliminato con le urine.

Dopo somministrazione sublinguale, l'effetto analgesico compare in 15-45 minuti e dura dalle 5 alle 8 ore, con un effetto massimo dopo 2 ore. Con la somministrazione endovenosa l'effetto massimo si raggiunge in 5-15 minuti.

È disponibile in compresse sublinguali da 0,2 mg, in fiale da 0,3 mg e in formulazione transdermica con sistema a matrice da 35 μg/h, 52,5 μg/h e 70μg/h. Ogni cerotto rilascia il farmaco nel corso di 72 ore con una dose giornaliera rispettivamente di 0,8, 1,2 e 1,6 mg di buprenorfina. Il sistema a matrice può essere tagliato a metà per dimezzare la dose. La caratteristica del rilascio transdermico è di produrre un lento aumento ed una lenta diminuzione dei livelli plasmatici, requisito indispensabile per mantenere concentrazioni il più possibili costanti con ripetute somministrazioni del farmaco.

L'esperienza clinica suggerisce che è possibile aggiungere alla buprenorfina transdermica un agonista μ puro senza perdere l'efficacia analgesica dell'agonista puro.

Comunque l'uso cronico della buprenorfina per dolori oncologici e non-oncologici potrà essere meglio definito dagli studi clinici in corso.

18.2.2.6 **Morfina**

È l'oppioide più comunemente utilizzato nel dolore da cancro [4, 7]. La biodisponibilità orale è molto variabile (dal 15 al 60%), viene metabolizzata a livello epatico dove si coniuga con l'acido glucuronico formando morfina-3-glucuronide e morfina-6-glucuronide. Di questi due metaboliti, il primo è inattivo come analgesico e potrebbe essere causa di effetti collaterali, mentre il secondo anche se attraversa poco la barriera ematoencefalica, ha una lunga emivita e ha azione analgesica. L'eliminazione della morfina e dei suoi metaboliti avviene per via renale.

Attualmente disponiamo di diversi tipi di formulazioni di morfina.

Per via orale esistono formulazioni di morfina solfato a breve rilascio, in gocce, sciroppo, fialoidi e formulazioni a rilascio controllato.

Le gocce sono in soluzione con concentrazione pari a 20 mg/ml = 16 gtt.

Lo sciroppo ha una concentrazione pari a 2 mg/ml.

I fialoidi sono disponibili da 10-30-60-100 mg.

Le compresse e le capsule a rilascio controllato sono disponibili alle dosi di 10-30-60-100 mg, le capsule possono essere aperte e i microgranuli possono essere assunti anche attraverso sondino nasogastrico. La morfina in preparazioni a immediato rilascio ha assorbimento più rapido, con concentrazione plasmatiche significative tra i 20 e 90 minuti, ed una emivita variabile tra poco più di 1 ora fino a 5 ore. A causa della breve emivita va somministrata ogni 4 ore per una costante copertura analgesica.

La morfina a rilascio controllato ha il primo picco di concentrazione plasmatica a circa 150 minuti (50%) e il secondo dopo 4-6 ore. Va somministrata ogni 8-12 ore, ma dovrebbe essere disponibile a breve anche una formulazione che consente una unica somministrazione giornaliera.

La somministrazione orale di morfina è la prima scelta terapeutica nel dolore di intensità moderata-severa perché è efficace, ben tollerata, di facile somministrazione e poco costosa. Tra morfina a breve rilascio e a rilascio controllato non vi è nessuna differenza per quanto riguarda l'efficacia analgesica, la tollerabilità, la frequenza delle dosi extra e non vi è nessuna evidenza di differenza nemmeno nella titolazione [8].

In Tabella 4 sono riportate le dosi equi-analgesiche di morfina nelle diverse vie di somministrazione.

Tabella 4. Dosi equianalgesiche di morfina nelle diverse vie di somministrazione

Via	**mg**
Orale	100
Sottocutanea	30
Endovenosa	30
Epidurale*	3
Subaracnoidea*	0,3

*questi dosaggi sono puramente indicativi e rispettano l'equivalenza analgesica di singole dosi nel paziente opioid naive e non si possono applicare alla somministrazione cronica

18.2.2.7 **Fentanyl**

Il fentanyl è un oppioide di sintesi agonista dei recettori μ con una potenza 75-100 volte più della morfina. L'elevata liposolubilità rispetto alla morfina giustifica la rapida latenza di azione e la breve durata. Viene metabolizzato a livello epatico in metaboliti inattivi. Somministrato in vena si diffonde rapidamente in circolo e passa la barriera emato-encefalica quindi ha una azione rapida, ma l'eliminazione è più lunga (3-7 ore) perciò la somministrazione di dosi elevate o ripetute porta ad un accumulo. Sono disponibili cerotti transdermici da 25-50-75-100 μg/h di fentanyl. Si possono applicare diversi cerotti per ottenere la dose necessaria. Ogni cerotto va applicato ogni 72 ore, il picco di concentrazione plasmatica è tra le 24 e le 48 ore e l'emivita è circa di 24 ore. La farmacocinetica mostra notevole variabilità individuale e l'effetto può esaurirsi prima delle 72 ore.

Sono necessarie tra le 12 e le 16 ore per ottenere l'effetto terapeutico e 72 ore per raggiungere uno *steady-state* plasmatico. Una volta rimosso il cerotto, l'effetto può mantenersi per molte ore per riassorbimento del farmaco dal sottocute e gli eventuali effetti collaterali vanno monitorati per un tempo adeguato. È particolarmente indicato come alternativa alla via orale e nei pazienti che hanno una dose stabile di oppioide. Rispetto a morfina e metadone sembra provocare meno stipsi.

18.2.2.8 **Metadone**

È un oppioide agonista sintetico con delle caratteristiche particolari. Ha un ottimo assorbimento orale e rettale, non sono noti metaboliti attivi, ha lunga durata di azione e costi più bassi degli altri oppioidi. Ha una biodisponibilità orale di circa 80% e il picco di concentrazione plasmatica si osserva dopo 3-4 ore. Il legame con le proteine plasmatiche è 60-90% e soprattutto si lega alla α1-glicoproteina acida. È disponibile in sciroppo a diverse concentrazioni, la più utilizzata è 1 mg/ml, e per uso parenterale solo in ambito ospedaliero. La somministrazione sottocutanea provoca reazioni cutanee come irritazione e granuloma nel sito di iniezione. È consigliabile la somministrazione per via orale ogni 8-12 ore [9]. A causa della sua lunga e variabile emivita (mediamente 25 ore) e delle dosi equi-analgesiche non ben definite, è un farmaco di sicura utilità ma in mani esperte. Il raggiungimento dello *steady-state* plasmatico richiede circa una settimana. Quando si deve passare da morfina a metadone la dose equi-analgesica dipende dalla dose di morfina precedentemente assunta (vedi Tabella 8). È stato utilizzato anche per via endovenosa e in questo caso il rapporto tra via orale e via venosa è 2:1.

18.2.2.9 Vie di somministrazione

La via orale è di prima scelta perché conveniente, ben tollerata e meno costosa [4] tuttavia nel 53-70% dei pazienti con dolore da cancro è richiesta una via alternativa di somministrazione anche alcuni mesi prima del decesso [10]. Più del 50% dei pazienti richiedono più di una via di somministrazione nelle ultime 4 settimane di vita e 1/3 richiedono 3 o più vie alternative [11]. Le raccomandazioni per l'impiego delle diverse vie di somministrazione della morfina sono riassunte in Tabella 5 e le indicazioni alle vie alternative alla via orale sono riportate in Tabella 6.

Tabella 5. Vie di somministrazione della morfina: raccomandazioni tratto da Hanks *et al.*, BJC, 2001

1. La via di somministrazione preferibile è quella orale
2. Le vie rettali e sottocutanee sono alternative a quella orale
3. Nessuna indicazione per la somministrazione intramuscolare
4. La somministrazione endovena è utilizzabile se la via sottocute non è praticabile
5. Le vie buccale, sublinguale e nebulizzata non sono raccomandate

Tabella 6. Indicazione alle vie alternative alla via orale

1. Dolore acuto, esacerbazione del dolore (fratture patologiche, compressione midollare), rapida titolazione per controllare il dolore
2. Mucositi, disfagia, nausea/vomito, occlusioni intestinali, altre disfunzioni intestinali
3. Ridotto livello di coscienza non permette la deglutizione
4. Effetti collaterali in rapporto diretto alla via di somministrazione (es. nausea/stipsi)

La ***via transdermica*** è molto comoda, ha lunga durata d'azione ed è di solito gradita ai pazienti. È indicata nei casi di dolore già stabilizzato con la terapia antalgica o per situazioni che non presentano particolari fluttuazioni di intensità e, particolarmente, nei casi di disfunzione del tratto gastrointestinale. Non è indicata invece nei casi in cui è necessaria una rapida titolazione dell'oppioide. Un vantaggio è che evita il primo passaggio epatico ed il metabolismo gastrointestinale, ottimizzando quindi la biodisponibilità. Inoltre un sistema che consente un rilascio controllato dovrebbe ottenere un livello plasmatico costante per un tempo prolungato. Un possibile svantaggio è che l'assorbimento attraverso la cute può presentare variazioni individuali che dipendono dallo spessore dello strato corneo, dallo stato di idratazione, eventuali malattie o lesioni cutanee, differente temperatura.

La ***via intravenosa*** dà un effetto analgesico in pochi minuti ed ha una breve durata di azione. I farmaci più usati sono la morfina, l'idromorfone e il fentanyl perchè più "maneggevoli" per la loro breve emivita, tuttavia sono state riportate anche esperienze positive con il metadone. Il tempo necessario per raggiungere l'effetto massimo dopo un bolo endovenoso dipende dalla liposolubilità dell'oppioide, da 2-5 minuti per il metadone a 15-30 minuti per la morfina e durata 2-3 ore. La somministrazione endovenosa continua è particolarmente utile nel paziente che non può usare la via orale e che ha un accesso venoso centrale. Nei pazienti con dolore in crescendo e di difficile controllo è particolarmente indicata la via venosa continua con boli supplementari per titolare la dose necessaria per ottenere il controllo del dolore.

La ***via sottocutanea*** è efficace come la via venosa, è particolarmente utile nei pazienti a domicilio o in ospedale, ma può essere utilizzata anche in *setting* ambulatoriale. Si utilizza solitamente un ago da 25 *gauge* inserito sottocute e riposizionato ogni 4-7 giorni, in regione deltoidea, sottoclaveare, o nella coscia. L'infusione continua riduce le fluttuazioni plasmatiche e consente un più facile equilibrio tra efficacia ed effetti collaterali. È indicata solo per limitati volumi di soluzione ed è controindicata nei casi di edema, di disordini della coagulazione o di diminuita perfusione tissutale. L'efficacia analgesica di morfina, idromorfone e fentanyl per via sottocutanea è ben documentata.

L'***analgesia controllata dal paziente*** (PCA) è una tecnica per il controllo del dolore dove i pazienti sono nelle condizioni di auto-somministrarsi piccole quantità di analgesici oppioidi quando necessario. In generale la PCA si adatta bene alla possibilità di fornire un'analgesia di base e dosi a richiesta per trattare episodi di esacerbazione del dolore. Nella Tabella 7 è riportata la situazione di dolore molto intensa che si configura come emergenza.

Tabella 7. Dolore come situazione di emergenza

- Esacerbazione del dolore: BKP, concomitanti procedure mediche o chirurgiche o alla progressione della malattia (fratture patologiche, compressioni midollari)
- Necessità di controllare rapidamente il dolore
- La somministrazione ev a bolo degli oppioidi permette un completo assorbimento sistemico e produce un rapido picco di analgesia (15-30' per la morfina)
- Alcuni studi documentano una titolazione veloce con boli di morfina o fentanyl con un rapido controllo del dolore e poi rapidamente convertiti a morfina orale e fentanyl TTS

La ***via spinale***, epidurale o subaracnoidea, può essere utilizzata per la somministrazione di oppioidi in pazienti selezionati. Dosi piccole di oppioidi sono rilasciate in questo modo molto vicino ai recettori nelle corna dorsali del midollo spinale, ottenendo alte concentrazioni locali. Rispetto alla somministrazione sistemica la via spinale utilizzando dosi inferiori di oppioidi dovrebbe produrre minori effetti collaterali e ottenere un migliore bilanciamento tra analgesia ed effetti collaterali. Un altro vantaggio è che per via spinale agli oppioidi si possono associare gli anestetici locali, in questo caso quindi la via spinale può essere indicata per superare una vera resistenza del dolore all'analgesia oppioide perché permette di sfruttare con l'anestetico un meccanismo d'azione totalmente diverso. La distribuzione sopraspinale può provocare depressione respiratoria, vomito, ritenzione urinaria e prurito. Se la terapia per via spinale è cronica conviene utilizzare un sistema impiantato per evitare dislocazioni del catetere e ridurre i rischi di infezione. La gestione dei cateteri, dei *reservoir* e delle pompe spinali richiede una competenza specifica e non è applicabile in qualsiasi *setting* di cura in quanto necessita di un sistema di monitoraggio domiciliare e la possibilità di risolvere eventuali emergenze.

I due oppioidi più comunemente utilizzati in queste vie sono la morfina e il fentanyl. La morfina essendo idrofila si distribuisce lentamente nei tessuti e resta nel *liquor* producendo una analgesia più lunga, la diffusione sopraspinale può provocare sedazione e, raramente, depressione respiratoria. Invece il fentanyl che è lipofilo si distribuisce rapidamente nei tessuti e in circolo da cui deriva una durata di azione più breve e minori rischi di effetti collaterali sopraspinali.

La ***via transmucosale*** è utilizzabile per la somministrazione di fentanyl citrato con un sistema che rilascia il farmaco a contatto con la mucosa orale, in questo modo una parte del farmaco viene rapidamente assorbito attraverso la mucosa evitando il metabolismo di primo passaggio epatico, il rimanente viene deglutito e assorbito nel tratto gastrointestinale. Il picco di concentrazione plasmatica viene raggiunto dopo 5-10 minuti dal termine dello scioglimento della preparazione che richiede circa 15 minuti. È particolarmente adatto nel controllo del *breakthrough pain* (dolore episodico intenso).

La *via intramuscolare* non trova indicazione nella somministrazione degli oppioidi.

Quando la terapia di base è costituita da preparazioni a lento rilascio, sia orali che transdermiche, è necessario associare sempre una terapia ad effetto rapido per il dolore episodico intenso. La dose al bisogno dovrebbe essere inizialmente il 10% della dose totale giornaliera.

La ***rotazione*** comprende il passaggio da una via di somministrazione di uno stesso oppioide ad un'altra oppure il passaggio da un oppioide ad un altro. Queste procedure si rendono necessarie nei casi di dolore difficile da controllare nonostante una adeguata titolazione dell'oppioide per la presenza di effetti collaterali dose-limitanti. Esistono delle tabelle di conversione che riportano le dosi equi-analgesiche dei diversi oppioidi (Tabella 8).

Tabella 8. Conversione tra oppioidi

Dose di oppioidi corrispondenti a 10 mg di morfina IM/SC in acuto		
Codeina	130 mg IM	
Buprenorfina	0.4 mg IM	
Idromorfone	1,3 mg IM/SC	
Fentanyl	0,1 mg IM/SC	
Tramadolo	100 mg IM/EV	
Dosi equianalgesiche suggerite per conversione dalla morfina per via orale (mg/die)		
Farmaco	mg	
Morfina	30	
Codeina	200	
Destropropossifene	200	
Tramadolo	300	
Ossicodone	20	
- Morfina	30	
- Metadone	15	
- Morfina	100	
- Metadone	20	
- Morfina	300	
- Metadone	30	*
Morfina	60	
Fentanyl TTS	25 µg/h	
Morfina	90	
Fentanyl TTS	50 µg/h	

segue →

Dosi equianalgesiche suggerite per conversione dalla morfina per via orale (mg/die)		
Morfina	120	
Fentanyl TTS	75 µg/h	
Morfina	180	
Fentanyl TTS	100 µg/h	**
Morfina	30-60	
Buprenorfina TTS	35 µg/h	
Morfina	90	
Buprenorfina TTS	52.5 µg/h	
Morfina	>/=120	
Buprenorfina TTS	70 µg/h	

* Il rapporto morfina/metadone non è lineare

** Rapporto proposto dalla casa produttrice

Si consiglia però di iniziare con metà della dose equianalgesica e poi proseguire con la titolazione, perché la tolleranza crociata tra gli oppioidi è incompleta, ossia la tolleranza nei confronti di un oppioide non si sovrappone completamente alla tolleranza per un altro oppioide, e la possibilità di sovradosaggio o di sottodosaggio è sempre presente. Inoltre esiste una variabilità di risposta individuale agli oppioidi [12, 13]. Nel caso del passaggio da un farmaco a breve emivita come la morfina ad un farmaco a lunga emivita come il metadone la conversione è ancora più complessa e il rapporto dipende dalla dose dell'oppioide precedentemente utilizzato [14-16].

Le tabelle di conversione hanno quindi un valore relativo, la risposta clinica è il criterio principale da applicare con un attento monitoraggio.

18.2.3 Analgesici antiinfiammatori

I FANS agiscono perifericamente bloccando l'enzima cicloossigenasi e inibendo la formazione di prostaglandine che sono dei potenti mediatori dell'infiammazione. Il grado di inibizione delle cicloossigenasi dipende dalla potenza del farmaco e dalla sua concentrazione locale. Costituiscono gli analgesici di primo impiego, ma nel dolore da cancro usati da soli riescono a controllare la sintomatologia dolorosa per un breve periodo a causa dell'"effetto tetto", mentre sono ampiamente utilizzati in associazione agli oppioidi.

Una recente revisione della letteratura conclude che i FANS sono più efficaci del placebo, che non c'è evidenza di una superiorità dell'uno o l'altro per efficacia o effetti collaterali [17]. Il ruolo dei nuovi FANS ad azione selettiva per le COX2 è ancora da definire nel dolore da cancro. Sicuramente presentano un profilo di tollerabilità gastrica migliore, resta da valutare l'efficacia. Quando uno di questi farmaci viene somministrato cronicamente in un paziente con cancro avanzato è necessario associare una protezione gastrica con inibitori della pompa protonica (ex omeprazolo). Nella Tabella 9

Tabella 9. Farmaci anti-infiammatori non steroidei

Farmaco	Emivita (h)	Dose d'attacco (mg)	Massima dose giornaliera (mg)	Commenti
Acido acetilsalicilico	3-12 (↑con la dose)	650 mg ogni 4-6 h	6000	Termine di paragone storico: può non essere tollerato come i nuovi FANS
Diflunisal	8-12	500 mg ogni 12 h	1500	Minor tossicità sul tratto GI
Magnesio trisalicilato di colina	8-12	1000 mg ogni 12 h	4000	Minor tossicità sul tratto GI Non effetto sulla attività piastrinica
Ibuprofene	3-4	400 ogni 6 ore	4200	Basso rischio di tossicità GI
Naprossene	13	225 ogni 12 h	1100	
Fenoprofene	2-3	200 ogni 6 h	3200	
Ketoprofene	2-3	250 ogni 6 h	300	
Flurbiprofene	5-6	100 ogni 12 h	300	
Indometacina	4-5	50 ogni 8-12 h	200	
Sulindac	14	150 ogni 12 h	400	
Ketorolac	4-7	10-30 ogni 6 h	120	
Diclofenac	2	50 ogni 8 h	200	
Tolmentin	1	200 ogni 8 h	2000	
Piroxicam	45	20 ogni 24 h	40	Dosi superiori a 40 mg /die per più di tre settimane sono associate ad alta incidenza di ulcera peptica
Rofecoxib	10-17	12,5 /die	12,5 ogni12 h	Non ci sono studi sul dolore da cancro
Celecoxib	11	200 ogni 12 h	400 ogni 12 h	
Parecoxib	8-11	40 mg	40 mg ogni 6-12 h	

sono riportati i principali FANS con relativa emivita, dose d'attacco e massima dose giornaliera.

18.2.4 **Gli adiuvanti**

Gli adiuvanti sono farmaci utilizzati empiricamente per migliorare l'effetto analgesico anche se non sono nati come analgesici. Consideriamo solo i farmaci indicati per alcuni tipi di dolore in oncologia in cui gli oppioidi non ottengono un controllo ottimale del dolore, soprattutto nel dolore neuropatico, o causano effetti collaterali dose-limitanti. Gli adiuvanti di più comune impiego sono i cortisonici, gli antiepilettici, gli antidepressivi, gli anestetici locali e gli antagonisti del recettore NMDA.

Le più recenti meta-analisi di *trial* clinici controllati sul dolore neuropatico non oncologico confermano l'utilità dell'uso di antidepressivi triciclici, fenitoina, carbamazepina, lamotrigina, gabapentina, baclofen ed oppioidi [18, 19]. Esistono pochissimi studi controllati nel dolore neuropatico da cancro. Nella Tabella 10 si riportano le classi e le dosi degli adiuvanti più frequentemente impiegati in studi clinici controllati e non in pazienti oncologici. Nella pratica clinica è importante stabilire un trattamento con un farmaco per volta, iniziando con dosi basse, da aumentare gradatamente fino alla dose piena.

Tabella 10. Farmaci adiuvanti

Classe	Farmaco	Dose/die
Antidepressivi triciclici	Amitriptilina	25-75 mg orale
	Nortriptilina	50-150 mg orale
Anticonvulsivanti	Gabapentina	300-3600 mg orale
	Carbamazepina	400-600 mg orale
	Sodio valproato	400-1200 mg orale
	Clonazepam	0,5-2 mg orale
	Pregabalin	150-300 mg orale
Antagonisti recettore NMDA	Ketamina	0,25-0,50 mg/kg ev
Anestetici locali/mexiletina	Mexiletina	400-600 mg orale
	Lidocaina	5 mg/kg ev

I cortisonici sono frequentemente usati come co-analgesici nel trattamento del dolore da cancro.

Nella pratica clinica, in virtù della loro azione antiinfiammatoria ed antiedemigena i cortisonici sono particolarmente utili nelle metastasi del corpo vertebrale con invasione epidurale, compressione spinale, compressione delle radici nervose, invasione dei plessi nervosi, ed invasione intracranica nei tumori della base cranica [20]. Il desametasone è lo steroide più usato, ma dosi equivalenti di metilprednisolone sono altrettanto utili.

Studi sperimentali hanno mostrato che alte dosi di desametasone, pari a 100 mg nell'uomo, offrono un vantaggio soprattutto nelle complicanze neurologiche. L'efficacia clinica di alte dosi di desametasone non è stata confermata in tutti gli studi [21].

Perciò non esiste un consenso sulla dose adeguata di steroide per situazioni cliniche particolari.

18.2.5 **Gli interventi antalgici di neurolesione**

18.2.5.1 **Alcolizzazione del plesso celiaco**

La neurolisi del ganglio celiaco per il dolore nei quadranti superiori dell'addome dovuto a neoplasie del pancreas, fegato, cistifellea e stomaco risulta molto efficace. Viene utilizzata una sostanza neurolitica, solitamente l'alcool, iniettata nella regione del plesso celiaco. Ipotensione ortostatica e diarrea sono i più comuni effetti collaterali, riscontrabili nel 30-60% dei casi. Di estrema rarità è l'evenienza di un danno irreversibile al midollo spinale [22].

18.2.5.2 **Rizotomia della cauda**

Questa tecnica trova indicazione nel dolore perineale neoplastico refrattario ai trattamenti antalgici farmacologici, in pazienti che hanno una colostomia e che hanno il catetere vescicale o una derivazione urinaria. Con il paziente in posizione seduta, un ago spinale da 23G viene introdotto a livello dello spazio tra L5 e S1 nello spazio subaracnoideo e viene iniettato fenolo iperbarico.

18.2.5.3 **Cordotomia**

La cordotomia percutanea produce una lesione selettiva del tratto spinotalamico del midollo spinale producendo una analgesia completa dell'emisoma controlaterale C5-S5. Si tratta di una tecnica complessa non scevra di effetti collaterali (debolezza dell'arto inferiore omolaterale, disfunzione della vescica). È indicata solo in pazienti con prognosi inferiore ad un anno a causa del rischio di sviluppo di una sindrome dolorosa da deafferentazione.

18.3 CONCLUSIONI

Il trattamento del dolore in oncologia spesso risente di atteggiamenti timorosi da parte di medici e di pazienti nonostante la disponibilità di linee guida e l'attuale possibilità di impiego di diversi analgesici oppioidi e non oppiodi e di molte strategie teraputiche, la normativa meno restrittiva e più semplice nella prescrizione degli oppioidi e le risorse impiegate nella diffusione delle conoscenze in questo ambito. Il trattamento adeguato del dolore resta un problema non risolto per molti pazienti ed un imperativo professionale ed etico per medici ed infermieri.

BIBLIOGRAFIA

1. Caraceni A, Portenoy RK (1999) a working group of the IASP task force on cancer pain. An international survey of cancer pain characteristics and syndromes. Pain 82:263-274
2. Front D, Schneck S, Frankel A, Robinson E (1974) Bone metastases and bone pain in breast cancer. Are they closely associated. JAMA 242:1747-1748
3. Mercadante S (1997) Malignant bone pain: pathophysiology and treatment. Pain 69:1-8
4. Hanks G, De Conno F, Cherny N et al (2001) Morphine and alternative opioids in cancer pain the EAPC recommendations. Br J Cancer 84:587-593
5. Ventafridda V, Tamburini M, Caraceni A et al (1987) A validation study of the WHO method for cancer pain relief. Cancer 59:851-856
6. De Conno F, Caraceni A (1996) Manual of cancer pain. Kluwer Academic Publishers, Dordrecht
7. Expert Working Group of the European Association for Palliative Care (1996) Morphine in cancer pain: modes of administration. BMJ 312:823-826
8. Klepstad P, Kaasa S, Jystad A et al (2003) Immediate- or sustained-release morphine for dose finding during start of morphine to cancer patients: a randomized, double-blind trial. Pain 101:193-198
9. De Conno F, Groff L, Brunelli C et al (1996) Clinical experience with oral methadone administration in the treatment of pain in 196 advanced cancer patients. J Clin Oncol 14:2836-2842
10. Cherny NJ, Chang V, Frager G et al (1995) Opioid pharmacotherapy in the management of cancer pain. A survey of strategies used by pain physisicians for the selection of analgesic drugs and routes of administration. Cancer 76:1288-1293
11. Coyle N, Adelhardt J, Foley KM, Portenoy RK (1990) Character of terminal illness in the advanced cancer patient: pain and other symptoms during last four weeks of life. J Pain Symptom Manage 5:83-89
12. Bruera E, Pereira J, Watanabe S et al (1996) Opioid rotation in patients with cancer pain. A retrospective comparison of dose ratios between methadone, hydromorphone, and morphine. Cancer 78:852-857
13. Derby S, Chin JL, Portenoy R (1998) Systemic opioid therapy for chronic cancer pain: practical guidelines for converting drugs and routes of administration. CNS Drugs 9:99-109
14. Ripamonti C, Groff L, Brunelli C et al (1998) Switching from morphine to oral methadone in treating cancer pain: what is the equianalgesic dose ratio? J Clin Oncol 16:3216-3221
15. Mercadante S, Casuccio A, Calderone L (1999) Rapid switching from morphine to methadone in cancer patients with poor response to morphine. J Clin Oncol 17:3307-3312
16. Mercadante S, Casuccio A, Fulfaro F et al (2001) Switching from morphine to methadone to improve analgesia and tolerability in cancer patients: a prospective study. J Clin Oncol 19:2898-2904
17. McNicol E, Strassels S, Goudas L et al (2004) Nonsteroidal anti-inflammatory drugs, alone or combined with opioids, for cancer pain: a systematic review. J Clin Oncol 22:1975-1992
18. McQuay H, Carroll D, Jadad AR et al (1995) Anticonvulsants drugs for management of pain: a systematic review. BMJ 311:1047-1052
19. Sindrup SH, Jensen TS (1999) Efficacy of pharmacologial treatments of neuropathic pain: an update and effect related to mechanism of drug actin. Pain 83:389-400
20. Watanabe S, Bruera E (1994) Corticosteroids as adjuvant analgesics. J Pain Symptom Manage 9:442-445
21. Vecht CJ, Haaxma-Reiche H, van Putten WLJ et al (1989) Initial bolus of conventional versus high-dose dexamethasone in metastatic spinal cord compression. Neurology 39:1255-1257
22. De Conno F, Caraceni A, Aldrighetti L et al (1993) Paraplegia following coeliac plexus block. Pain 55:383-385

Capitolo 19

Ansia, depressione e insonnia nel paziente oncologico

Sergio Zupo

Le caratteristiche cliniche e di decorso dei disturbi psichici sono descritte nei principali sistemi diagnostici nosografici internazionali dei disturbi mentali [1, 2].

La scelta della trattazione degli argomenti ha qui un taglio eminentemente pratico: soprattutto per ciò che li caratterizza nel paziente oncologico.

La suddivisione in capitoli adottata risponde a ragioni di chiarezza espositiva; nella realtà clinica soprattutto del paziente in fase terminale, i quadri sindromici sono assai più variegati, mutevoli e sovrapposti di quanto non possa apparire dalla trattazione.

19.1 I DISTURBI D'ANSIA

Nei pazienti oncologici sono maggiormente rappresentati il disturbo d'ansia generalizzato (DAG) il disturbo post traumatico da stress (DPTS) e le fobie, fra le quali, tipica del paziente oncologico, la nausea e il vomito anticipatorio che precedono la seduta di chemioterapia [3].

L'ansia può aumentare in seguito a fantasie del paziente circa la malattia o il trattamento per il timore di chiedere spiegazioni precise ai curanti; all'opposto in altri casi essi cercano di ottenere ansiosamente più informazioni possibile senza riuscire a utilizzarle positivamente, con conseguente aumento dello stress emotivo [4].

Si riconoscono nell'ansia sintomi sia psicologici che somatici [1, 2]. La diagnosi di disturbo d'ansia si pone se il paziente si è sentito teso e agitato per più di due settimane e se tali vissuti hanno occupato più del 50% del tempo.

Nella maggior parte dei pazienti oncologici l'ansia insorge nelle fasi iniziali della diagnosi e nei successivi momenti di incertezza che precedono un nuovo trattamento, il ricovero in ospedale, l'attesa dei risultati per il sospetto di una recidiva. Accanto a questa forma di ansia acuta, si riconosce una forma cronica.

19.1.1 Principi generali di trattamento

Secondo le più recenti linee guida nazionali [5, 6] nel trattamento dei disturbi d'ansia l'orientamento prevalente è quello di associare al trattamento farmacologico un "supporto" psicologico, ricorrendo come seconda opzione a trattamenti psicologici più strutturati e specifici [7] (vedi cap. 19.4).

Le benzodiazepine (BDZ) rimangono il farmaco più usato (Tabelle 1, 2). La scelta tra le varie molecole benzodiazepiniche verte prevalentemente su criteri farmacocinetici (emivita, metabolismo), sulle caratteristiche cliniche del disturbo (DAG, DPTS, fobie), nonché sulla tipologia del paziente(*compliance* ecc).

La presenza di elevata comorbidità fra ansia e depressione (in particolare DPTS e depressione) ha reso sempre più diffuso e consigliabile l'uso elettivo degli antidepressivi (AD), specie i più recenti (vedi anche cap. 12.2), anche se le BDZ hanno rispetto agli AD maggiore rapidità di azione e offrono soprattutto al medico non specialista il vantaggio di un elevato indice terapeutico (ampio margine fra dose terapeutica e dose tossica) e una buona tollerabilità [8], danno però problemi di sedazione e di dipendenza.

Nel paziente oncologico spesso l'uso, per periodi di tempo limitati, di benzodiazepine può essere utile in situazioni particolarmente ansiogene.

Vanno comunque usate nel paziente oncologico cautele per le svariate possibili modificazioni farmacocinetiche conseguenti ad alterato assorbimento, ridotto metabolismo epatico, riduzione delle proteine plasmatiche con aumento della frazione libera dei farmaci e una alterata eliminazione renale.

Schematicamente si danno i seguenti criteri generali [1]:

- per i singoli episodi ansiosi sono consigliabili le BDZ; la scelta va limitata ad un solo tipo, in genere ad alta potenza, come ad esempio l'alprazoram, utilizzando la dose minima efficace, eventualmente ripetibili dopo una o due ore (Tabella 3);
- per un disturbo d'ansia generalizzato si usano BDZ nelle prime 2-4 settimane associato ad antiserotoninergico (SSRI) che verrà mantenuto per 6-12 mesi;
- fare attenzione ai fenomeni di accumulo da somministrazioni ripetute (diradare le somministrazioni) ed evitare, se possibile, i fenomeni di dipendenza e i sintomi da sospensione(rispettivamente con le somministrazioni "a cicli" e la sospensione graduale);
- l'utilizzo di BDZ a lungo termine in monoterapia va riservato a particolari situazioni selezionate come l'intolleranza ad altri farmaci , spiccata ansia somatica ecc.

Tabella 1. Benzodiazepine e altri ipnotici sedativi

Nome generico	Effetto principale		Dose usuale	Emivita media	Affinità recettoriale
	Ansiolitico	Ipnotico	(mg/die)	(ore)	
Clordiazepossido	sì	-	15-100	100	•
Diazepam	sì	-	2-40	75	••
Flurazepam	-	sì	15-30	75	•
Prazepam	sì	-	20-60	65	•
Lorazepam	sì	sì	2-4	15	•••
Temazepam	-	sì	15-30	12	•
Oxazepam	sì	sì	30-120	10	••
Alprazolam	sì	-	0,5-4	12	•••
Triazolam	-	sì	0,125-25	3	•••
Brotizolam	-	sì	0,125-25	5	•••
Clonazepam	sì	-	0,5-10	45	•••
Flunitrazepam	-	sì	0,5-2	20	•••
Nitrazepam	-	sì	2,5-10	30	••
Non benzodiazepine					
Zaleplom	-	sì	5-10	2	••
Zolpidem	-	sì	5-10	3	•
Zopiclone	-	sì	3,75-7,5	5	••

Legenda: - nessuna affinità; • bassa affinità; •• media affinità; ••• alta affinità

Tabella 2. Effetti collaterali delle benzodiazepine

Nome generico	Sedazione diurna	Deficit di memoria	Fenomeni da sospensione
Clordiazepossido	••	•	•
Diazepam	••	••	•
Flurazepam	•••	••	-
Prazepam	••	•	•
Lorazepam	•	•••	•••
Temazepam	•	••	•
Oxazepam	•	•	•
Alprazolam	•	•	••
Triazolam	•	•••	•••
Brotizolam	•	•	•
Clonazepam	•	•	••
Flunitrazepam	•	•••	•
Nitrazepam	•	•	•
Non benzodiazepine			
Zaleplom	-	-	-
Zolpidem	-	-	-
Zopiclone	-	-	-

Legenda: - assente; • scarso; •• medio; ••• elevato

Tabella 3. Benzodiazepine: dosaggio e durata d'azione

Benzodiazepina	Dosaggio equivalentedi diazepam (mg)	Durata d'azione
Diazepam	5	2-4 giorni
Lorazepan	0,5 (0.5-1)	8-12 ore
Nitrazepam	5 (2,5-10)	12-24 ore
Oxzepam	15 (5-30)	8-12 ore
Temazepam	10 (7,5-15)	8 ore
Benzodiazepoina	**Dosaggio orale (mg)**	**Equivalente IM or EV (mg)**
Diazepam	10	10
Lorazepam	4	4

19.1.2 Disturbo da attacchi di panico (DAP)

Si tratta di attacchi di ansia accessionali associati a iperattivazione autonomica che possono presentarsi in concomitanza con fattori ambientali scatenanti oppure indipendentemente da tali fattori [1, 2].

Quasi tutte le molecole riconosciute come efficaci appartengono al gruppo degli AD.

19.1.2.1 Terapia

Fasi del trattamento

La fase iniziale di 2-3 mesi è necessaria per personalizzare il dosaggio e verificare la massima efficacia ottenibile; la fase di consolidamento richiede 8-12 mesi a dosaggio pieno, la fase di mantenimento dura almeno ulteriori 8-10 mesi con riduzione progressiva della dose fino a sospensione del farmaco. Poiché spesso si hanno recidive importanti ai primi tentativi di diminuzione può essere necessario prolungare il trattamento a dosaggio pieno per anni.

Degli SSRI in commercio paroxetina, sertralina, e citalopram hanno ottenuto in scheda tecnica l'autorizzazione ministeriale al trattamento del DAP; anche per gli altri esistono tuttavia dati comprovanti l'efficacia (Tabella 4) [5].

L'effetto utile può comparire anche dopo sei settimane e la risposta piena può richiedere fino a 12 settimane. Poiché inoltre nel 40% dei casi vi può essere una "sindrome di attivazione" corrispondente ad aumento dell'ansia e dell'eccitamento, all'inizio del trattamento si consiglia la lenta titolazione e l'eventuale associazione con BDZ.

Si consiglia un periodo minimo di 12 mesi di trattamento con riduzione lenta della dose per evitare sintomi da discontinuazione.

I triciclici (TCA), per i loro effetti collaterali, vengono considerati come farmaci di seconda scelta; e poco utilizzabili nel paziente oncologico. Per i dosaggi e le modalità di somministrazione degli altri antidepressivi si veda il paragrafo 19.2.2.5 (Tabelle 4, 5, 6).

Tabella 4. Dosaggi antidepressivi

Molecola	Dosaggi (mg)
• Amitriptilina	75-250
• Clomipramina	75-250
• Desimipramina	75-250
• Dotiepina	75-250
• Imipramina	75-250
• Nortriptilina	75-250
• Trimipramina	75-250
• Tranilcipromina	10-30
• Fenelzina	30-135
• Moclobemide	200-900
• Citalopram	20-60
• Fluoxetina	20-60
• Fluvoxamina	100-300
• Venlafaxina	75-375
• Mirtazapina	15-45
• Reboxetina	4-12
• Maprotilina	50-150
• Mianserina	60-120
• Trazodone	75-300
• Viloxazina	200-400
• Amineptina	100-200
• Nefazodone	300-600
• Levosulpiride	75-150
• Amisulpiride	50
• Paroxetina	20-60
• Sertralina	50-200
• S-Adenosin/ Metionina	400-800 ev 1200-1600 im

Le BDZ mostrano quasi tutte una attività antipanico sovrapponibile agli AD per i motivi già esposti vengono considerate utilizzabili solo nelle prime settimane di trattamento salvo casi in cui sia specificatamente sconsigliato l'uso degli AD.

Tabella 5. Effetti collaterali dei farmaci antidepressivi

Classe	Effetti più comuni	Effetti meno comuni
Triciclici	Secchezza delle fauci Stipsi Disturbi dell'accomodazione Tachicardia Ipotensione posturale	Nervosismo e agitazione Tremori Sudorazioni
IMAO irreversibili	Ipotensione Insonnia	Viraggi maniacali Ritardo dell'eiaculazione Vertigini Difficoltà minzionali
IMAO reversibili	Disturbi del sonno Nausea	Cefalea
SSRI	Nausea Vomito Disturbi della libido Modificazione dell'appetito	Nervosismo Sindrome serotonergica Cefalea
SNRI	Insonnia Secchezza delle fauci Stipsi Nausea Cefalea Disturbi del sonno	Irritabilità Tremore Anoressia Disturbi della libido
NASSA	Secchezza delle fauci Incremento ponderale Sonnolenza	Ipotensione ortostatica Tremori Aumento transaminasi
NARI	Sudorazione Vertigini Stipsi Secchezza delle fauci	Tachicardia Parestesie Disturbi dell'addormentamento
S-A-M-e	....	....

Legenda: IMAO = inibitori delle monoaminoossidasi; SSRI = inibitori selettivi della ricaptazione della serotonina; SNRI = inibitori selettivi della ricaptazione della serotonina e noradrenalina; NASSA = antidepressivi noradrenergico e serotoninergico selettivo; NARI = inibitori selettivo della ricaptazione della noradrenalina; S-A-M-e = s-Adenosin Metionina

Tabella 6. Sintomi delle sindromi da sospensione di antidepressivi (A) e serotoninergica (B) in ordine crescente di gravità

A	B
Vertigini*	Agitazione
Sensazione tipo scossa elettrica*	Sudorazione
Ansia e agitazione	Tremore
Insonnia	Brividi
Sintomi simil-influenzali	Mioclonie
Diarrea e spasmi addominali	Confusione
Parestesia*	Convulsioni
Cambiamenti dell'umore	Morte
Nausea	
Abbassamento del tono dell'umore	

*Comune nella sospensione di SSRI e venlafaxina

La scelta del trattamento [6, 7, 9, 10]

La terapia farmacologia prevede generalmente l'associazione di una BDZ ad alta potenza, nel senso di alta affinità per i recettori benzodiazepinici [7], come l'alprazolam per il controllo dell'ansia e dell'agitazione con un SSRI destinato a svolgere la sua attività a medio e lungo termine. Una volta ottenuto il controllo dell'ansia è opportuno scalare e sospendere la BDZ e proseguire con l'AD. Nel caso di scarsa o nulla risposta nel periodo di 1-2 mesi è consigliabile il cambio di molecola.

Se vi è comorbidità con i disturbi dell'umore, dato il rischio di induzione di viraggi maniacali e iatrogeni, è bene usare come prima scelta, l'SSRI in associazione con stabilizzatori dell'umore (vedi paragrafo 19.2.2.3, Tabella 11) e BDZ ad alta potenza in fase iniziale.

Nel caso di comorbidità DAP-GAD (disturbo d'ansia generalizzata), lo schema prevede l'uso nell'ordine di SSRI, venlafaxina, IMAO [10].

19.1.3 Disturbo d'ansia generalizzata (GAD)

Si caratterizza per la persistenza di uno stato di perenne apprensione e preoccupazioni eccessive, sensazione di nervosismo, ipervigilanza e disturbi somatici con momenti di accentuazione e momenti di minore intensità nel corso della vita.

19.1.3.1 Principi generali di trattamento

È possibile distinguere due principali tipi di intervento: trattamento del GAD acuto e il trattamento di mantenimento (vedi dopo) per le forme di ansia cronica.

L'orientamento prevalente è comunque simile a quello del DAP, cioè l'utilizzo del SSRI o SNRI (inibitore selettivo della ricaptazione della serotonina e noradrenalina) eventualmente associati in fase iniziale da una BDZ.

Alternative sono: BDZ a emivita lunga come ad es. diazepam, buspirone (da 15 a 60 mg/die).

19.1.3.2 Terapia e scelta del trattamento

GAD acuto o sub acuto

Terapia di prima scelta è SSRI (come paroxetina, venlafaxina) o imipramina eventualmente associata a BDZ per un periodo massimo di 2-3 mesi. Il trattamento con gli SSRI o altri AD deve durare per 6-12 mesi. In linea di massima la dose di mantenimento può essere uguale alla dose iniziale. La sospensione va condotta gradualmente nell'arco di varie settimane.

GAD "cronico" o "temperamentale"

Anche qui la prima scelta può essere rappresentata dall'SSRI associato al BDZ; la seconda dalla venlafaxina, la terza da imipramina e buspirone. La differenza sostanziale è rappresentata dall'indicazione generale a un trattamento mediamente più lungo (12-18 mesi). Per le frequenti situazioni di comorbidità vedi Tabella 8. Nel caso del paziente oncologico la scelta va fatta tenendo presente i criteri esposti nei principi generali di trattamento.

19.1.4 Disturbo post traumatico da stress (DPTS)

Considerato come disturbo d'ansia nel DSM-IV; nell'ICD-10 [1, 2] è classificato a parte. Nella letteratura si raccomanda che l'intervento farmacologico e psicoterapico vadano associate. In oncologia l'impatto a livello fisico e psicologico del cancro e dei suoi trattamenti costituisce una esperienza traumatica per molti. Particolarmente esposti sono i pazienti nella fase acuta post diagnostica e nelle ricorrenze di malattia, dove i fattori di ordine me-

Tabella 7. Algoritmo per il trattamento farmacologico del disturbo d'ansia generalizzato [5]

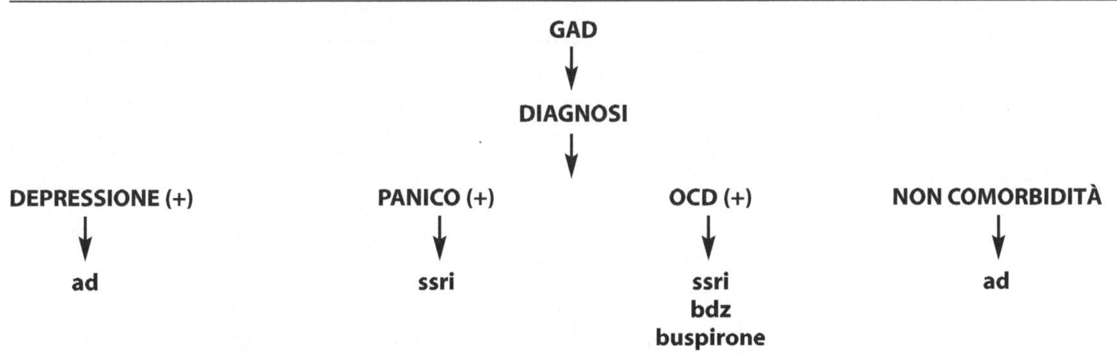

DOSAGGIO PIENO PER ALMENO SEI MESI

MIGLIORATO	NON MIGLIORATO
Continuare il trattamento da sei mesi a un anno	Riconsiderare la diagnosi farmaco di altra classe associazione di farmaci o aumento del dosaggio psicoterapia

Legenda: ad = antidepressivo

dico, come procedure invasive o dolorose, e psicologico, come scarsi supporti emotivi o a una anamnesi psichiatrica positiva, costituiscono fattori predisponenti [4].

I farmaci di prima scelta per la terapia del PTSD sono gli SSRI (la paroxetina sembra mostrare la sua efficacia indipendentemente dalla sua azione antidepressiva).

19.1.4.1 **Fasi del trattamento**
Sono sovrapponibili al DAP.

19.1.4.2 **Terapia e scelta del trattamento [10]**
I farmaci di elezione sono SSRI o in alternativa nefazodone o venlafaxina; in caso di mancata risposta si può passare ad un inibitore selettivo delle monoaminoossidasi A (RIMA), attendendo due settimane dopo la sospensione di un SSRI e cinque nel caso della fluoxetina.

In pazienti resistenti al trattamento viene raccomandato l'uso di un anticonvulsivante regolatore dell'umore come la carbamazepina, il valproato o la lamotrigina (Tabella 7).

Il ruolo delle BDZ è molto limitato è possono subentrare problemi nella discontinuazione di questi farmaci. Nel caso del paziente oncologico vale quanto esposto nella parte generale.

19.1.5 Fobia e fobia sociale

L'ansia è provocata in termini ingiustificati ed eccessivi da situazioni od oggetti specifici. Nel caso della fobia sociale il nucleo del disturbo è rappresentata dal timore persistente ed eccessivo di essere considerati inadeguati nel corso delle proprie interazioni sociali. L'ansia anticipatoria determina riduzione delle prestazioni. La maggior parte (fino all'80%) presenta comorbidità con altri disturbi psichiatrici. In oncologia vi sono varie possibilità di sviluppo di quadri fobici: tra questi la fobia di siringhe e aghi, dell'ospedale, di toccare oggetti collegati alla malattia, ecc. Questi disturbi possono portare al rifiuto di procedure diagnostico terapeutiche o talvolta della stessa chemioterapia. Una forma particolare di fobia può essere considerato il disturbo da nausea o da vomito anticipatorio che può seriamente limitare la qualità della vita del paziente. Manifestazioni di fobia sociale possono essere presenti in oncologia sia in caso di interventi a carattere mutilante o più frequentemente quando viene a modificarsi l'aspetto esteriore della persona (ad esempio perdita dei capelli o dimagrimento). In questi casi la paura del giudizio di conoscenti o estranei, la sensazione di es-

Tabella 8. Diagnosi di depressione secondo ICD 10

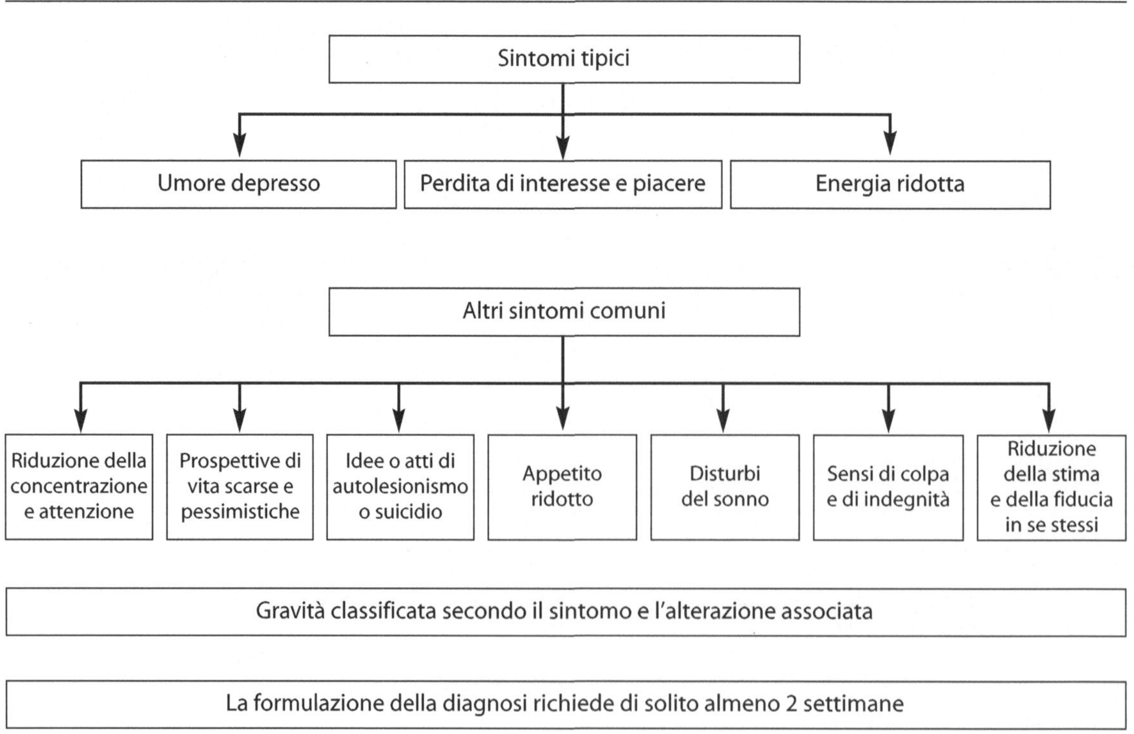

sere osservati, guardati, compatiti o denigrati può indurre una marcata tendenza all'isolamento e all'evitamento di situazioni "pubbliche" [4].

19.1.5.1 Principi generali di trattamento

Sono consigliati trattamenti in cui alla terapia farmacologia si associa la psicoterapia: si otterrebbero così un potenziamento di efficacia e minori ricadute. Nel caso di fobia sociale in oncologia può bastare una terapia di sostegno.

19.1.5.2 Farmacoterapia

È tanto più efficace quanto più precoce e va considerata non alternativa alla psicoterapia. I farmaci per cui è maggiormente documentata l'efficacia sono: SSRI fra cui la paroxetina che ha ottenuto l'indicazione in scheda tecnica, l'IMAO con le limitazioni già segnalate per il paziente oncologico, i betabloccanti utilizzati soprattutto per il contenimento delle manifestazioni neurovegetative legate all'ansia.

Un trattamento efficace dell'ansia anticipatoria da chemioterapia è rappresentato dall'alprazolam, somministrato sia il giorno precedente il trattamento e i successivi sia alcuni giorni prima, a dosaggi variabili fra 0,75 e 1 mg al giorno. Secondo vari autori le BDZ rappresenterebbero la scelta d'elezione anche per le loro capacità di provocare un effetto amnesizzante anterogrado [8].

Fasi del trattamento

Sono sovrapponibili a quelle del DAP. La risposta terapeutica si verifica generalmente entro sei settimane; perciò è meglio attendere otto settimane prima di considerare un altro farmaco. Circa il 40% dei pazienti ha una ricaduta dopo la sospensione di un SSRI ed è quindi necessario protrarre il trattamento per almeno 12 mesi e anche fino a oltre due anni, in fase di remissione il dosaggio va ridotto gradatamente.

Scelta del trattamento

Il farmaco di prima scelta è la paroxetina agli usuali dosaggi terapeutici (Tabella 4). In caso di mancata risposta passare ad un RIMA.

Nel caso si intendesse usare i betabloccanti come il propanolo alla dose iniziale di 20 mg/die fino a 60 mg/die questi possono trovare il loro impiego anche come adiuvanti dell'SSRI. In presenza di comorbidità col disturbo bipolare (fasi depressive alternate a fasi euforiche) è opportuno associare agli AD gli stabilizzanti dell'umore (Tabella 7); nel caso di abuso di sostanze vanno evitate le BDZ.

Il trattamento di scelta è secondo molti autori un SSRI da associarsi ad un trattamento psicoterapico aumentando gradualmente la dose iniziale fino ad arrivare alla dose massima tollerata [9].

19.2 I DISTURBI DELL'UMORE

19.2.1 Definizione e clinica

I pazienti depressi normalmente mostrano una mescolanza di sintomi biologici (insonnia o ipersonnia, variazioni giornaliere dell'umore, riduzione dell'appetito, stanchezza o perdita di energia, costipazione, perdita della libido, aumento o riduzione di peso) e di sintomi psichiatrici (umore depresso, perdita di interesse o di piacere, scarsa memoria, agitazione o rallentamento psicomotorio, pensieri ricorrenti di morte o di suicidio, ansia, sentimenti di indegnità o di colpa, compresi deliri ecc.) [1].

La Tabella 9 fa riferimento all'ICD-10 per quanto riguarda i criteri diagnostici.

Tabella 9. Il trattamento farmacologico della depressione

Iniziare un antidepressivo Raggiungere il dosaggio terapeutico Valutare nel corso di 4/6 settimane (aumentare il dosaggio dopo 2-4 settimane se necessario)	Risposta terapeutica: Continuare per 4-6 mesi Non ridurre il dosaggio
Scarsa tollerabilità o mancata risposta terapeutica	
Prescrivere un antidepressivo di classe diversa Raggiungere il dosaggio terapeutico Valutare nel corso di 4/6 settimane (aumentare il dosaggio dopo 2-4 settimane dall'inizio se necessario)	Risposta terapeutica: Continuare per 4-6 mesi Non ridurre il dosaggio
Scarsa tollerabilità	
Iniziare un antidepressivo di classe diversa Raggiungere il dosaggio terapeutico Valutare nel corso di 4-6 settimane (aumentare il dosaggio dopo 2-4 settimane dall'inizio se necessario)	Risposta terapeutica Continuare per 4-6 mesi Non ridurre il dosaggio
Nessuna risposta	
vedere trattamento della depressione resistente	

Esiste in ogni caso il problema di una corretta valutazione nel paziente oncologico del disturbo depressivo, generalmente sottostimato. Si stima che il 25% dei pazienti oncologici soffra di depressione.

Si associano più frequentemente a depressione il tumore del pancreas e della mammella; è alta la frequenza dei suicidi nei tumori della regione testa-collo [2].

Secondo Grassi [4] i criteri sui quali ci si può basare per differenziare le risposte emotive, considerabili come una risposta umana finalizzata all'adattamento, da quelle indicative di una patologia sono, al di la delle *rating scale*:
- le caratteristiche qualitative e quantitative e temporali dei sintomi;
- l'interferenza dei sintomi sul funzionamento della persona.

I fattori che aumentano il rischio di depressione sono: precedenti disturbi affettivi, alcolismo, cancro in stadio avanzato, malattie concomitanti e cattiva risposta alle terapie antidolorifiche.

Molti disturbi metabolici endocrini e di varia origine somatica possono essere confusi con la depressione.

Numerosi farmaci possono produrre sintomi depressivi: fra gli psicofarmaci, barbiturici, diazepam e propanololo; fra gli agenti chemioterapici alcuni possono indurre sintomi depressivi (vincristina, vinblastina, L-asparginasi, amfotericina-B, interferone).

I glucocorticoidi possono indurre variazioni del tono dell'umore soprattutto ai dosaggi utilizzati in oncologia nel trattamento del dolore per ridurre l'edema cerebrale.

19.2.2 Principi generali di trattamento

19.2.2.1 Terapie psicologiche [11]

Tra le più utilizzate e accreditate ricordiamo:
- La terapia cognitivo-comportamentale (CBT) è uno dei trattamenti più largamente adottati e validati nella cura della depressione. Essa si basa sull'ipotesi che l'umore depresso venga sostenuto da convinzioni irrazionali e un atteggiamento distorto verso se stessi l'ambiente e il futuro, passibili di correzione. La CBT è particolarmente efficace in associazione con gli antidepressivi e consente di prevenire le ricadute nella fase post-acuta.
- Terapia interpersonale (IPT): trattamento di ispirazione psicanalitica che si è sviluppata partendo dai concetti neofreudiani di H.S. Sullivan che sembra richiedere come requisito un precedente buon funzionamento sociale.

Per tutti questi trattamenti, validi in generale per pazienti depressi, bisogna tener conto delle specifiche situazioni dei pazienti oncologici (vedi cap. 19.4).

19.2.2.2 Terapie farmacologiche

Benché si raccomandi il ricorso a dosi adeguate necessarie per ottenere l'effetto clinico e ad un periodo di trattamento di almeno sei mesi per prevenire le ricadute, vanno tenute presenti le particolari condizioni del paziente oncologico specie in fase terminale e usate dosi ridotte.

In generale, riguardo alla scelta del farmaco, i dati degli studi controllati indicano una sostanziale loro sovrapponibilità [8].

Nel caso del paziente in trattamento oncologico, l'impiego di antidepressivi deve tener presente alcuni criteri di orientamento [4]:
- usare terapie specifiche antidepressive se i sintomi sono presenti da più di due settimane;
- valutare la possibile interazione con altri farmaci, come antiipertensivi, antiblastici, endocrinoterapia ecc;
- attendere la fine del ciclo di chemio o radioterapia;
- evitare antidepressivi triciclici (TCA) se sono già presenti disturbi somatici secondari alla malattia quali xerostomia, stomatiti, vertigini, ipotensione, stipsi, astenia, tachicardia, rischio convulsivo, glaucoma, disturbi urinari, ecc;
- se è già presente nausea evitare SSRI, antidepressivi, antiserotoninergici;
- in caso di impiego di SSRI valutare l'eventuale comparsa di nausea da SSRI e trattare con levosulpiride;
- sfruttare l'azione sedativa di alcuni antidepressivi come mirtazapina, nefazodone, mianserina, alcuni SSRI nel caso vi sia marcata insonnia. Cautela va usata per il rischio ipotensivo nel paziente defedato somministrando il trazodone e per la sommazione di rischio leucopenizzante nei pazienti trattati con particolari chemioterapie usando la mianserina.

Nella fase avanzata di malattia il trattamento della depressione richiederà una maggiore attenzione rispetto alle possibili interazioni farmacologiche e una chiara identificazione degli obiettivi a breve o a medio termine (ad esempio sedare o stimolare il paziente) dando il massimo di informazioni utili al paziente e ai familiari stessi.

19.2.2.3 Trattamento farmacologico

Lo schema generale di trattamento è riassunto nella Tabella 10.

Tabella 10. Farmaci antidepressivi e meccanismi d'azione

Classe farmacologia	Molecola	Meccanismo d'azione
Triciclici	Amitriptilina Clomipramina Desimipramina Dotiepina Imipramina Nortriptilina Trimipramina	Inibizione del *reuptake* (5HT>NA)
IMAO irreversibili (inibitori delle Monoamino ossidasi)	Tranilcipromina Fenelzina	Inibizione del catabolismo5HT,NA e DA
IMAO reversibili (RIMA: inibitori reversibili delle Monoamino ossidasi A selettivi)	Monoclobemide	Inibizione del catabolismo 5HT e NA
SSRI (Inibitori selettivo della ricaptazione di serotonina)	Citalopram Fluoxetina Fluvoxamina Paroxetina Sertralina	Inibizione selettiva della ricaptazione della serotonina
SNRI (inibitore selettivo della Ricaptazione di serotonina e Noradrenalina)	Venlafaxina	Inibizione della ricaptazione di 5HT e (dose dipendente) di NA
NASSA (antidepressivo noradrenergico e serotoninergico selettivo)	Mirtazapina	Blocco autorecettori ·-2, blocco post-sinaptico 5HT- 2° e 5HT3
NARI (inibitore selettivo della ricaptazione di noradrenalina)	Reboxetina	Inibizione selettiva ricaptazione NA
Benzamidi sostituite	Sulpiride Levo-Sulpiride Amisulpiride	Blocco auto-recettori presinaptici DA
Atipici	Maprotilina	Inibizione ricaptazione prevalente di NA
	Mianserina	Blocco recettori presinaptici ·-2
	Trazodone	Inibizione ricaptazione prevalente di5HT e blocco recettori post-sinaptici 5HT2
	Viloxazina	Inibizione ricaptazione prevalente di NA
	Amineptina	Inibizione selettiva ricaptazione DA
	Ademetionina	Azione su meccanismi post-sinaptici di trasduzione di segnale (fosforilazione proteica)
	Nefazodone	Inibizione ricaptazione selettiva di 5HT e blocco recettori post-sinaptici 5HT2
	S-Adenosin-Metionina (S-A-Me)	donatore endogeno di metili

Legenda: 5HT = 5 idrossitriptamina; DA = dopamina; NA = noradrenalina

Inoltre, la scelta del farmaco antidepressivo (AD) va discussa con il paziente assieme alle altre possibili opzioni terapeutiche; va individuato il dosaggio terapeutico; occorre continuare il trattamento per almeno 4-6 mesi dopo la risoluzione del quadro clinico; bisogna quindi sospendere il farmaco gradatamente, nel corso di 2-4 settimane o più se necessario. Il paziente va informato della latenza dell'effetto antidepressivo.

19.2.2.4 **Scelta del trattamento**

In oncologia alcuni elementi sembrano indicare nella somministrazione della mirtazapina alcuni possibili vantaggi rispetto ad altri farmaci. Avendo una azione sui recettori istaminici della mirtazapina può essere sfruttata la sedazione dose dipendente e l'aumento dell'appetito e ponderale. Poiché sono anche assenti i disturbi sessuali secondari ad esempio all'uso di SSRI, ciò può rappresentare un vantaggio nel paziente oncologico. L'effetto antiemetico del farmaco può essere utilizzato nei pazienti sottoposti a trattamento chemioterapico.

Nel trattamento di paziente con cancro l'impiego della S-adenosil-metionina (SAMe) si può rivelare utile nelle polifarmacoterapie per la sua attività epatoprotettiva e l'alta tollerabilità; tuttavia necessita a tal fine di una somministrazione in infusione venosa ad alto dosaggio (800 mg e.v.), vista la bassa biodisponibilità della formulazione.

È comune opinione che nelle forme più gravi di tipo delirante nel paziente oncologico in alternativa ai TCA siano utilizzabili antiserotoninergici (SSRI) al massimo dosaggio possibile associati o meno ad un antipsicotico.

La levosulpiride ha una azione molto utile a livello gastrointestinale come antiemetico e antidispeptico e a livello centrale come attivante nei disturbi depressivi e somatoformi. In ambito oncologico si è rivelato efficace nella riduzione della nausea e del vomito in pazienti con neoplasie in stato avanzato. Levosulpiride e amisulpiride nei pazienti anziani e oncologici si sono rivelati efficaci a basse dosi al mattino sia autonomamente che come potenzianti antidepressivi. Va ricordato l'effetto collaterale di aumento della prolattina con alterazioni del ciclo mestruale e amenorrea, impotenza, ginecomastia, galattorrea.

19.2.2.5 **Titolazione e individuazione del dosaggio minimo terapeutico**

Riferendoci al paziente oncologico va ribadita la necessità di maggiore cautela e l'utilizzo di dosaggi ridotti rispetto ai parametri generali di riferimento (Tabelle 4 e 11).

19.2.2.6 **Effetti collaterali**

Sono in genere dose dipendenti e per lo più tendono a ridursi nel tempo (Tabella 5). Particolare attenzione va posta alla *sindrome serotoninergica* da sovradosaggio o sovrapposizione di diversi AD; nonché ai sintomi da sospensione brusca del trattamento (Tabella 6).

L'*iponatremia* è stata descritta in associazione con la maggior parte degli AD; sembra essere causata da inappropriata secrezione dell'ormone antidiuretico. È rara, ma può essere grave. In tali circostanze va sospeso l'AD immediatamente.

Nel paziente in terapia oncologica e palliativa è particolarmente importante valutare le possibili interazioni con gli altri farmaci, soprattutto l'azione inibitoria degli antidepressivi sul sistema metabolico CYP450. Fra i vari SSRI, la fluvoxamina ha un maggiore potenziale di interazione con i farmaci impiegati nella patologia neoplastica, come chemioterapici o ormoni. È importante considerare l'interazioni farmacologiche dei triciclici, per es. con i corticosteroidi, mentre un'utile azione sinergica risulta dalla associazione di alcuni TCA (abitualmente amitriptilina e clomipramina) con analgesici nella terapia del dolore, con la cautela derivante dall'osservazione di occasionali stati confusionali in caso di tale associazioni.

19.2.2.7 **Tempo di latenza**

Definito come il tempo intercorrente tra il raggiungimento della dose ottimale e l'inizio del miglioramento della sintomatologia depressiva: può variare tra i 15 e i 30 giorni.

19.2.2.8 **Efficacia e durata del trattamento**

È preferibile utilizzare un unico AD, almeno in fase iniziale. Per stabilirne l'efficacia occorre che il trattamento sia prolungato per 4-8 settimane a pieno dosaggio.

In caso di mancata risposta, prima di passare ad altro AD, previa sospensione del farmaco precedente, verificare la diagnosi, la presenza di sostanze, una comorbilità psichiatrica, altre patologie sistemiche, dosi troppo basse o scarsa aderenza del malato al trattamento.

Tutti gli AD possono indurre *sintomi da sospensione* (Tabella 6). Qualora un AD sia stato assunto per un periodo superiore alle 5-6 settimane si dovrebbe interrompere la terapia gradatamente.

La terapia individuata deve essere di norma proseguita a dosaggio pieno per 4-6 mesi dopo la comparsa del completo equilibrio. Il trattamento può essere quindi interrotto con riduzione graduale dei dosaggi e monitoraggio nei mesi successivi.

La terapia di mantenimento si può attuare attraverso: 1. il mantenimento della terapia risultata efficace nella fase iniziale e di continuazione; possibilmente allo stesso dosaggio; 2. sostituzione dell'AD usato con un altro a più basso profilo di effetti collaterali.

19.2.3 **Depressione resistente**

Viene così definita la forma depressiva in cui manca la risposta ad almeno 2 AD (11) (di cui almeno un TCA) di classi diverse, somministrati a dosi opportune per un periodo adeguato. Una volta escluso che si tratti di pseudo resistenza si può ricorrere a:

1. associazione TCA a basso dosaggio + SSRI;
2. associazione SSRI + SNRI.

19.2.4 **Depressione bipolare (associata variamente a fasi di eccitamento maniacale)**

Tende a durare più a lungo della depressione unipolare (oltre il 50% dei casi durano più di un anno) ed è più difficile da trattare.

Criteri generali di trattamento sono:

- uso degli stabilizzanti dell'umore (litio, ac. valproico, carbamazepina, etc.) nella fase acuta iniziale (Tabella 11);

Tabella 11. Stabilizzanti del tono dell'umore

LITIO ***Caratteristiche*** Emivita: 20 h. - Escrezione renale. Non viene metabolizzato. ***Indicazioni*** Trattamento acuto della mania. Profilassi del disturbo bipolare affettivo. Trattamento adiuvante della depressione resistente. Disturbo schizofrenico. Comportamento violento (anche nei pazienti con handicap mentale). ***Dosaggio*** Iniziare con 400 mg/die. Monitorare le concentrazioni plasmatiche ogni 5-7 giorni fino al raggiungimento di 0,6-1,0 mmol/l. Successivamente controllare i livelli plasmatici ogni 2-3 mesi. NB: il prelievo va effettuato 12 h dopo la somministrazione dell'ultima dose	***Precauzioni*** Funzionalità renale: valutare azotemia ed elettroliti prima di iniziare il litio. È escreto esclusivamente tramite il rene ed è potenzialmente nefrotossico. Cambiamenti nella concentrazione degli elettroliti corporei possono influenzare i livelli plasmatici di litio. Il 3-4% dei pazienti sviluppa ipotiroidismo: valutare la funzionalità tiroidea prima di iniziare la terapia e successivamente ogni 6 mesi. La tossicità si verifica a livelli >1,5 mmol/l. Eseguire ECG prima della terapia. ***Controindicazioni*** Gravidanza, allattamento al seno. Insufficienza renale. Disturbi della funzione tiroidea. Sindrome del "*sick sinus*".	***Effetti collaterali*** Sete, poliuria, disturbi gastroenterici; Tremore (risponde al propranolo); Diabete insipido; Acne; Debolezza muscolare; Aritmie cardiache; Aumento di peso; Ipotiroidismo. ***Interazioni farmacologiche*** *Antipsicotici*: tutti gli antipsicotici possono aumentare il rischio di neurotossicità indotta da litio. *Diuretici tiazidici*: aumentano i livelli plasmatici di litio. *Inibitori dell'ACE*: tossicità. *Diltiazem e verapamile*: neurotossicità. *Xantine*: aumentano l'escrezione di litio. *FANS*: tutti causano tossicità tranne l'aspirina, il sullindac e l'ibuprofene a basse dosi.
CARBAMAZEPINA ***Caratteristiche*** Emivita: 12-17 h. - Metabolizzata dal fegato ed escreta per via renale. È possibile che il metabolita abbia attività farmacologica ***Indicazioni*** Trattamento acuto della mania. Profilassi del disturbo bipolare affettivo da solo o in combinazione con il litio. Comportamento violento. ***Dosaggio*** Iniziare con 200 mgdue volte al giorno, aumentando il dosaggio fino a 600/1000 mg/die. Raggiungere una concentrazione plasmatica 8-12 mg/l.	NB: il prelievo va effettuato quando i livelli plasmatici sono minimi, prima dell'assunzione della dose successiva. Induce il proprio metabolismo: monitorare i livelli ogni 2 settimane fino a stabilizzazione e poi ogni 3-6 mesi ***Precauzioni*** Leucopenia e agranulocito: attenzione a febbre e infezioni. Ematocrito e conta leucocitaria prima di iniziare il trattamento e ogni 2 settimane per i primi due mesi. La leucopenia iniziale è solo temporanea e benigna. Tossicità da c.b.z.: diplopia, atassia, sedazione. ***Controindicazioni*** Gravidanza, allattamento al seno. Abuso di alcool, glaucoma, diabete.	***Effetti collaterali*** Sonnolenza, atassia, diplopia, nausea, agranulocitosi, anemia aplastica, leocopenia transitoria, ipersensititvità, epatite, eruzioni cutanee. ***Interazioni farmacologiche*** *Antipsicotici*: possono causare sonnolenza, atassia e altri sintomi neurologici. *Litio*: aumento degli effetti collaterali di entrambi i farmaci. *Calcio-inibitori*: neurotossicità. *IMAO*: sospendere per 2 settimane prima di iniziare la terapia. La *c.b.z.* riduce la concentrazione plasmatica di triciclici e neurolettici; induce gli enzimi epatici e quindi abbassa i livelli di fenitoina, contraccettivi orali ed altri farmaci.
VALPROATO DI SODIO ***Caratteristiche*** Emivita: 8 h. - Metabolizzato. ***Indicazioni*** In caso di mancata risposta al litio o alla carbamazepina. Mania acuta - specialmente stati affettivi misti. Profilassi degli episodi depressivi e maniacali. ***Dosaggio*** Iniziare con 500 mg/die una volta al giorno, aumentando il dosaggio fino a 50/100 mg/l. Il prelievo deve essere effettuato quando i livelli plasmatici	sono minimi, prima dell'assunzione della dose successiva. La preparazione a lento rilascio può essere somministrata una volta al giorno. ***Precauzioni*** Valutare la funzionalità epatica e renale prima di iniziare il trattamento. Valutare la conta leucocitaria e l'emocromo regolarmente. ***Controindicazioni*** Gravidanza, allattamento al seno. Disturbi epatici.	***Effetti collaterali*** Sonnolenza, nausea, vomito. Raramente: atassia, cefalea, ansia, trombocitemia e disturbi della funzionalità piastrinica, pancreatine. ***Interazioni farmacologiche*** Vi sono interazioni complesse con altri farmaci anticonvulsivanti. Aumenta l'attività dell'*aspirina* e del *warfarin*. *IMAO*: può limitare i livelli di IMAO e triciclici.
LAMOTRIGINA ***Caratteristiche*** Emivita: 20-24 h - L'emivita è aumentata dal valproato e ridotta da farmaci che inducono gli enzimi. ***Indicazioni*** In caso di mancata risposta alla c.b.z. e al valproato. Mania acuta. Profilassi del disturbo bipolare. Disturbo affettivo a cicli rapidi.	***Dosaggio*** La dose come stabilizzatore del tono dell'umore non è stabilita, ma probabilmente simile a quella usata nell'epilessia ed è legata all'assunzione contemporanea di altri farmaci. ***Precauzioni*** Monitorare la comparsa di eruzioni cutanee.	***Controindicazioni*** Gravidanza. Disturbi epatici. ***Effetti collaterali*** Eruzioni cutanee, atassia, diplopia, cefalea, vomito. ***Interazioni farmacologiche*** Il valproato aumenta i livelli di lamotrigina. La lamotrigina può aumentare i livelli del metabolita epoxide della carbamazepina.

Legenda: c.b.z. = carbamazepina; IMAO = inibitori delle monoaminoossidasi

- aggiunta di un antidepressivo se necessario, usando quelli a minor rischio di viraggio, come SSRI, mirtazapina, bupropione;
- riduzione al minimo dei tempi di esposizione all'antidepressivo, con graduale diminuzione del dosaggio una volta ottenuta una situazione di reale eutimia.

19.3 I DISTURBI DEL SONNO

L'insonnia e gli altri disturbi del sonno sono notevolmente frequenti e di importanza da poco tempo riconosciuta nel caso di pazienti in trattamento palliativo [12].

Una delle condizioni più comuni nei pazienti ricoverati è rappresentata dall'insonnia transitoria la cui durata è inferiore ad una settimana. Si distinguono inoltre l'insonnia a breve (1-3 settimane) e a lungo termine (oltre il mese).

Le più comuni cause dei disturbi del sonno in generale comprendono familiarità, età, sesso, comorbidità con altri disturbi psichiatrici; eventi stressanti correlati alle varie fasi della malattia oncologica; fattori di scarsa educazione o di non riconoscimento diagnostico che mantengono le anomalie del sonno. Fra questi ultimi è assai frequente il mancato riconoscimento dell'esistenza di una forma ansiosa o depressiva. Spesso la depressione ha come unico sintomo evidente l'insonnia soprattutto nelle fasi iniziali.

Grassi e collaboratori distinguono tre gruppi di fattori causali di insonnia [4]:

- fattori medici: malattie vere e proprie, sintomi particolari, trattamenti specifici, farmaci ecc. Ad es. sospensione brusca o effetti paradossi delle benzodiazepine (BDZ) e antistaminici;
- fattori psicologici: ansia e preoccupazione circa la malattia e la morte, eventi stressanti e intercorrenti, disturbi psichiatrici (ad es. depressione disturbi d'ansia, *delirium*);
- fattori ambientali: modifiche del contesto domiciliare, trasferimenti in ospedale o in ospedale ecc.

Ai fini del trattamento si differenziano a seconda della fase del sonno in cui si colloca il disturbo: insonnia iniziale, insonnia centrale, insonnia terminale.

19.3.1 Diagnosi differenziale

I disturbi del sonno correlati a patologia oncologica presentano sintomi simili a quelli dei disturbi del sonno primari; la diagnosi differenziale è correlata o alla presenza di lesioni tumorali direttamente responsabili del disturbo presentato oppure alla presenza di concomitanti patologie mediche come uno stato confusionale.

È difficile in ambito oncologico palliativo porre diagnosi di disturbo del sonno indotto da sostanze; può essere differenziato dalle forme precedenti soprattutto sulla base del rapporto temporale fra inizio di assunzione di un farmaco o sostanza e comparsa del disturbo, oppure fra sospensione della sostanza o farmaco e ripristino o meno della fisiologia del sonno, od infine fra variazione della somministrazione del farmaco o sostanza e contestuale variazione del sintomo.

Le sostanze e i farmaci più frequentemente responsabili dei disturbi del sonno sono: chemioterapici, oppioidi, alcool, beta2-agonisti, antidepressivi, diuretici, antiipertensivi, terapie ormonali, interferone, anfetaminosimili, caffè, the e cola.

19.3.2 Trattamento

Una buona relazione tra curanti e pazienti è essenziale sia per il trattamento vero e proprio dell'insonnia che per la prevenzione delle sue complicanze o dei disturbi ad essa correlati quali l'abuso dei farmaci, la depressione e l'eccessiva polarizzazione verso gli stessi disturbi del sonno.

A questo proposito è possibile schematicamente e senza considerarli in alternativa distinguere due tipi di approcci terapeutici.

19.3.2.1 Approcci terapeutici non farmacologici

Igiene del sonno

È basilare tenere sempre presenti le comuni norme di cosiddetta igiene del sonno, ovviamente adattate al singolo paziente e allo specifico contesto [2].

Ad esempio, le linee guida della *World Psychiatric Association* [13] raccomandano di seguire abitudini regolari di sonno, adottare un rituale fisso prima di coricarsi, mantenere un adatto ambiente per il sonno (la camera da letto dovrebbe essere buia e tranquilla né troppo calda né troppo fredda), evitare sostanze che interferiscono con il sonno (ad esempio caffeina e alcol), fare regolarmente esercizio fisico, non però a tarda sera, rilassarsi nel modo più efficace e consono.

Trattamenti psicologici

Hanno dato buon i risultati nella popolazione generale; non risultano allo scrivente studi specifici sul paziente oncologico (Tabella 12).

Tabella 12. Terapie comportamentali dell'insonnia

Rilassamento muscolare progressivo Tenere e poi rilassare specifici gruppi muscolari (ed es. avambracci, bicipite, collo) sistematicamente; concentrarsi sulle sensazioni del rilassamento; da effettuarsi generalmente prima di coricarsi.
Rilasciamento della tensione muscolare Applicare ai muscoli una progressiva resistenza istruendo il paziente a non concentrarsi sulla tensione e rilassamento dei muscoli stessi.
Desensibilizzazione Associare al rilassamento immagini turbative del sonno e generatrici di ansia.
Rilassamento condizionato con metronomo Ogni sera al momento di coricarsi, ascoltare un metronomo, a cui battiti vanno accoppiate istruzioni verbali di rilassamento.
***Training* autogeno** Concentrarsi sistematicamente su specifici gruppi muscolari (ad es. braccia o gambe) così da indurre sensazioni di calore o di pesantezza nei muscoli stessi.
Meditazione Concentrarsi sui singoli stimoli mentali (ad es. una parola, una frase, un'immagine o un suono) ripetutamente subvocalizzato; da effettuare di norma prima di coricarsi.
Rilassamento ipnotico Indurre rilassamento mediante suggestione.
Controllo degli stimoli Associare letto e camera da letto unicamente con l'atto del dormire; in camera, una volta messisi a letto, abolire o ridurre le attività incompatibili con il sonno; al di fuori del sonno o dei rapporti sessuali, non soffermarsi assolutamente in camera da letto.

19.3.2.2 Trattamenti farmacologici

Tradizionalmente gli ipnotici vengono classificati in base all'emivita di eliminazione, vale a dire il tempo necessario affinché i livelli del farmaco nel sangue scendano del 50%. Secondo questo criterio si distinguono negli ipnotici tre grandi classi (Tabella 13):

- a emivita lunga (ad esempio flurazepam, nitrazepam). Questi ipnotici generalmente possiedono metaboliti attivi dotati di lunga emivita. Pertanto le ripetute somministrazioni determinano importanti fenomeni di accumulo.
- a emivita intermedia e breve (ad esempio lormetazepam, temazepam). Questi ipnotici hanno un'emivita tra 5 e 24 ore e perlopiù non si trasformano in metaboliti attivi.
- a emivita ultra breve (ad esempio triazolam, midazolam). Hanno un'emivita inferiore alle 5 ore e non danno fenomeni di accumulo.

Tabella 13. Ipnotici più comunemente usati

Nome generico	Effetto principale		Dose usuale (mg/die)	Emivita media (ore)	Affinità recettoriale
	Ansiolitico	Ipnotico			
Diazepam	sì	-	2-40	75	••
Flurazepam	-	sì	15-30	75	•
Temazepam	-	sì	15-30	12	•
Oxazepam	sì	sì	30-120	10	••
Triazolam	-	sì	0,125-25	3	•••
Brotizolam	-	sì	0,125-25	5	•••
Clonazepam	sì	-	0,5-10	45	•••
Flunitrazepam	-	sì	0,5-2	20	•••
Nitrazepam	-	sì	2,5-10	30	••
Non benzodiazepine					
Zaleplom	-	sì	5-10	2	••
Zolpidem	-	sì	5-10	3	•
Zopiclone	-	sì	3,75-7,5	5	••
Alternative					
Trazodone		sì	50-100	5,9	
Aloperidolo			0,5-5	20	
Prometazina				7-15	
Promazina			50-100	6	

Legenda: - nessuna affinità; • bassa affinità; •• media affinità; ••• alta affinità

Gli ipnotici a emivita breve o intermedia generalmente hanno minor tendenza a provocare sedazione diurna o fenomeni di accumulo dopo somministrazioni ripetute a differenza di quelli a emivita lunga. Sebbene il trattamento farmacologico standard preveda l'uso di ipnotici e benzodiazepine, alcuni lavori hanno posto l'accento sugli effetti collaterali e sui rischi dell'uso continuativo sul lungo periodo di tali sostanze nei pazienti oncologici [14].

Nell'utilizzo delle benzodiazepine vale il principio farmacologico che l'effetto ipnoinducente si può generalmente ottenere aumentando il dosaggio del farmaco; alcune BDZ vengono tuttavia poste sul mercato come ipnoinducenti puri (Tabella 13).

Nell'insonnia iniziale è consigliabile usare una molecola a rapido assorbimento e ad emivita breve (6 h come brotizolam e triazolam); nell'insonnia intermedia BDZ ad emivita intermedia (12 h come estazolam o lormetazepam); nell'insonnia terminale BDZ ad emivita prolungata (oltre 12 h, come desmetildiazepam, flumetazepam o quazepam) o una terapia antidepressiva [4].

Alle benzodiazepine si tendono a sostituire anche nel paziente oncologico - soprattutto in caso di uso continuato - altri tipi di farmaci privi degli effetti collaterali delle benzodiazepine (sostanzialmente dipendenza, assuefazione e disturbi cognitivi).

Fra questi gli antistaminici (ad esempio prometazina), antipsicotici (quetiapina), antidepressivi (trazodone, mirtazapina) possono trovare indicazione nel paziente oncologico.

I farmaci ipnoinducenti di tipo non BDZ quali zolpidem, zopiclone, zaleplon sono divenuti interessanti in quanto, pur dotati della stessa affinità sui recettori omega 1 delle BDZ, responsabili dell'induzione del sonno, non hanno effetti sui recettori omega 2 delle BDZ responsabili degli effetti collaterali; inoltre non iteragiscono con l'alcol.

In sintesi i criteri generali per l'uso di farmaci ipnotici sono i seguenti:

1. lavorare in collaborazione con lo staff infermieristico nell'informare il paziente sull'uso degli ipnotici; spiegare che vanno usati per periodi limitati di tempo a causa dei rischi di tolleranza, dipendenza e astinenza;
2. usare il dosaggio efficace più basso;
3. aumentare gradualmente le dosi se necessario;
4. considerare un periodo massimo di due mesi con regolare valutazione dell'effetto; usare in maniera intermittente se possibile;
5. ridurre il farmaco in modo graduale per evitare fenomeni di astinenza;
6. ridurre ulteriormente le dosi nell'anziano e in caso di insufficienza respiratoria;
7. scegliere il farmaco in base alle caratteristiche di inizio e durata dell'azione e di particolari necessità cliniche considerando le alternative alle benzodiazepine come antistaminici, antidepressivi e antipsicotici con effetto sedativo più spiccato nei casi complessi (confusione mentale, inefficacia).

19.4 INTERVENTI PSICOTERAPICI IN ONCOLOGIA

In ambito oncologico si è colta ormai da tempo l'esigenza di considerare gli interventi specialistici psicoterapeutici come parte della cura del paziente, individuando gli interventi più specifici per i diversi problemi che la persona ammalata e la sua famiglia devono affrontare (quale psicoterapia per quale disturbo) [4], attuando uno sforzo notevole di sistematizzazione e di verifica dei risultati ottenuti.

Nella valutazione dell'efficacia della psicoterapia nel trattamento di diversi quadri psichiatrici la psicoterapia dei disturbi depressivi è tra le più rappresentate.

A titolo di esempio la psicoterapia interpersonale (IPT, vedi cap. 19.2) si è dimostrata efficace al pari dell'imipramina, se pur più lenta; la psicoterapia cognitiva intermedia rispetto al placebo.

In oncologia lo sviluppo degli interventi psicoterapici e psicologico-riabilitativi e la loro verifica sperimentale risulta importante per varie ragioni:

- la prevalenza di disturbi psichiatrici specie dello spettro depressivo (25-30%) nei pazienti oncologici;
- la tendenza alla cronicizzazione dei disturbi psichici non diagnosticati o sottostimati;
- le importanti implicazioni famigliari delle patologie neoplastiche;
- la necessità, infine, di sviluppare specifici interventi psicoterapici per le situazioni cliniche oncologiche, sia rispetto a determinate sindromi (ad es. vomito anticipatorio, dolore, disturbi sessuali) sia per la peculiarità dei temi da affrontare (ad es. sofferenza fisica, morte).

Già in fase avanzata di malattia molti presupposti necessari al trattamento psicologico vengono progressivamente a mancare. Procedendo verso la terminalità si impongono sempre di più limiti oggettivi spesso insormontabili, legati alla progressiva decadenza fisica e psichica [15].

Pur partendo da modelli concettuali diversi, i diversi interventi psicoterapeutici presentano di fondo obiettivi comuni, che investono spesso anche le famiglie del paziente:

1. ridurre o contenere il livello di sofferenza emozionale del paziente;
2. favorire lo sviluppo di modelli più adattativi di reazione alla malattia;

3. dare un senso alle cure e permettere ai pazienti e ai famigliari l'elaborazione del lutto.

In aggiunta al tradizionale colloquio, che facilmente comprenderà frequenti fasi di silenzio, varie tecniche possono essere introdotte e presentate al malato, anche ad integrazione del trattamento farmacologico. Tra queste vi sono molti tipi di tecniche genericamente classificate come "rilassanti", tra cui il rilassamento progressivo di Jacobson, il *training* autogeno di Schultz, varie forme di "immaginazione guidata" etc. [15].

Accanto ad un buon numero di modelli di intervento mirato per il trattamento di sintomi specifici, altre tecniche terapeutiche risultano invece più globali e integrate.

In sintesi possiamo classificare le psicoterapie in oncologia in interventi ad indirizzo cognitivo comportamentale, interventi psico-educazionali ed interventi di tipo esplorativo interpersonale (vedi anche cap. 19.2).

19.4.1 Interventi cognitivo comportamentali

Si configurano come strumenti specifici per la risoluzione dei problemi del paziente attraverso la definizione di un *focus* sul quale agire. Contestualmente si analizzano le convinzioni personali sulla malattia, sulla terapia, sull'immagine di sé, verificando col paziente come tali convinzioni facilitano lo sviluppo di un disagio interiore. Si sviluppano gradualmente nuove e più adattative modalità di interpretazione e di risposta emozionale. La durata è generalmente contenuta in dieci dodici sedute.

La più utilizzata in oncologia è la *Adjuvant Therapy* (APT).

Si tratta di una terapia breve (da 6 a 22 sedute di 50 minuti a cadenza settimanale) mirata a quattro principali obiettivi: 1. incoraggiare l'espressione aperta dei sentimenti; 2. promuovere un senso di controllo personale sulla propria vita; 3. aiutare a sviluppare modalità efficaci per gestire ed affrontare i problemi correlati al cancro; 4. migliorare la comunicazione tra paziente e cancro, esplorando il significato soggettivo che il cancro ha per la persona e agendo sulle modalità di affrontare le difficoltà (*coping*).

In fase avanzata di malattia le disfunzioni cognitive, sono prevalentemente legate a vissuti di disperazione e di vuoto, di perdita di legami e di mancanza di futuro.

L'ATP può ottenere risultati in 6 mesi.

19.4.2 Interventi psicoeducazionali

Hanno l'obbiettivo di favorire le conoscenze del paziente sulla malattia e sulle terapie, fornendo, nel contempo, spazio per l'elaborazione delle difficoltà di natura psicosociale. Tendono a favorire un maggior senso di controllo sulla malattia tramite conoscenze adeguate e realistiche risposte adeguate a problemi pratici; si ricerca la massima collaborazione fra paziente famigliari ed *entourage*. Ci si avvale di vario materiale didattico e interventi di vario tipo (*stress management*, *skills training* ecc.).

Infine, al termine del percorso con il morente possono essere utilizzate alcune delle applicazioni della tecnica ipnotica utilizzando opportune visualizzazioni per superare l'angoscia e il dolore fisico della fase terminale.

19.4.3 Interventi dinamico esplorativi di derivazione psicoanalitica

A titolo di esempio citiamo per i promettenti esiti la psicoterapia supportivo-espressiva (PSE) di gruppo. In questo tipo di intervento le problematiche psicologiche vengono esplorate attraverso l'analisi delle relazioni interpersonali in gruppo, tenendo come punto di riferimento il significato dell'evento malattia e i suoi correlati (trasformazione corporea e delle relazioni interpersonali, il senso dell'esistenza, la solitudine, la morte ecc.).

La validità della PSE è stata ripetutamente convalidata in diversi studi controllati, che avrebbero evidenziato anche un aumento della sopravvivenza dei partecipanti al trattamento.

Una forma considerata estremamente interessante in ambito oncologico è stata sviluppata da Le Shan.

Si tratta di una psicoterapia il cui principale obiettivo è di "dare colore e calore emozionale" al tempo che rimane.

Per tale ragione il terapeuta si presenta e si propone in maniera estremamente attiva, accompagnando la persona nel percorso di ri-analisi della propria storia e mettendo in luce i punti di forza su cui concentrare attenzione ed energia.

Tale terapia è particolarmente indicata per quei pazienti che si trovano in fase avanzata di malattia e quindi necessitano di una rielaborazione dell'evento morboso; i limiti di tale applicazione sono dati dalla difficoltà per alcuni pazienti ad investire energie o coinvolgersi in una relazione terapeutica di questo tipo.

19.5 CONCLUSIONI

Se è comunemente espressa la necessità di avvicinarsi sempre più a un modello integrato che rappresenti una psicoterapia specifica che operi sui problemi e sia pertanto misurabile, visibile e quindi sostenibile, viene altresì sottolineata, soprattutto dagli autori a orientamento psicoanalitico, la necessità di un approccio svincolato dalle regole tecniche classiche e aderente agli specifici bisogni della persona [16]. Fondamentale è non trascurare nessuna di queste esigenze.

BIBLIOGRAFIA

1. American Psychiatric Association (2000) Diagnostic and Statistical Manual of Mental Disorders, 4th edn. Text revision. DSM IV-TR. American Psychiatric Press, Washington
2. World Health Organization (1992) The ICD-10 classification of mental and behavioral disorders: clinical descriptions and diagnostic guidelines. WHO Publications, Geneva
3. Bressi C, Cattaneo C (2002) Il paziente oncologico. In: Gala C, Marigatelli M, Bressa C (eds) Manuale di psichiatria di consultazione. Ed Mc Graw-Hill, Milano, pp 313-324
4. Grassi L, Biondi M, Costantini A (2003) Manuale pratico di psicooncologia. Ed Il Pensiero Scientifico, Roma
5. Taylor D, Mc Connell H, Mc Connell D, Kerwin R (2002) Il trattamento dei disturbi d'ansia. In: Taylor D, Mc Connell H, Mc Connell D, Kerwin R (eds) Le linee guida per la terapia psicofarmacologica. M. Dunitz, Londra
6. Pancheri P, Delle Chiaie R (2001) Terapia sintomatica e terapia patogenetica dell'ansia generalizzata. G Ital Psicopatol 7:91-107
7. Petrella F (2003) Psicoterapia e disturbi d'ansia. In: Altamura M (ed) Ansia generalizzata e comorbidità con i disturbi dell'umore. Ed. Pacini, Pisa
8. AA VV (1999) Linee guida sulla farmacoterapia dei disturbi dell'umore. Consensus Conference. G Ital Psicopatol 5:5-19
9. AA VV (2001) Linee guida per la terapia dei disturbi d'ansia. G Ital Psicopatol 7:5-31
10. Cassano GB, Mauri M (2002) APA: linee guida per il trattamento del disturbo di panico. Ed. Masson, Milano
11. Kornstein SG, Schneider RK (2001) Clinical features of treatment of resistant depression. J Clin Psychiatry 62:18-25
12. Saita E (2002) Problemi del sonno. In: Amadori D, De Conno F (eds) Libro italiano di cure palliative. Ed. Poletto, Roma
13. AA VV (1991) Trattamento dell'insonnia: linee guida per la pratica clinica a cura della W. Psich. Ass. Ed Uphjohn, Chicago
14. Bruera E, Fainsinger R (1996) Rapid discontinuation of hypnotics in terminal cancer patients: a prospective study. Ann Oncol 7:855-856
15. Boeri P, Borreani C, Bosisio M (2002) Aspetti psicologici. In: Amadori D, De Conno F (eds) Libro italiano di cure palliative. Ed. Poletto, Roma
16. Zapparoli GC, Adler Segre E (1997) Vivere e morire. Ed. Feltrinelli, Milano

Parte 6

Algoritmi diagnostici orientati ai sintomi principali di presentazione

Capitolo 20

Algoritmi per l'orientamento generale della diagnosi, diagnosi differenziale e trattamento di alcuni quadri clinici comuni

Augusto Caraceni, Fabio Simonetti

"Quelli che s'innamoran di pratica senza scientia, sono come nocchiero ch'entra in navilio senza timone e bussola, che mai ha certezza dove si vada."

Leonardo da Vinci

INTRODUZIONE

Gli algoritmi presentati in questa sezione non sono esaustivi delle presentazioni sintomatiche del malato con disturbo neurologico e tumore. Sono state scelte solo alcune situazioni che, sembrano agli autori, comuni e talora di non immediata interpretazione per chi non ha contemporaneamente esperienza della diagnosi neurologica e della valutazione del paziente oncologico.

Non pretendono di dare una guida applicabile a ogni situazione ma solo un inquadramento generale, utile insieme alla consultazione del testo, di cui costituiscono un'integrazione, e al ricorso al parere specialistico più appropriato, vanno quindi applicati con prudenza al singolo caso.

Come il timone e la bussola di Leonardo, sono solo strumenti. Infatti teoria, esperienza e collaborazione dell'equipaggio intero sono indispensabili alla buona conduzione della nave.

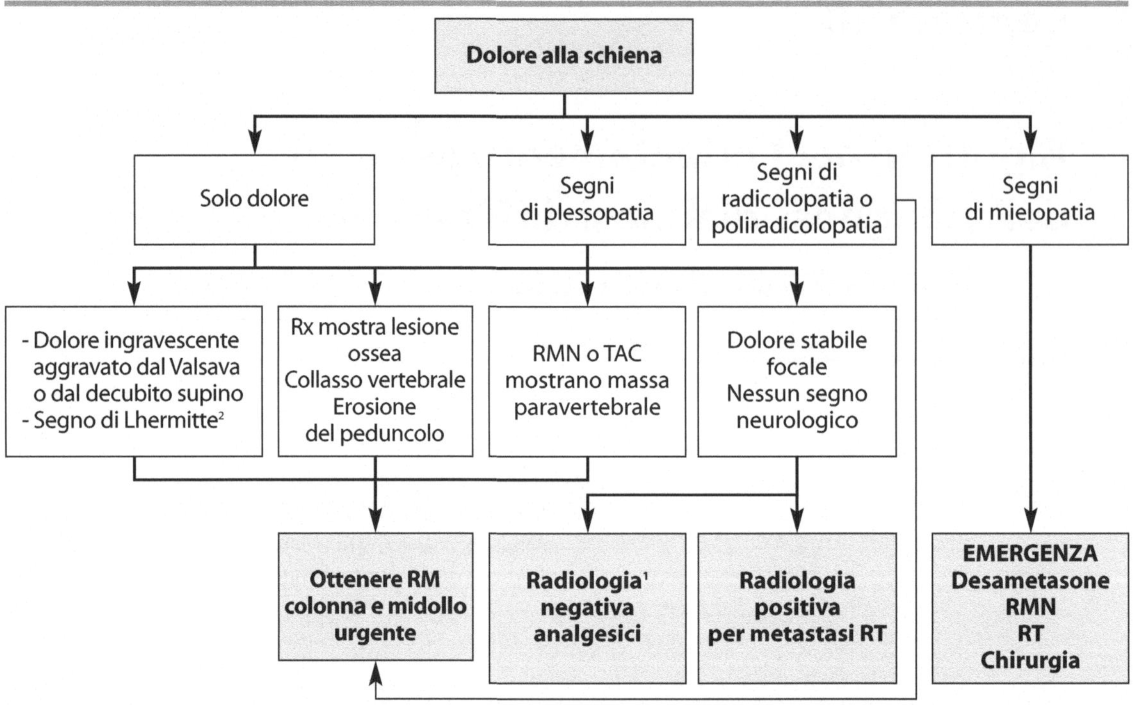

1. In caso di scintigrafia ossea e radiografie standard negative e di dolore ben definito a uno o più segmenti vertebrali è indicata RMN per la ricerca di lesioni ossee metastatiche che possono, non raramente, non essere evidenziabili con le altre metodiche di immagine.
2. Il segno di Lhermitte è una sensazione simile a una parestesia improvvisa ("a scarica elettrica") che si manifesta alla flessione del capo o con altri movimenti, a volte delle braccia o del tronco, e che si irradia lungo tutta la colonna occasionalmente fino a estendersi alle estremità. Non è raro in oncologia in caso di neuronopatia da cisplatino, tossicità transitoria da radioterapia sulla colonna cervicale e può essere invece il segno precoce della compressione sulle colonne dorsali del midollo spinale a livello cervicale sino a T1-T2. Da Ventafridda V, Caraceni A, Martini C, Sbanotto A, De CF (1991) On the significance of Lhermitte's sign in oncology. J Neurooncol 10:133–137

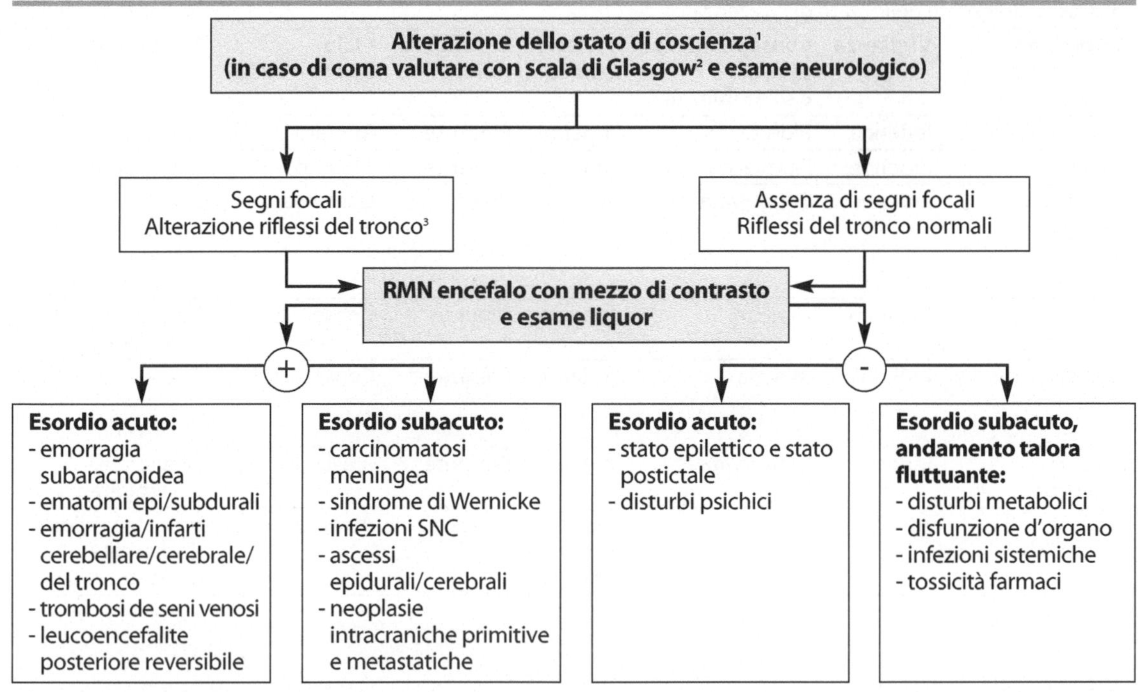

1. Definizione delle alterazioni dello stato di coscienza e caratteristiche cliniche associate (Tabella 1).
2. Scala del coma di Glasgow (Tabella 2).
3. L'esame dei riflessi del tronco assume particolare rilievo nell'indirizzare la diagnosi verso la presenza di una lesione strutturale del tronco encefalico (Tabella 3).

Tabella 1. Alterazioni dello stato di coscienza

Condizione	**Vigilanza**	**Consapevolezza di sé e dell'ambiente**	**Riflessi tronco**	**Sensibilità dolore**	**Ciclo sonno-veglia**	**Funzioni motorie**
Stupor	Indenne	Ridotta	Indenni	Presente	Alterato	Conservate
Delirio	Indenne	Fluttuante	Indenni	Presente	Alterato	Conservate
Locked-in syndrome	Indenne	Conservata	Alterati	Presente	Conservato	Solitamente conservati solo i movimenti oculari verticali
Stato vegetativo	Indenne	Assente	Indenni	Assente	Conservato	Non movimenti finalizzati
Stato di coscienza minimo	Indenne	Minima	Indenni	Presente	Conservato	Occasionalmente movimenti finalizzati
Mutismo acinetico	Indenne	Conservata	Indenni	Presente	Presente	Finalizzate, ma limitate
Coma	Assente	Assente	Possono essere alterati	Assente	Assente	Assenti o rigidità decorticata o decerebrata

Tabella 2. Scala di Glasgow

Segni	**GCS adulti**	**GCS bimbi**	**Punteggio**
Apertura degli occhi	Spontaneo	Spontaneo	4
	A comando	A rumori	3
	A dolore	A dolore	2
	No	No	1
Risposte verbali	Orientate	Vocalizzazioni appropriate per l'età, sorride. Orientato al suono	5
	Confuse disorientate	Irritabile, non collaborante, consolabile, attento all'ambiente	4
	Parole inappropriate	Irritabile, talora inconsolabile	3
	Suoni incomprensibili	Inconsolabile, agitato, disattento all'ambiente	2
	Nessuna	Nessuna	1
Risposte motorie	Obbedisce ai comandi	Obbedisce, movimenti spontanei	6
	Localizza il dolore	Localizza il dolore	5
	Si allontana	Si allontana	4
	Decorticazione	Decorticazione	3
	Decerebrazione	Decerebrazione	2
	Nessuna	Nessuna	1
Punteggio ottimale			15

Tabella 3. Riflessi del tronco encefalico

Riflesso	**Afferenza**	**Efferenza**	**Centro riflesso**
Pupillare: risposta alla luce diretta e consensuale	Nervo ottico	Nuclei parasimpatici del III nervo	Mesencefalo
Corneale: stimolazione della cornea	Ramo oftalmico del nervo trigemino	Nervo facciale, bilateralmente	Ponte
Masseterino: percussione della mandibola	Nervo trigemino	Nervo trigemino	Ponte
Oculocefalici (occhi di bambola) Oculovestibolari (prove caloriche)	Nervi vestibolari	Nervi III e VI	Bulbo, ponte, mesencefalo
Faringeo, stimolazione archi palatini	Nervi IX, X	Nervi IX, X	Bulbo

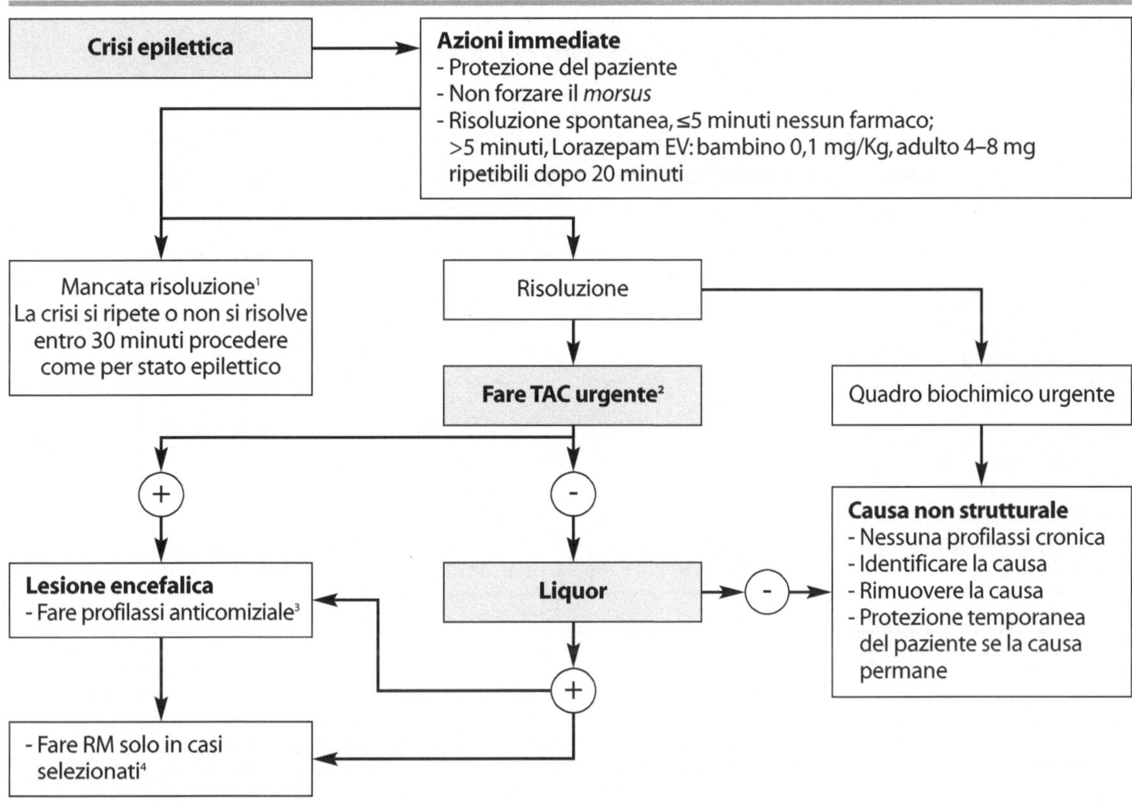

1. Vedi pagina 146, Tabella 2, Capitolo 16.
2. La TAC va fatta anche in caso di lesione nota per verificare eventi acuti come un sanguinamento intralesionale.
3. Profilassi consigliata oxacarbazepina o valproato (Tabella 4).
4. La RMN è necessaria solo per stabilire con certezza il numero delle lesioni cerebrali per programmare una metodica di RT o chirurgica e per verificare la reale estensione anche meningea della malattia se questo ha impatto sulle decisioni terapeutiche e prognostiche.

Tabella 4. Farmaci antiepilettici in uso nel paziente con lesioni cerebrali neoplastiche#

Farmaco	Dose giornaliera	Numero dosi/die	Livello plasmatico terapeutico
Carbamazepina	400–2400 mg	da 2* a 4	-
Oxcarbazepina	900–2400 mg	2	12–30 μg/μl
Dintoina	3–5 mg/Kg**	2	10–20 μg/μl
Fenobarbital	1–3 mg/Kg++	1	15–40 μg/μl
Acido valproico	10–60 mg/Kg	3	100 μg/μl
Gabapentina	900–3600	3	-
Topiramato	200–400 mg	2	-
Levetiracetam	1000–3000 mg	2	-
Clonazepam	2–20 mg	2–3	-

Le interazioni farmacologiche e l'interferenza con la crasi ematica sono evidenti soprattutto con dintoina, fenobarbital e tegretol che risultano quindi farmaci di seconda scelta nel paziente neoplastico con epilessia secondaria.
* Preparazioni a lento rilascio consentono la somministrazione bi-giornaliera.
** Se è necessario un effetto rapido la dose di carico è 10–20 mg/Kg.
++ La lunga emivita comporta un ritardo nel raggiungimento del livello terapeutico; la dose di carico, se necessaria, è 10 mg/Kg

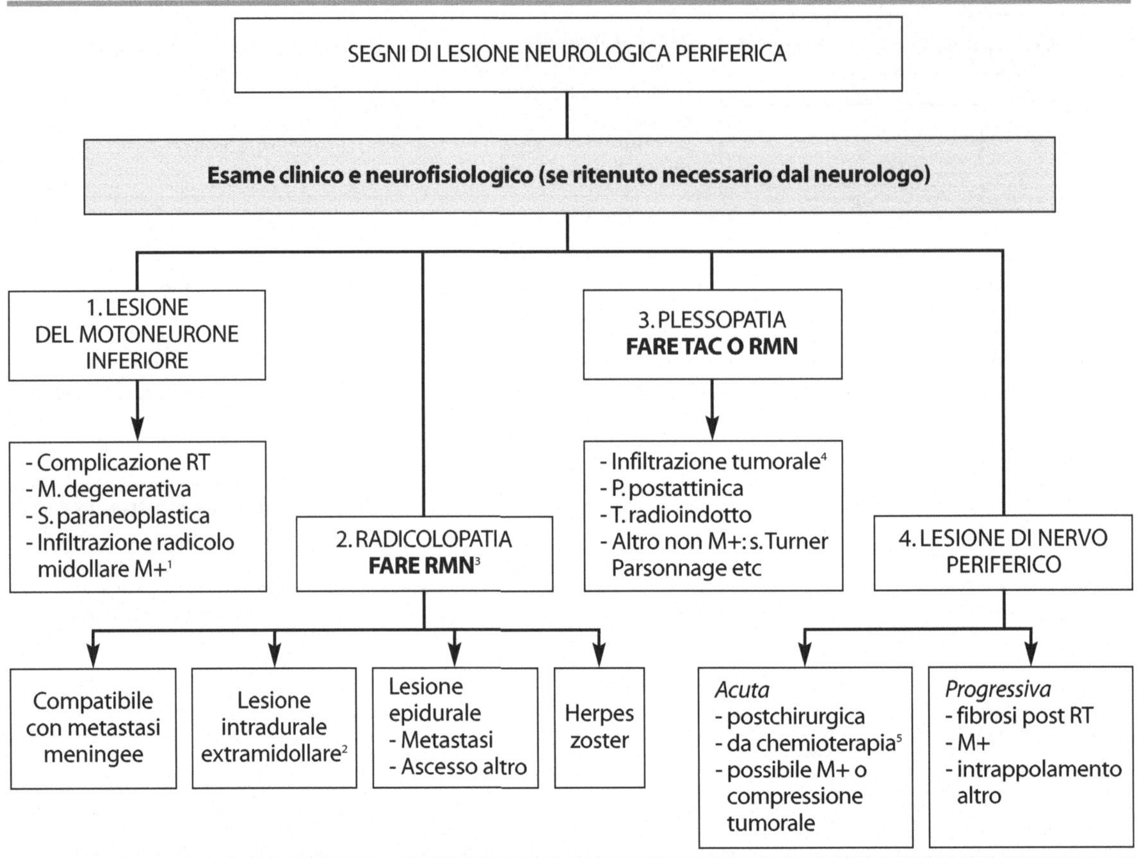

1. Raro, ma possibile nel paziente oncologico, la diagnosi si porrà quindi sempre dopo RM spinale.
2. Nel paziente con neoplasia nota può essere raro ma non impossibile un tumore spinale primitivo (ex schwannoma) alternativamente sono possibili noduli durali che aggettano all'interno del canale spinale in questo caso la puntura lombare deve essere riservata nei casi dove non si ha blocco da compressione sulla circolazione liquorale.
3. In presenza di radicolopatia, la RMN permette anche di apprezzare l'eventuale invasione epidurale da parte della possibile neoplasia.
4. Vedi il Capitolo 13 per la diagnostica differenziale tra plessopatia neoplastica e post-attinica.
5. In genere nel quadro di polineuropatia. In caso dubbio può essere necessario approfondire la diagnostica con RMN e/o liquor.

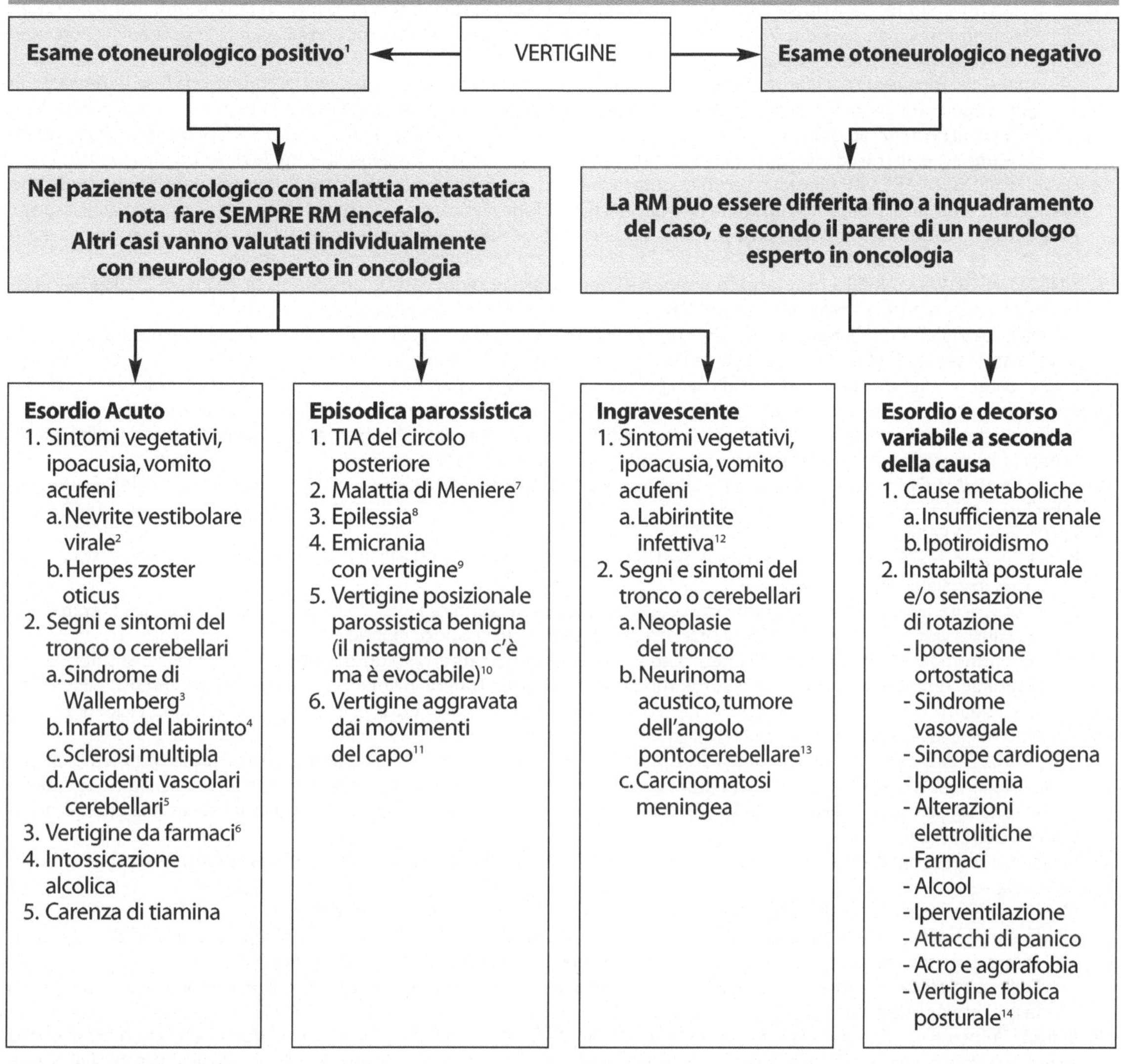

1. PROVE/SEGNI VESTIBOLARI:
   - Test di Romberg: soggetto in posizione eretta coi piedi uniti: oscillazioni alla chiusura degli occhi, deviazione da un lato che compaiono dopo qualche secondo indicano sofferenza vestibolare; le oscillazioni immediate indicano invece atassia spinale.
   - Reazioni posturali a spintonamenti: ci si pone di spalle al soggetto e, dopo averlo avvisato, lo si tira verso di se per le spalle, normalmente il paziente fa un piccolo passo all'indietro per bloccare la caduta o si inclina in avanti, mentre in caso di deficit il paziente cade all'indietro se non lo si tiene.
   - Marcia a stella (Babinski-Weil): si invita il paziente a fare alcuni passi avanti ed indietro a occhi chiusi, nella patologia vestibolare vi sono deviazioni che possono delineare un percorso a forma di stella.
   - Marcia sul posto (Unterberger o Fukuda): il soggetto ad occhi chiusi e ad arti superiori protesi in avanti viene invitato a marciare sul posto, per almeno 50 passi in 30 sec circa: nella patologia vestibolare vi è una rotazione o uno spostamento che supera 45° o 50 cm (considerati ancora normali). Talvolta è utile far riprovare il soggetto e considerare la prova significativa solo se vi è riproducibilità.
   - Deviazioni degli indici o test dell'indicazione (past-pointing): il soggetto seduto, preferibilmente con il dorso poggiato su uno schienale, gli arti superiori tesi innanzi a sè e gli indici puntati contro quelli dell'esaminatore, viene invitato a chiudere gli occhi e osservato per una ventina di secondi. Si può sensibilizzare la prova invitando il paziente a sollevare un arto per volta e a riportarlo quindi nella posizione iniziale, in caso di deficit compare la deviazione.
   - Manovra di Dix-Hallpike modificata*: il paziente seduto sul lettino, le gambe penzoloni, viene rapidamente inclinato di lato, fino all'orizzontale, il capo in leggera estensione, naso diretto in alto, a 45°: nel paziente affetto da VPPB di quel lato, compare, dopo una latenza di 1-3 sec, una vertigine rotatoria, che raggiunge l'acme in breve tempo e dura fino ad un massimo di 30 sec, accompagnata, da un nistagmo rotatorio geotropo (fase rapida batte verso il suolo) che raggiunge la massima intensità in 5 sec circa, e dura da 5 a 20 sec. Allorché il paziente è riportato in posizione seduta ricompare la vertigine, di minor intensità, e un nistagmo di breve durata, che batte dal lato op-

posto (inversione); se si ripete la manovra la vertigine e il nistagmo sono meno intensi (fenomeno dell'abitudine).
* *la manovra originale comporta il portare il capo del paziente oltre il bordo del letto, con una maggior estensione quindi, potenzialmente pericolosa nel paziente anziano e/o oncologico.*

- Analisi dei movimenti oculari: nistagmo: movimento ritmico, coniugato degli occhi, composto da fase di deviazione lenta seguito da un movimento rapido in direzione opposta, il senso della scossa rapida ne definisce la direzione. Il nistagmo viene detto di I grado quando è presente unicamente se gli occhi sono deviati verso la fase rapida; II grado quando è presente anche con lo sguardo in direzione primaria; III grado se presente in tutte le direzioni di sguardo.

2. NEVRITE VESTIBOLARE VIRALE: grave vertigine rotatoria che dura da più ore a più giorni, accompagnata da una sindrome vestibolare armonica: nistagmo orizzontale-rotatorio, deviazione del corpo a occhi chiusi dal lato opposto al nistagmo, Romberg con caduta dal lato leso, *past-pointing* ugualmente deviato dal lato affetto; instabilità posturale e nausea sono ugualmente presenti. La diagnosi differenziale si fa con disturbi circolatori del circolo posteriore.
3. SINDROME DI WALLENBERG: nistagmo spontaneo e lateropulsione, segni vestibolari centrali, sindrome di Claude Bernard-Horner, atassia, disturbi di sensibilità alterni (viso dal lato della lesione, emicorpo controlaterale).
4. INFARTO LABIRINTO: dall'arteria cerebellare antero-inferiore origina l'arteria labirintica, o arteria uditiva interna, da cui origina l'arteria vestibolare anteriore, che irriga l'utricolo e l'ampolla del canale semicircolare anteriore e orizzontale, e l'arteria cocleare comune, da cui l'arteria vestibolare posteriore che irriga la parte inferiore del sacculo e l'ampolla del canale semicircolare posteriore, e l'arteria cocleare principale, che irriga il ganglio spirale, la membrana basilare e la stria vascolare. Nell'occlusione dell'arteria labirintica si avrà ipoacusia e sintomi vestibolare, diversamente si avranno sintomi uditivi, se l'ischemia interessa l'arteria cocleare comune, sintomi vestibolarl per interessamento della vestibolare anteriore.
5. ACCIDENTI VASCOLARI CEREBELLARI: nistagmo spontaneo, lateropulsione, segni vestibolari centrali, cefalea e segni cerebellari.
6. VERTIGINE DA FARMACI
   I) origine non vestibolare: anti-ipertensivi, per l'ipertrofia prostatica, neurolettici, triciclici antidepressivi, vasodilatatori, antiparkinsoniani, antidiabetici;
   II) ototossicità: aminoglicosidici, minociclina, eritromicina, certi chinolonici, FANS, diuretici dell'ansa, chemioterapici (cisplatino e vinblastina), antimalarici, antiaritmici, solventi e altri prodotti chimici;
   III) da sindrome vestibolare centrale (atassia, sensazione di ubriacatura, nistagmo): antiepilettici, triciclici antidepressivi, ansiolitici, amiodarone, oppiacei, neurolettici, alcool e droghe (phencyclidina: nistagmo, atassia, psicosi). Alcuni farmaci quali la dintoina, il toluene, certi chemioterapici (5 fluorouracile, Ara-C, procarbazina, vincristina, ciclosporina A), possono causare una sindrome cerebellare irreversibile.
7. MALATTIA DI MENIERE: è una vertigine rotatoria che dura da un quarto d'ora a più ore, che si ripete più volte nella vita del paziente. La diagnosi è suggerita dall'associazione di ronzio, ipoacusia di percezione e crisi vertiginose rotatorie.Talvolta un senso di ripienezza dell'orecchio, una ipoacusia, un tinnito ingravescente annunciano la crisi. Sono riconosciuti tre stadi:
   I) sintomo predominante la vertigine, associata a nausea e vomito. Durante gli attacchi l'esame otoneurologico è normale;
   II) diventa evidente la perdita uditiva anche se fluttuante, la sordità è neurosensoriale;
   III) la perdita dell'udito peggiora progressivamente e interessa entrambe le orecchie, gli episodi di vertigine diminuiscono e quindi scompaiono sebbene il paziente lamenti instabilità, soprattutto al buio.
   Base patologica costante è la distensione del compartimento endolinfatico dell'orecchio interno, causata da diversi fattori otologici e sistemici.
8. EPILESSIA: focolai epilettogeni corticali provocano crisi caratterizzate da vertigine oggettiva, di tipo rotatorio, accompagnate, se vi è coinvolgimento del lobo temporale, da sensazioni acustiche. Bisogna distinguere l'epilessia vestibolare dall'epilessia vestibologenica, varietà di epilessia, sia parziale complessa sia di tipo grande male, indotta da stimoli sensoriali, ad esempio labirintici (irrigazione calorica).
9. EMICRANIA CON VERTIGINE: disturbi dell'equilibrio, sia vertigine oggettiva, sia instabilità, sono inclusi tra i sintomi che accompagnano l'emicrania, sia in bambini sia in adulti: episodi di vertigine nel quadro della vertigine parossistica benigna dell'infanzia sono accettati come fenomeni correlati all'emicrania. Sebbene già nel 1873 un autore segnalava l'associazione tra vertigine ed emicrania questa sindrome negli adulti è una entità più difficile da classificare e tutto ciò è complicato dalla descrizioni di sintomi neurologici, compresa la vertigine, che possono essere attribuiti all'emicrania anche in assenza di relazione temporale con la cefalea. Tuttavia nel 1961 l'inglese Bickerstaff descrivendo l'emicrania dell'arteria basilare, i cui sintomi neurologici esprimono una disfunzione nel territorio supplito dall'arteria basilare, includeva la vertigine, l'atassia e spesso il tinnito. Attualmente per considerare la vertigine all'origine di sindromi cliniche diverse quali la vertigine ricorrente benigna dell'infanzia, l'instabilità episodica, l'emicrania basilare, e la vertigine associata all'emicrania, il paziente deve avere un normale esame neurologico, con l'esclusione di altre patologie attraverso la RMN. Se manca la cefalea o questa è lontana temporalmente dalla vertigine altre caratteristiche devono sollevare il sospetto, quali la presenza di sintomi neurologici diversi, l'aggravamento dei disturbi per lo stress, certi cibi, l'alcool, la mancanza di sonno, una storia familiare di emicrania e l'aver sofferto di mal d'auto in infanzia e in età adulta.
10. VERTIGINE PAROSSISTICA POSIZIONALE BENIGNA: assenza di nistagmo spontaneo, di lateropulsione, di segni neurologici e uditivi: cupolitiasi -canale semicircolare posteriore più frequentemente, o canalolitiasi-circolazione anomala di otoliti in uno dei canali semicircolari dell'orecchio interno; il paziente riferisce una vertigine di breve durata, che può esser accompagnata da nausea e vomito, che compare nell'estendere il capo, nel levarsi, mettersi o rigirarsi nel letto. La manovra di Dix-Hallpike provoca vertigine rotatoria e nistagmo caratteristico. Talvolta il quadro clinico è incompleto, poiché il paziente giunge all'osservazione in una fase tardiva, quando il sistema nervoso ha incominciato ad adattarsi alle turbe meccaniche. Nella variante del canale semicircolare orizzontale il paziente riferisce l'insorgenza del disturbo nel mettersi o nel rigirarsi nel letto, insorge prima e dura più a lungo, fino a 60 sec. Il nistagmo è orizzontale, geotropo ma anche ageotropo,

e compare sia dal lato destro, sia dal sinistro. La VPPB può essere anche conseguenza di traumi cranici, traumi cervicali con meccanismo "a colpo di frusta", di chirurgia ORL.
SINDROME DI LINDSAY-HEMENWAY: sindrome VBBN post neurite vestibolare. Quadro clinico di VPPB che compare mesi o anni dopo una nevrite vestibolare, di origine virale o ischemica. Schuknecht sviluppò la sua teoria sulla cupololitiasi del canale semicircolare posteriore dopo aver osservato reperti anatomici di osso temporale di pazienti con VPPB che avevano sofferto di ischemia labirintica nei quali l'unico canale semicircolare rimasto integro era appunto il posteriore. Egli ritenne che i cristalli di calcio carbonato dismessi dall'uricolo infartuato cadano sulla cupola del canale semicircolare posteriore causando vertigine e nistagmo nei cambi di posizione.
NISTAGMO POSIZIONALE CENTRALE: può mancare la vertigine e esser presenti segni cerebellari, il nistagmo non ha latenza, spesso è verticale, non si esaurisce, non inverte la direzione una volta tornati in ortostatismo, manca il fenomeno dell'abitudine. Può essere segno inziale di medulloblastoma e glioma cerebellare.

11. FISTOLA LABIRINTICA/PERILINFATICA: danno della capsula otica o del labirinto osseo, provocato da trauma, chirurgia, infezioni, raramente è spontaneo (starnuto, barotrauma, soffiarsi il naso con violenza): ipoacusia, tinnito e vertigine aggravate da movimenti bruschi del capo e da alcune posizioni.
12. LABIRINTITE INFETTIVA: nistagmo spontaneo, deviazione del corpo, non segni neurologici, all'esame otoscopio perforazione timpanica con otorrea.
13. NEURINOMA ACUSTICO-TUMORI DELL'ANGOLO PONTO-CEREBELLARE: talora segno di di Bruns, nistagmo provocato dallo sguardo di lato ma di ampiezza diversa da un lato all'altro.
14. VERTIGINE FOBICA POSTURALE: frequentemente associata a turbe della marcia e della postura si caratterizza per l'esordio acuto di una sensazione di vertigine non rotatoria e disequlibrio posturale soggettivo. L'esame otoneurologico è nella norma. Può essere conseguenza sia di periodo di stress, sia di un pregresso episodio di reale sofferenza vestibolare.

Indice analitico